JN050642

図解 世界一やさしい東洋医学

漢方医療 頼クリニック院長
頼 建守

X-Knowledge

はじめに

どんなに寝ても疲れがとれない。

病院に行っても原因不明といわれる症状（万年風邪、低体温、めまい、耳鳴りなど）がずっと続いている。

いつもイライラして、物事に集中できない。

私の漢方専門クリニックには、こんな悩みを抱えている患者さんが多く訪れます。

「病気」と診断されないけれど、今の状態が「健康」とは思えない。なんとなく体調が悪い状態がずっと続いている……。

私はもともと西洋医学を学ぶ医師としてスタートしていることもあり、病院で病気と診断された場合は、その治療を優先することをおすすめしています（そのうえで、漢方治療との併用をする、あるいは漢方治療を選ぶこともあります）。

しかし、検査の数値に問題はなく、病院や専門科を変えても、「病気ではない」と言われてしまう。

そういう方がとても多いのです。

東洋医学には、「未病（みびょう）」という概念があります。
未病とは、病気には至っていないが、体のバランスが崩れている現状。
そのまま同じ生活を続けていると、病気に至るリスクがある状態です。

現代人はストレス過多の社会に生きています。
また、食べ過ぎ飲み過ぎや運動不足、夜更かしなどの生活スタイルは、体のバランスを崩す原因になります。

そんな人こそ、東洋医学の考え方を知って、ぜひ取り入れてほしいと思うのです。自分の体と心が今どんな状態にあるのか？　なぜ不調が続くのか？　どうすれば体のバランスをよくできるのか。

病気になる前、未病な状態こそ、東洋医学を役立ててほしいと思います。また、「養生」という古代中国から続く生活の知恵を知り、心身ともに健やかな人生を送ってほしい。
本書には、自分の体と心をもっと大切にするためのヒントがたくさんつまっています。

頼　建守

もくじ

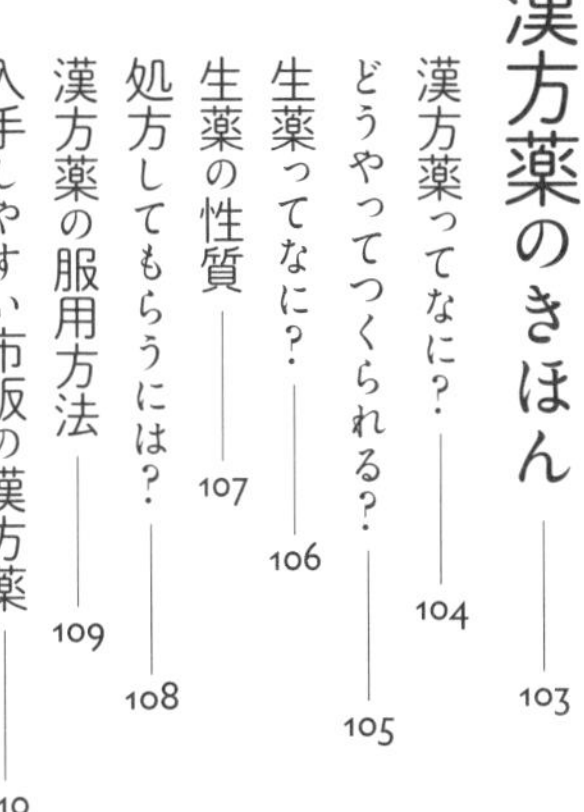

5.

鍼灸のきほん 113

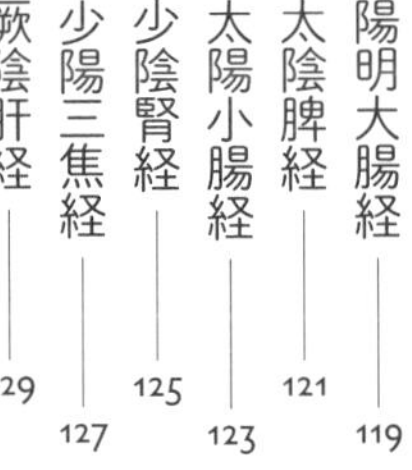

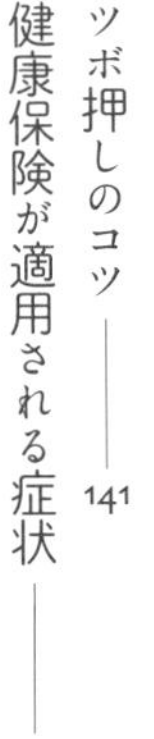

6. 漢方で治す！―143

7. 調子いい！がずっと続くために―165

デザイン
三木俊一＋高見朋子（文京図案室）

編集協力
片岡理恵（有限会社BORIS）

イラスト
紀平桃佳

印刷
シナノ書籍印刷

序章

増えてます！
腸熱こもり症候群

こんな悩み、ありませんか？

病名がわからない不調

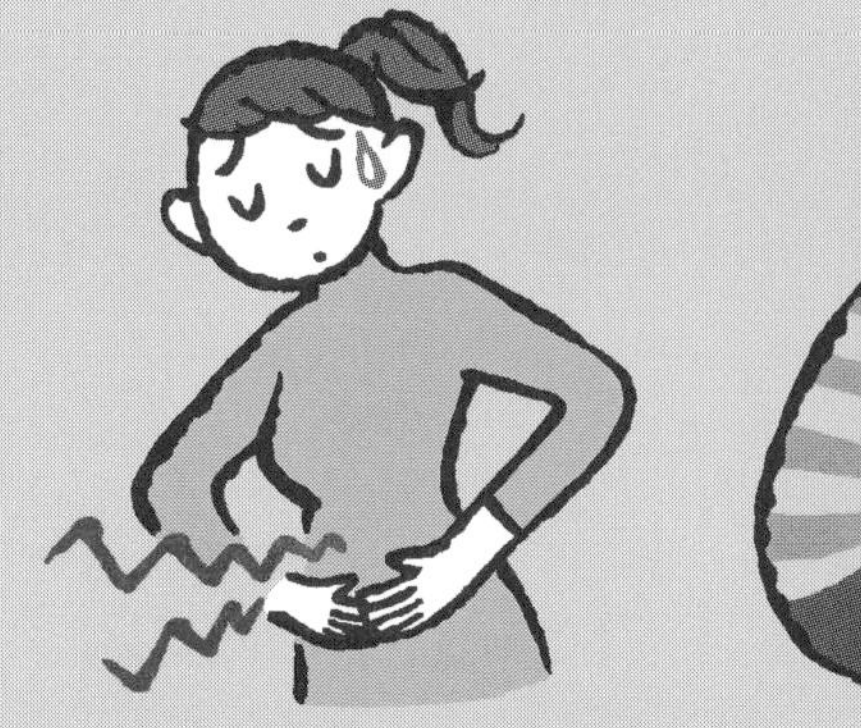
腹痛

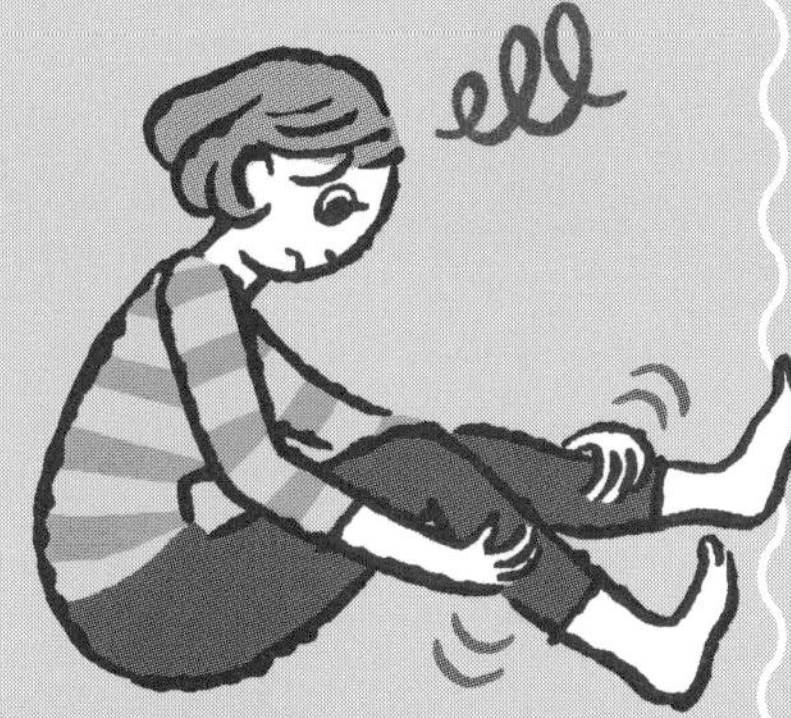
むくみ

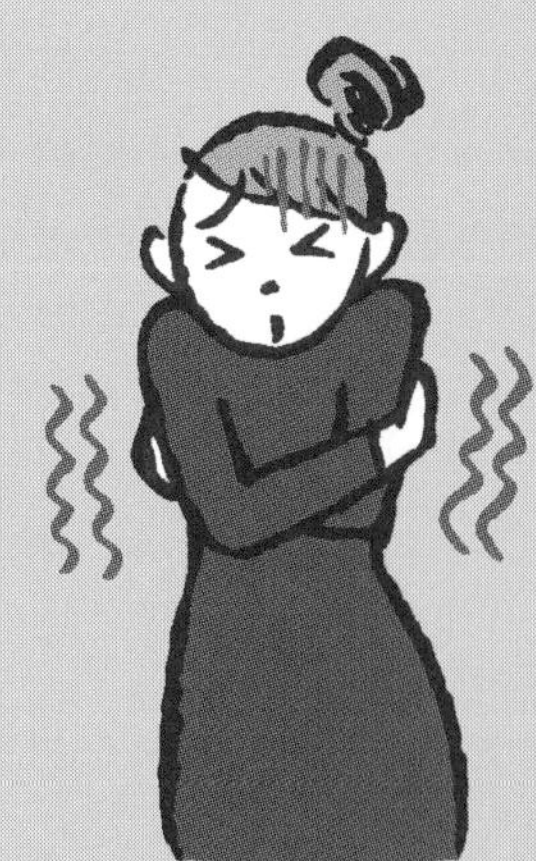
冷え性

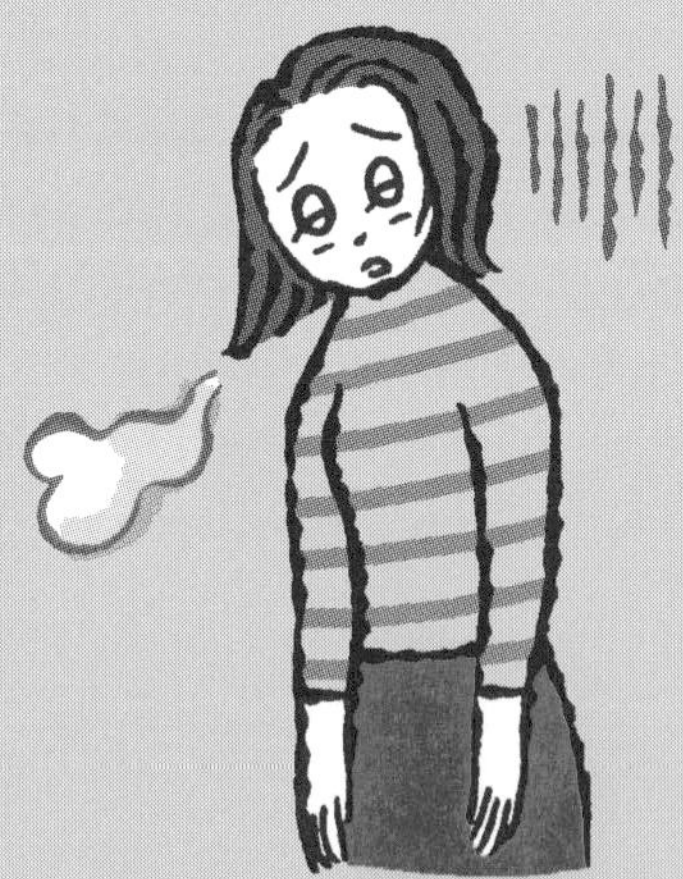
疲れ切っている

完治しない病気や症状

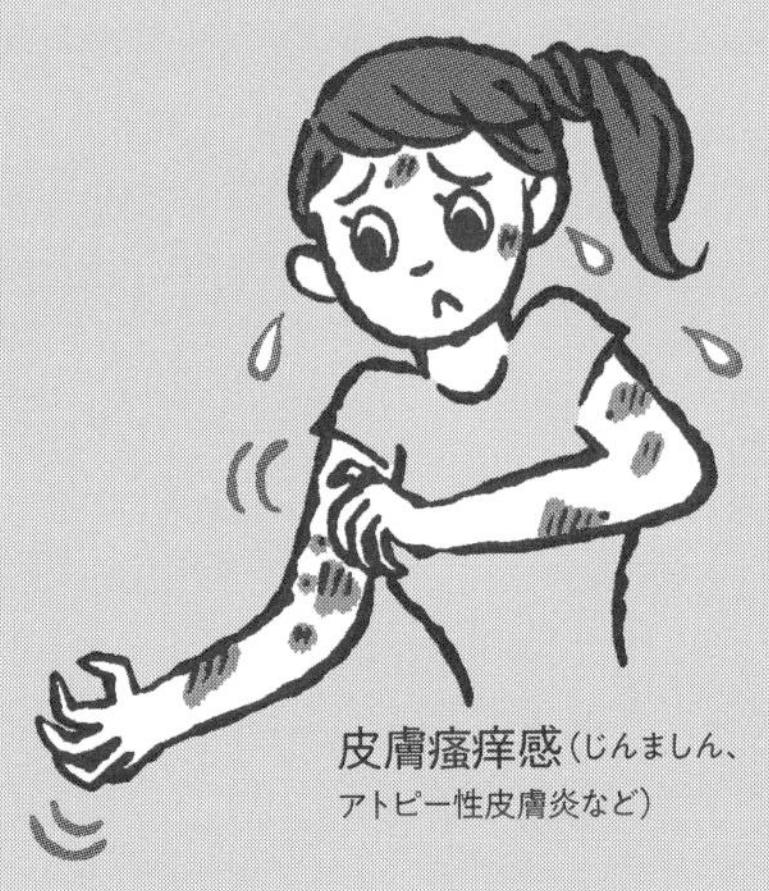

皮膚瘙痒感（じんましん、アトピー性皮膚炎など）

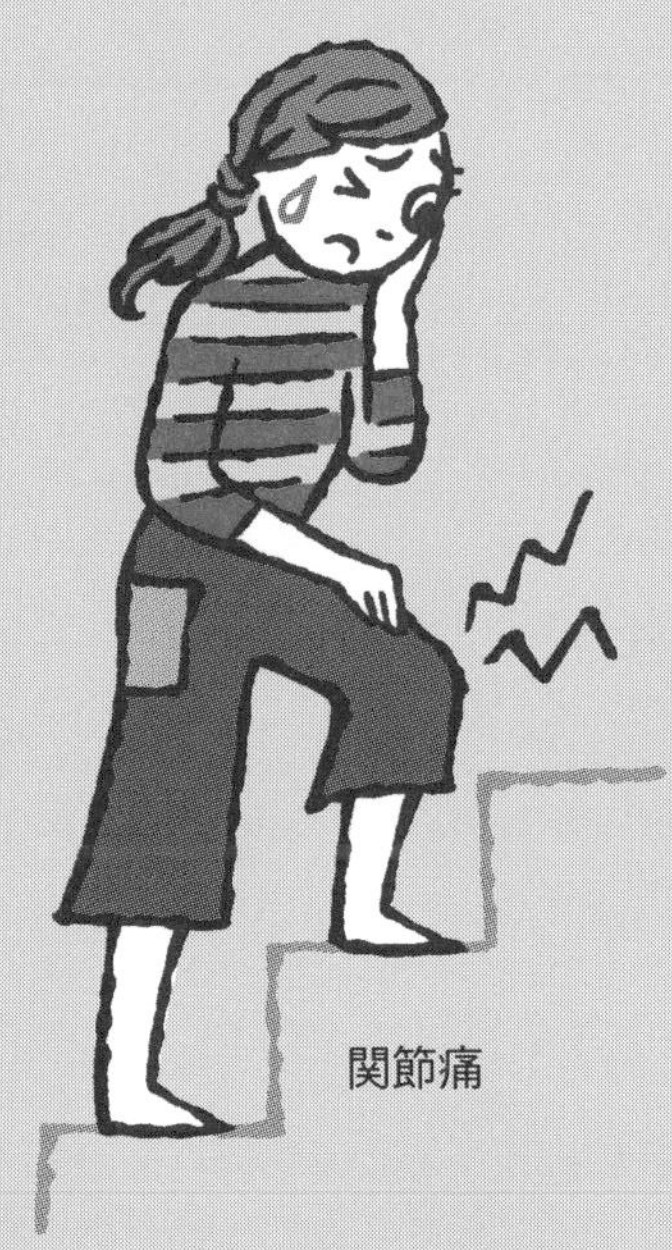

関節痛

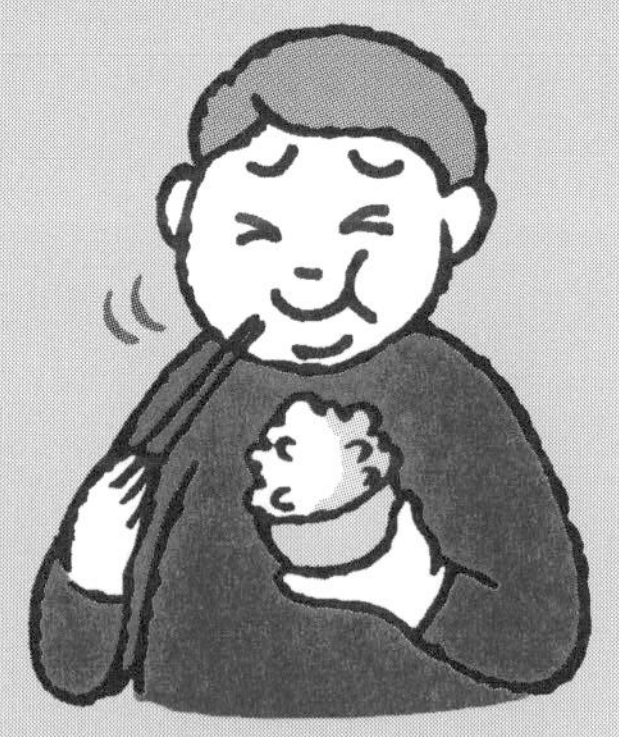

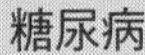

糖尿病

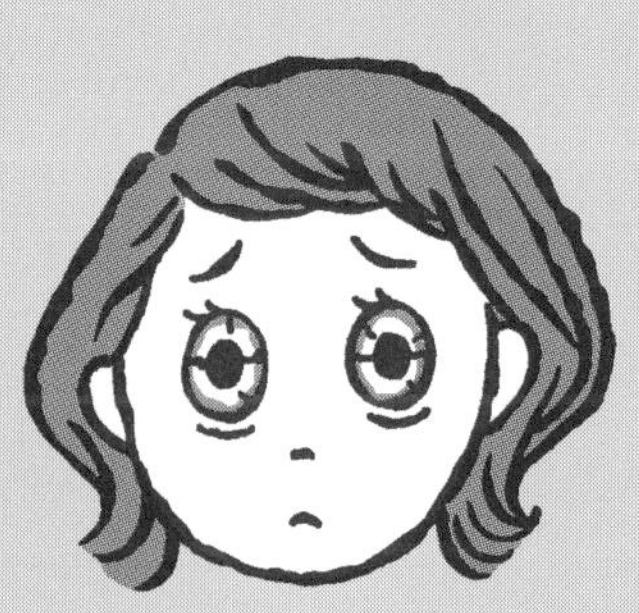

ドライアイ

現代人に多い不調のパターン

いつも眠い

休日に寝だめをしても疲れがとれない。食後猛烈な睡魔に襲われることがあり、仕事中や移動中に居眠りをしてしまう。

お腹の調子がいつも悪い

下痢または便秘を繰り返して、普通のお通じがあまりない（過食の数日後）。食欲がなくなったり、肌荒れ、肩こりなども便秘のせいかも⁉

1年中、体が冷えている

夏は上半身、特に顔に汗をかきやすいが、下半身や手足は冷えている。冷えが重症化して、生理痛や腰痛、むくみもひどい。

それって腸熱こもり症候群かも？

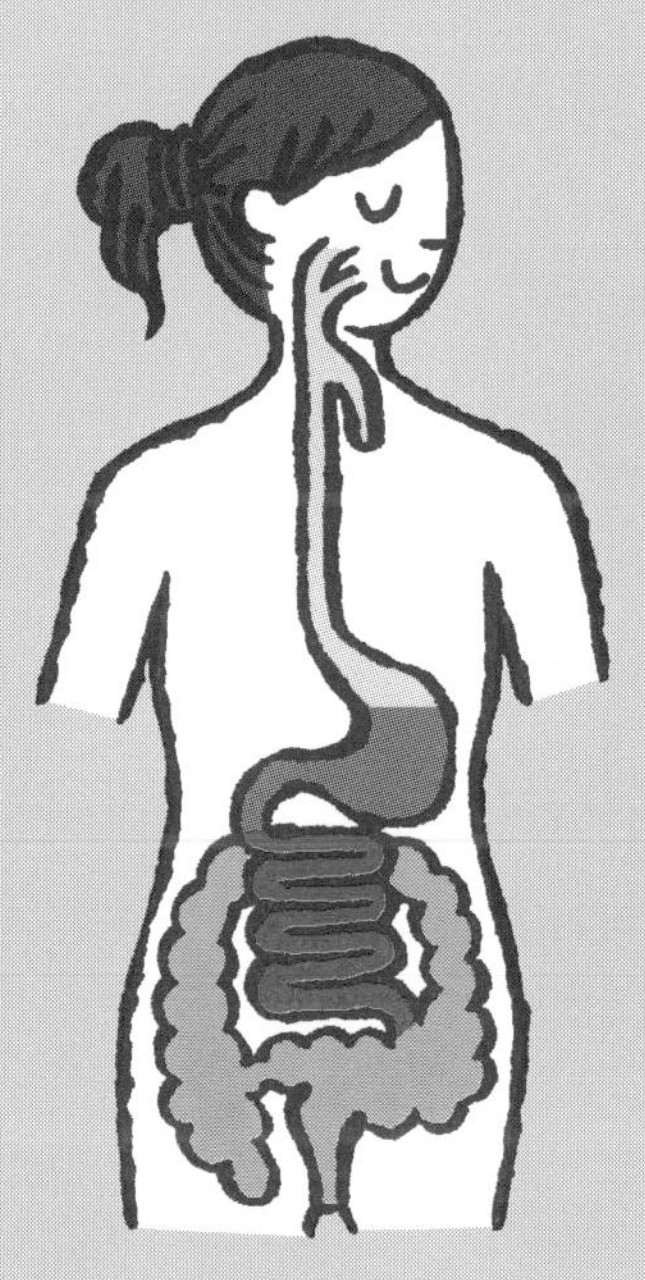

頻尿や尿もれ、臭う下痢も起こしやすい。
背中、体の末端、お尻、太ももの裏がいつも冷えている。

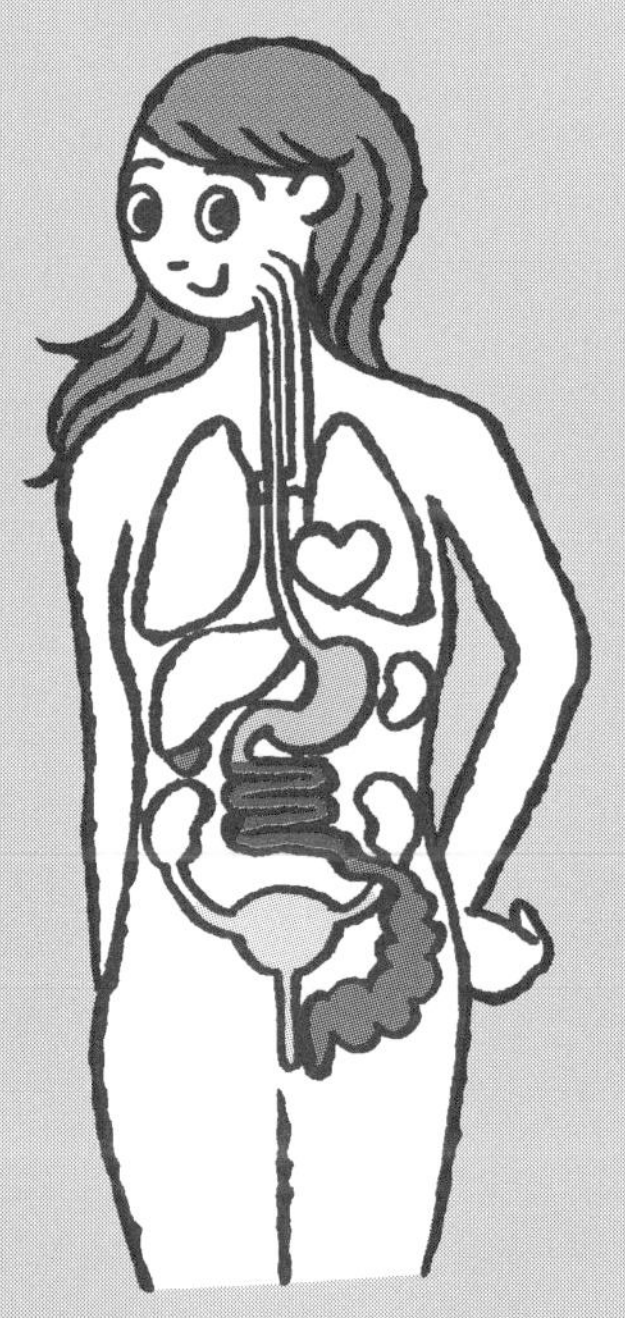

ストレスで過食が習慣に。
疲れがとれず、抑うつ傾向。

洗濯機は適容量で

洗濯機はそれぞれ容量が決まっています。

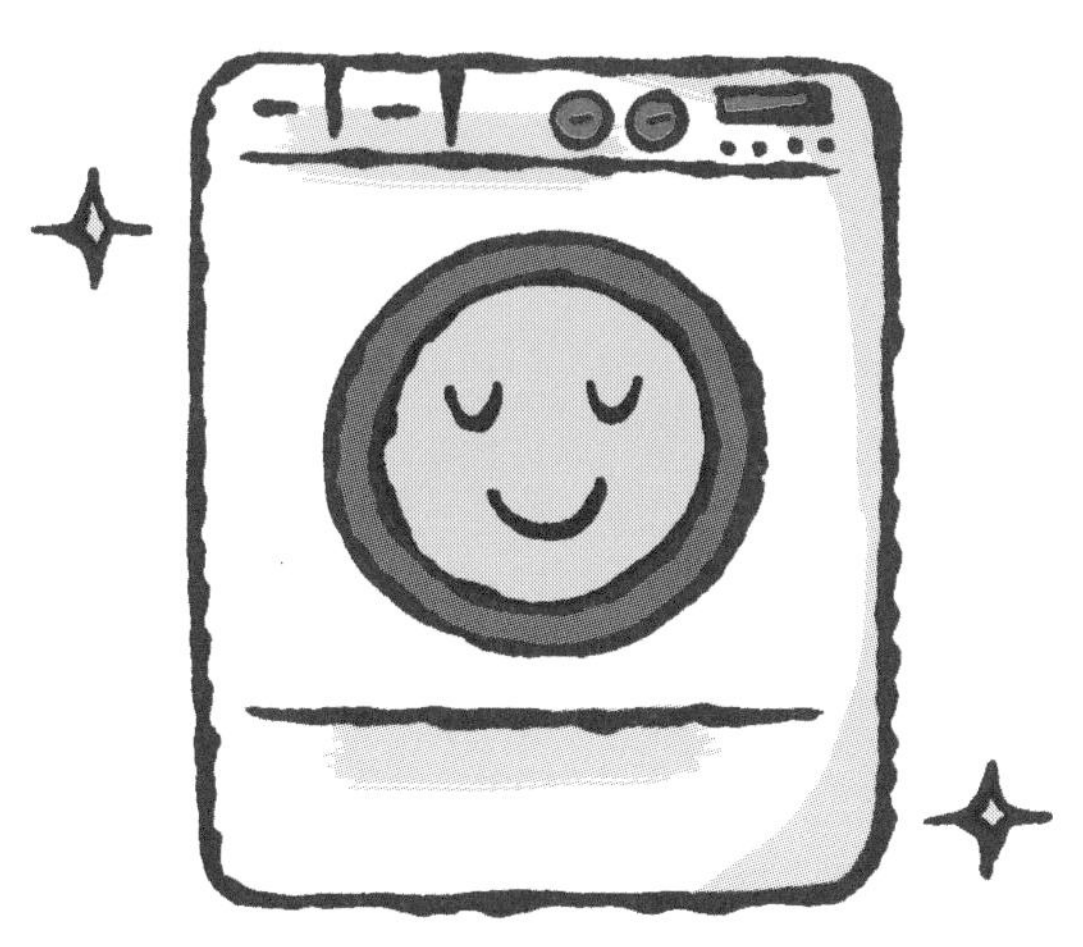

洗濯機に置き換えてみよう

たとえば、洗濯機を使う時は、その機械のトリセツを読んで、1回に洗える容量などを確認しますよね。

1回5キロまでの容量ならば、それを目安に使います。また、回数についても、家庭用の洗濯機なら1日多くても3回程度ではないでしょうか。

もしも、トリセツを無視して、毎回8キロの洗濯物を無理やり詰め込んで、洗濯機を使っていたら？

あるいは、1日中洗濯機を回しっぱなしにしていたら？

そんなふうに機械のキャパを無視して、乱暴な使い方をしていたら、トリセツを守って使った場合よりも、洗濯機の寿命は短くなってしまうでしょう。

こわれます！

でもたくさん入れすぎたら……

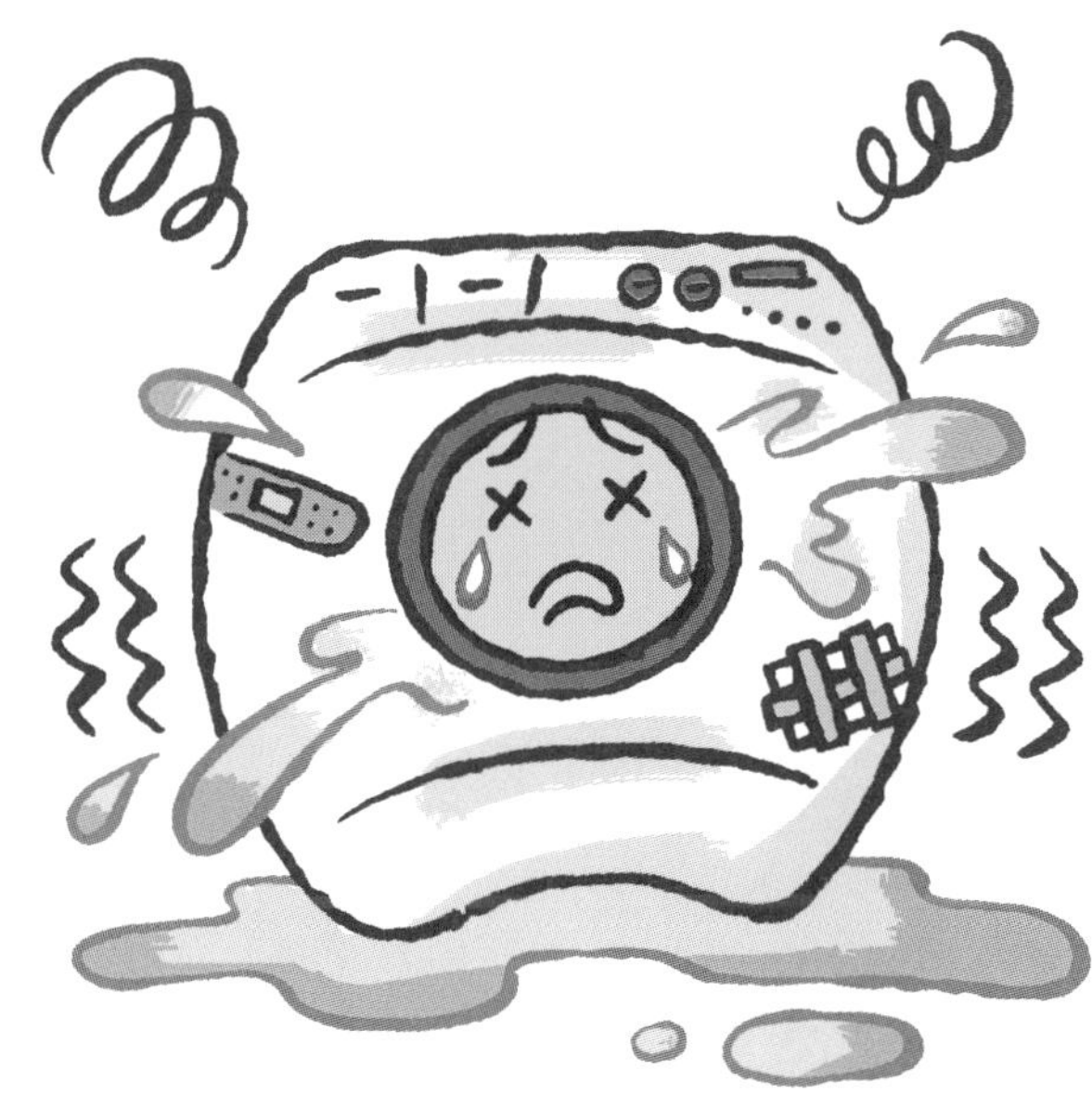

小腸を酷使すると……

人間の小腸も同様です。現代社会に生きる私たちは、常に小腸をオーバーワークさせています。

必要以上の食べ物を取り込んで、四六時中小腸を働かしている。間食や飲み物を含めると、現代人は1日三食どころか、七、八食かもしれません。

食べ物は胃でドロドロに初歩消化されると、少しずつ小腸に送られてきます。粘膜から分泌される消化酵素によって分解され、食物と消化液の混ざったものを、小腸は伸びたり縮んだりしながら少しずつ輸送します。その間、小腸の粘膜のひだから栄養分を取り込みます。

食べ過ぎ・飲み過ぎの人は、常に小腸を働かせています。それが続くと、オーバーワークの洗濯機のようになってしまうことも……。

お疲れ女子に増えている 腸熱こもり症候群とは

腸熱こもり症候群のしくみ

食べ過ぎ・飲み過ぎ、間食の取り過ぎ……。こんな生活を続けていると、胃や小腸はいつも働いていています。オーバーワークの機械と同様に、胃腸に熱がこもるようになります。

初期

腸熱がこもると、大事な水分（津液）が利用できない空間に蒸発。よって体内の組織や臓器が乾燥状態になってしまいます。

便秘、皮膚の乾燥や痒み・赤み、じんましん、ドライアイ、口内、鼻腔内乾燥感などの「乾いた」症状に。また、胃腸に熱がこもると、エネルギーが消耗されつつあり、空腹になりやすくなります。体に低血糖のような症状（頭痛、めまい、動悸、手足の震え、脱力、眠気、疲労感）を錯覚させることもあります。

熱こもりスパイラル

常に疲れて空腹感があるので、さらに過食が進み、体内の熱が一層強くなり、乾燥状態が進行するので、いつも何かを飲みたがります。

こもった熱を冷まそうと、冷たいものを飲んでもかえって逆効果（体は冷やされないようにまた熱をつくる）。利用できない空間の水分が熱によって蒸気のようになり、上半身は暑く感じます。また、腸管の間に漂うことに。腸がゴロゴロ音を立て、腸鳴を引き起こします。

重症化

胃腸に熱がこもりすぎると、体質が変わり、体の背側（特に背中、お尻、太ももの裏）・末端、手足に気の巡りが行き渡らず、背側および末端冷え性につながります。大事な水分が湯気になってしまうため利用できず、むくみや頻尿、尿もれに。また、気の巡りも悪く、うつ傾向に。

こんなものばかり食べていると……

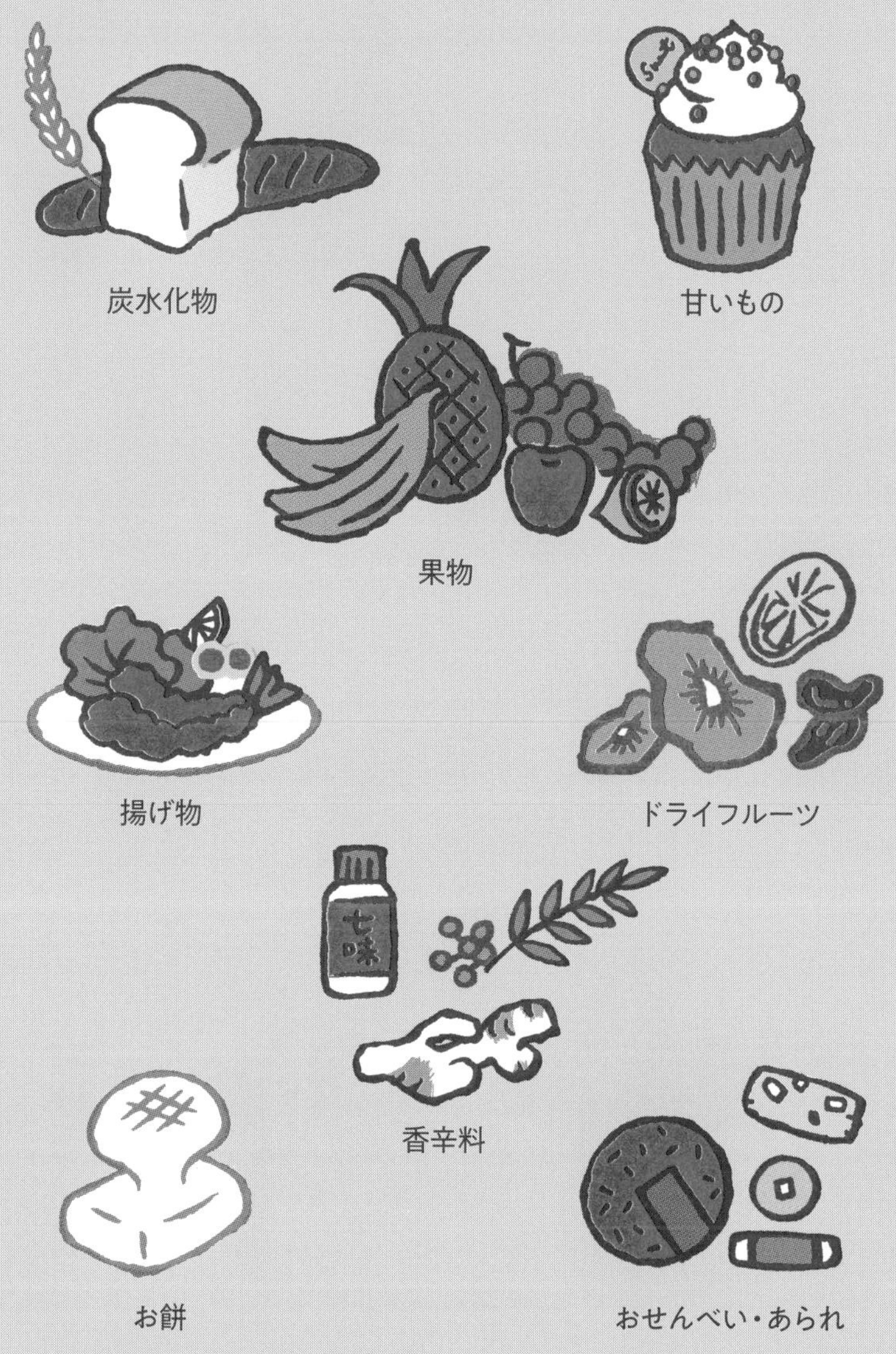

炭水化物

甘いもの

果物

揚げ物

ドライフルーツ

香辛料

お餅

おせんべい・あられ

こんなものばかり飲んでいると……

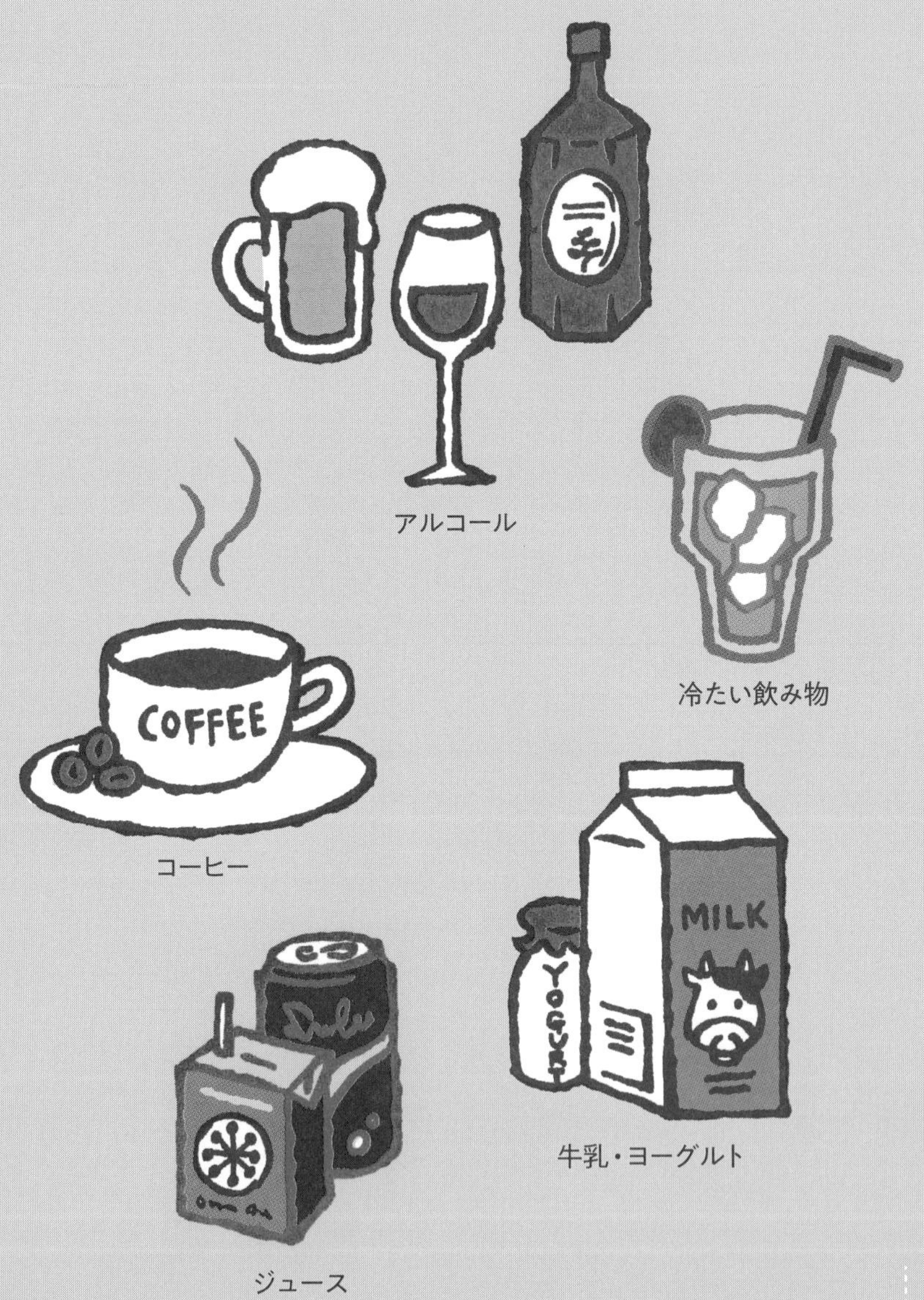

アルコール
冷たい飲み物
コーヒー
牛乳・ヨーグルト
ジュース

病気になってしまいます！

こんな生活ばかりしていると……

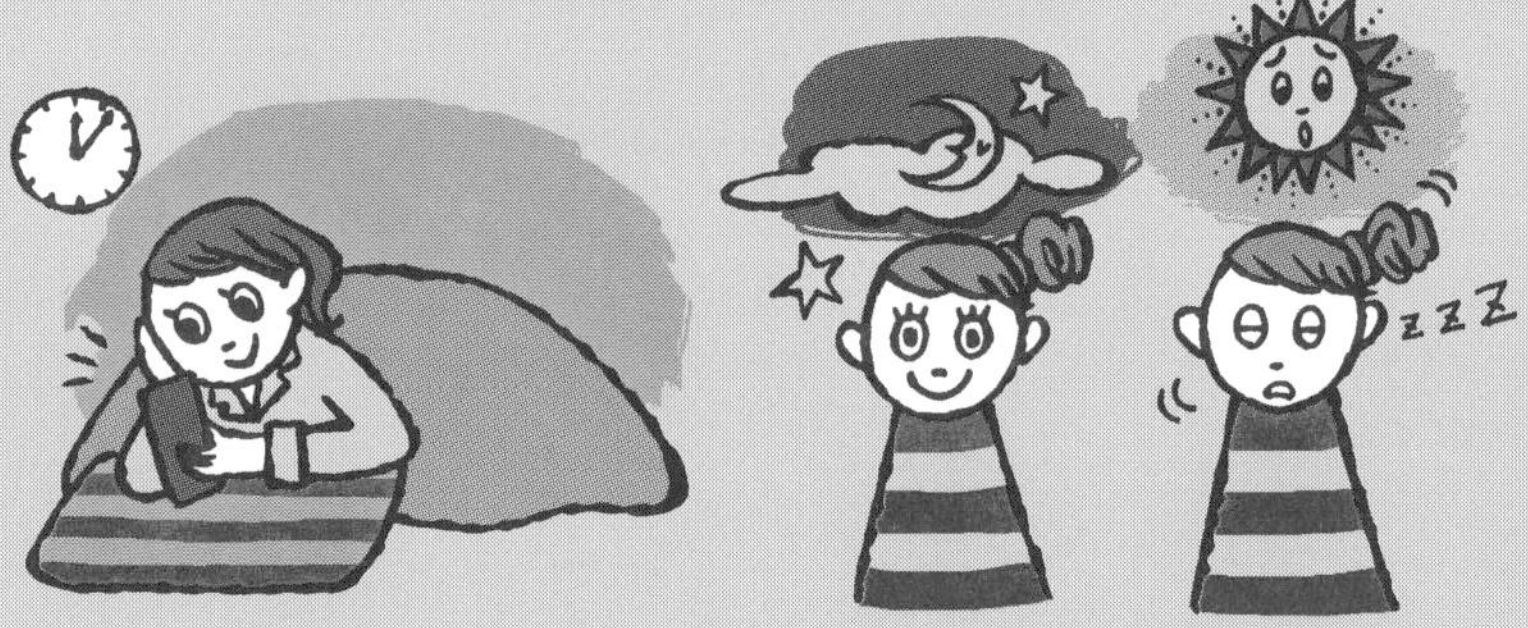

夜更かし

昼夜逆転

怒りっぽい

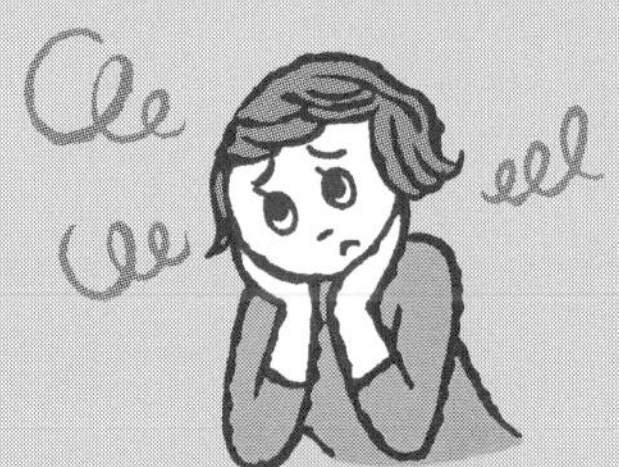

悩んでばかりいる

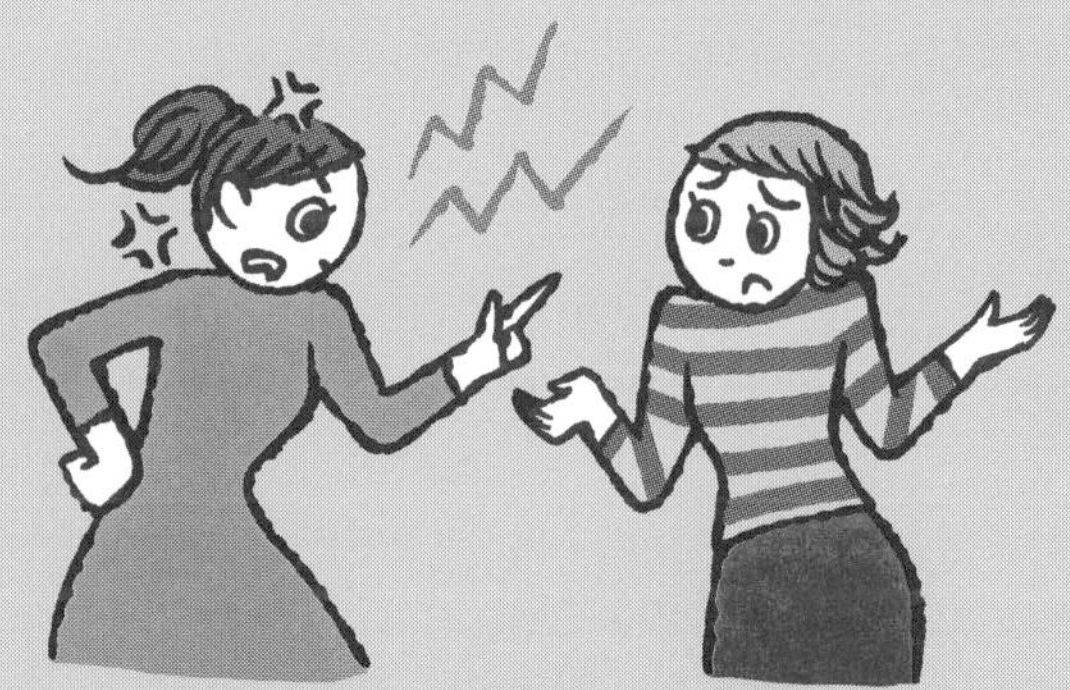

ケンカばかりする

このような生活なら……

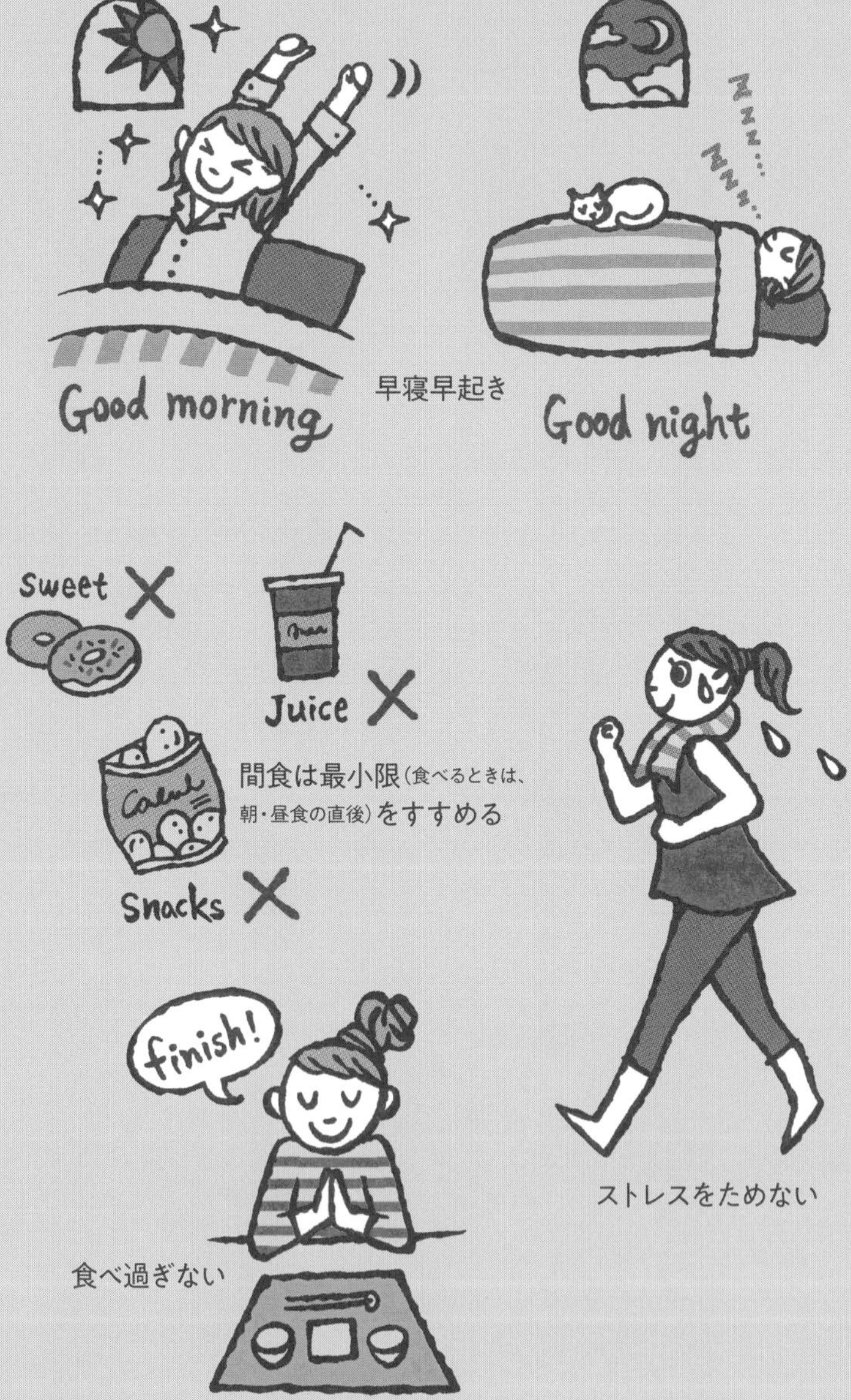

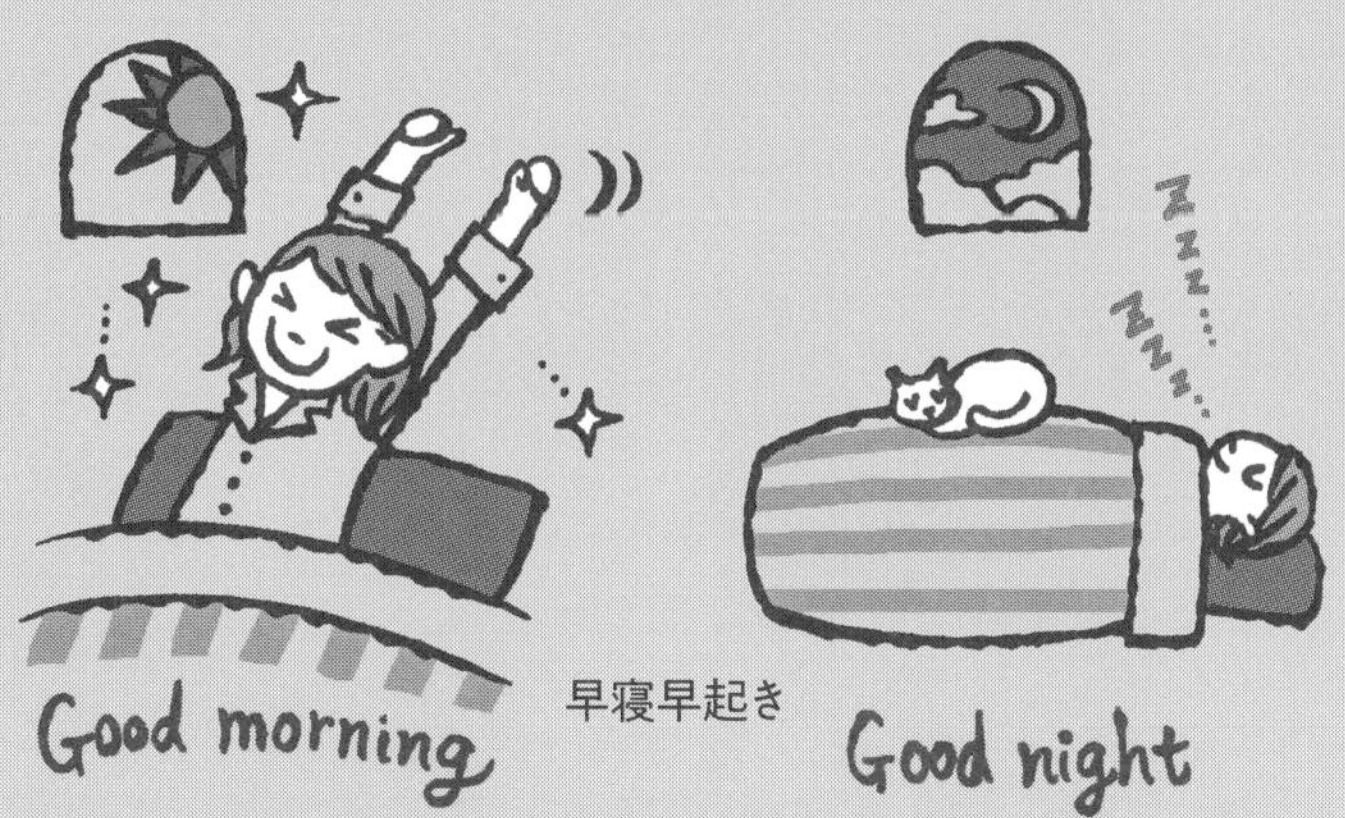

早寝早起き

sweet ×

Juice ×

Snacks ×

間食は最小限（食べるときは、朝・昼食の直後）をすすめる

ストレスをためない

finish!

食べ過ぎない

その不調は逃げていく！

理想の食べ方はこれ！

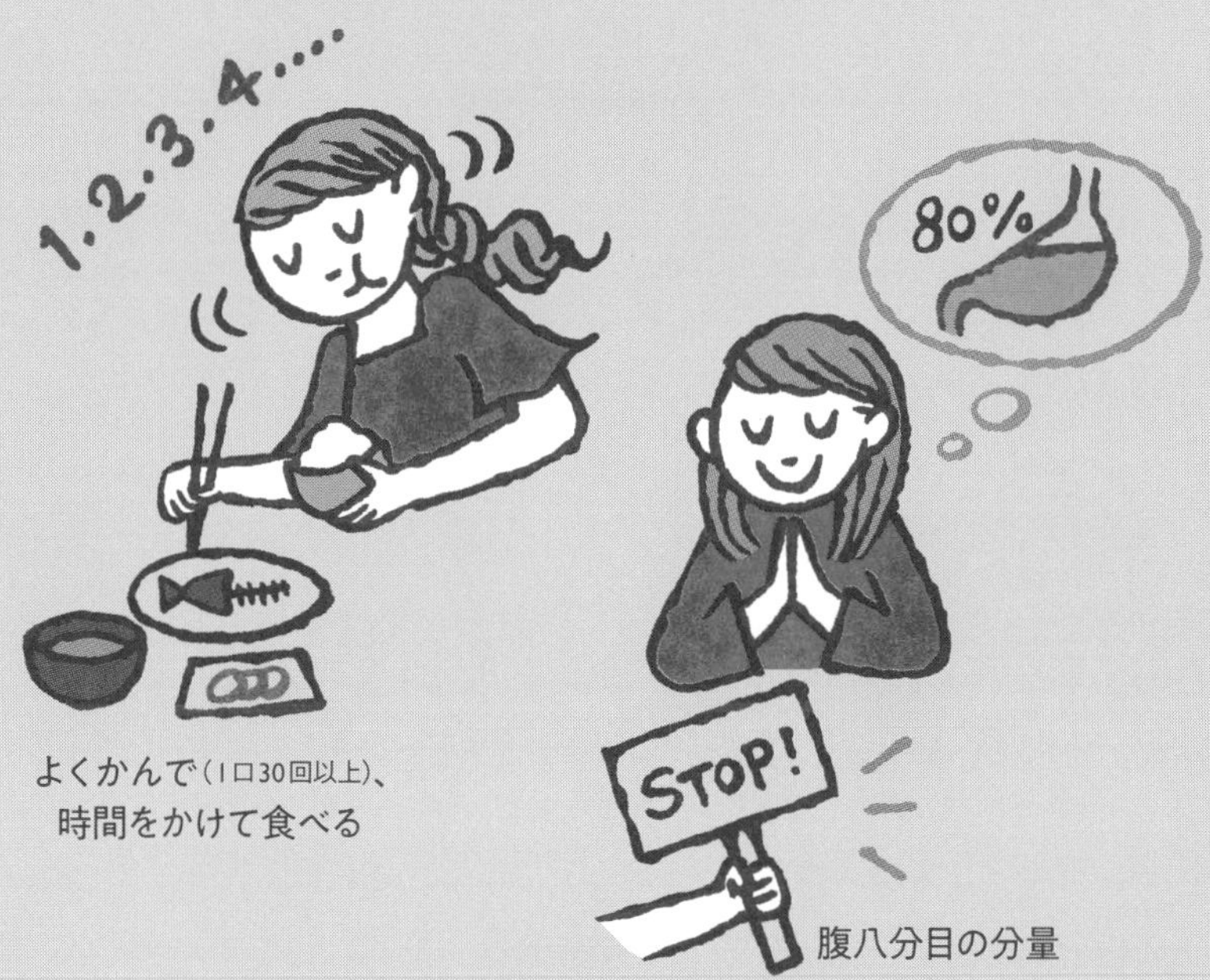

よくかんで（1口30回以上）、
時間をかけて食べる

腹八分目の分量

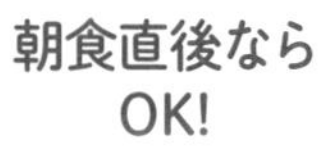

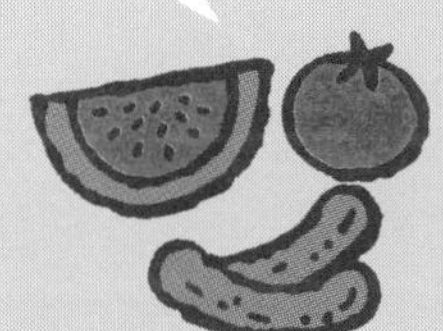

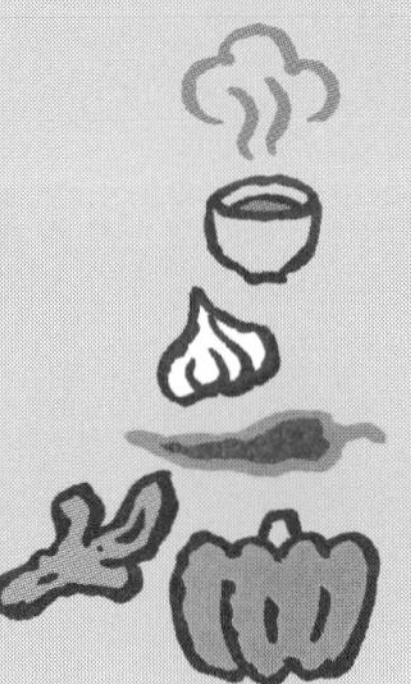

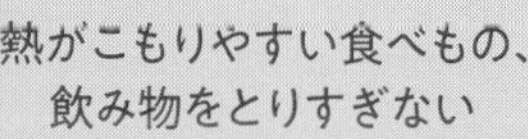

熱がこもりやすい食べもの、
飲み物をとりすぎない

腸熱こもり症候群が疑われる人とは？

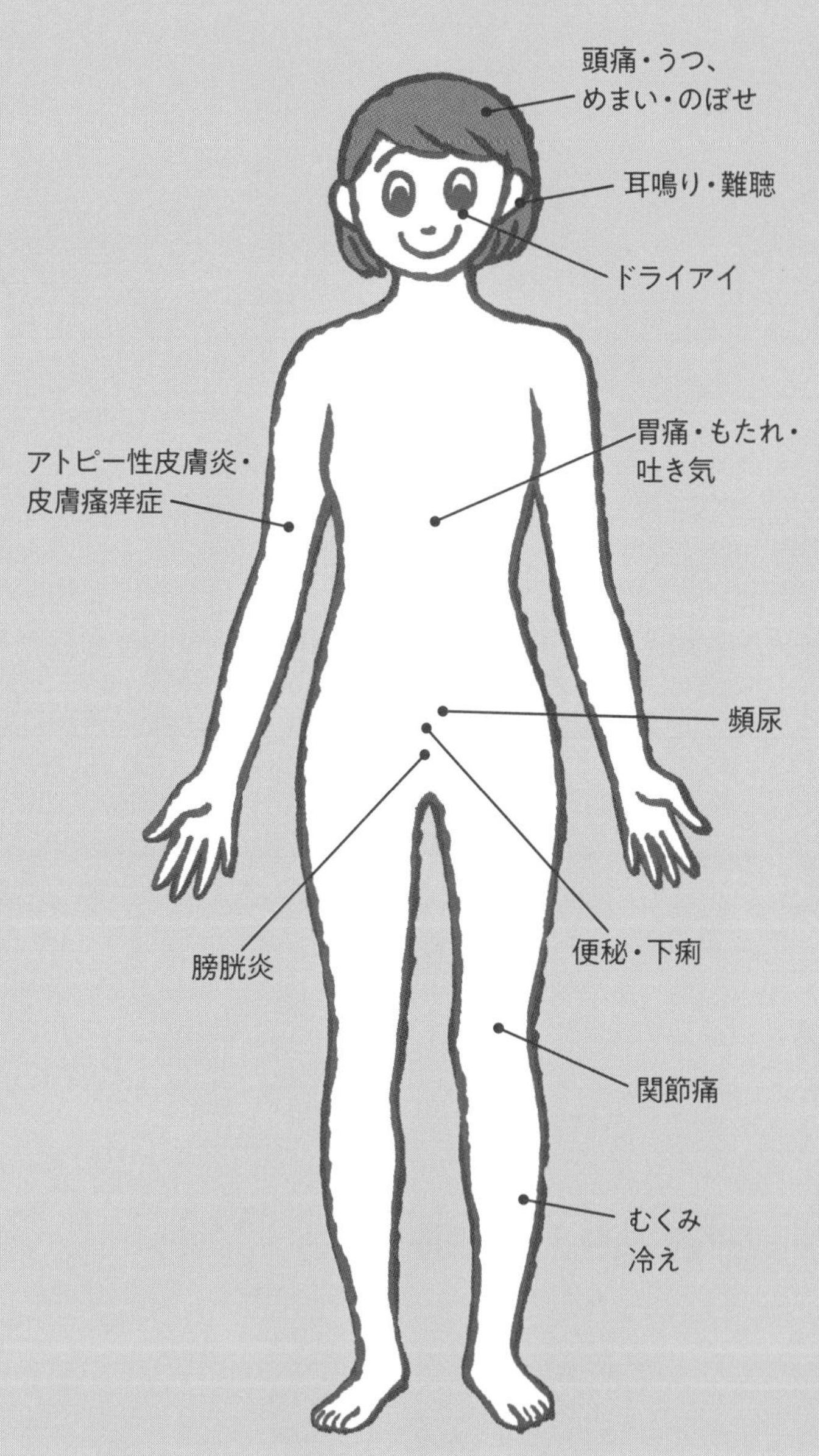

東洋医学でじっくり治しましょう

16ページでは、腸熱こもり症候群に関連する、さまざまな症状を紹介しました。

（もしかしたら、私の気になる症状は腸熱こもり症候群かも……）

と思った人もいるのでは？

西洋医学の病院で診察を受けても、病名がつけられない症状（頭痛や疲労感など）や、いろんな科で診てもらっても病名が分からない症状（めまいや動悸など）。食欲がいつも旺盛であれば、それらは腸熱こもり症候群である危険性が高いのです。

後で説明しますが、西洋医学では診察を行って、病名が判明しないと確実な治療を行うことはできません。

だから、現在西洋医学で病名と認められていない「腸熱こもり症候群」の症状を和らげることはできますが、元から断つことは難しいかもしれません。

東洋医学の場合は、全身のバランスを整えることで、病気や症状を改善するという考え方。

腸熱こもり症候群の場合、陰陽のバランスが崩れ、気・水・血の歯車が徐々に狂っていることが多いのです

東洋医学は、その人が本来もっている体質に合わせて、薬を処方して崩れているバランスを整えることができます。

ただ、腸熱こもり症候群の第一の原因は、間違った食生活。それについては患者さんにアドバイスをして、自分の力で改善してもらうことが必要です。

食事だけでなく、生活のパターンや精神面にも気をつけることで、徐々にバランスが整っていきます。

現代の私たちに東洋医学が必要な理由

◎生活習慣の乱れから起こる症状は、西洋医学では病名がつけづらく治療できないことがある。東洋医学は病態を診て、そこから治療することができる。

◎偏った生活習慣が原因の不調は、病気になる前の状態（未病）のことが多い。東洋医学は、未病から治療をすることができる。

◎原因不明の体調不良は、心身のバランスの崩れが原因のことも。その人が本来もっている体質に合わせてバランスを整えると不調が改善することもある。

1.

東洋医学ってなに?

東洋医学って、どんな医学？

現代の日本の医療は西洋医学が中心です。西洋医学とは、解剖学や生理学を中心に発達した医学のこと。血液や尿などを科学的に検査して、細胞や遺伝子レベルから病因を分析します。

病気の原因を解明したら「病名をつける」ことから治療はスタートします。その病名に応じて決まった治療方法があり、投薬や手術によって治療を行います。

東洋医学は、東洋で発達した伝統医学。検査データをもとに病因を分析する西洋医学とは異なり、東洋医学は、患者さんの自覚症状や症候を重視します。病態に着目して治療を行っていきます。

そのため、西洋医学ではあまり着目されない「冷え」や「瘀血（おけつ）（古い血が滞る）」なども症候のひとつと捉え、病態を取り除くことで症状を改善させることもあります。

一般的には、東洋医学が効果を発揮するのは、自律神経や内分泌系、免疫にかかわる症候や病態です。肺炎など細菌による感染症、手術が必要なガンなどの病気は不得手といえるでしょう。近年では、西洋医学と東洋医学を融合したアプローチも取り入れられています。

「病を診、さらに人を診る」医療である東洋医学は、患者さん一人ひとりの体質や病気の状態を見極めながら、最適な治療を選ぶ「オーダーメイド」の治療といえます。

また、東洋医学は漢方薬によって術後の諸症状の緩和や副作用の軽減などの効果が確認されています。西洋医学と合わせて、患者さんのQOLを向上させる目的で使われることも増えています。

一番の特徴は？

近年西洋医学は、ＥＢＭ（医師の経験や主観ではなく根拠のあるデータに基づく医療）を目指しています。西洋医学と比較するとさまざまな違いがある東洋医学ですが、よく批判されるのは、「データやエビデンスが十分でない」ということ。しかし東洋医学には、１５００年以上前からの治療の結果が蓄積され、現代に伝承されています。漢方薬やツボなどはその一部。患者さんの病態に着目し、伝承された治療方法の中から、最適な薬や治療を選ぶのが東洋医学です。

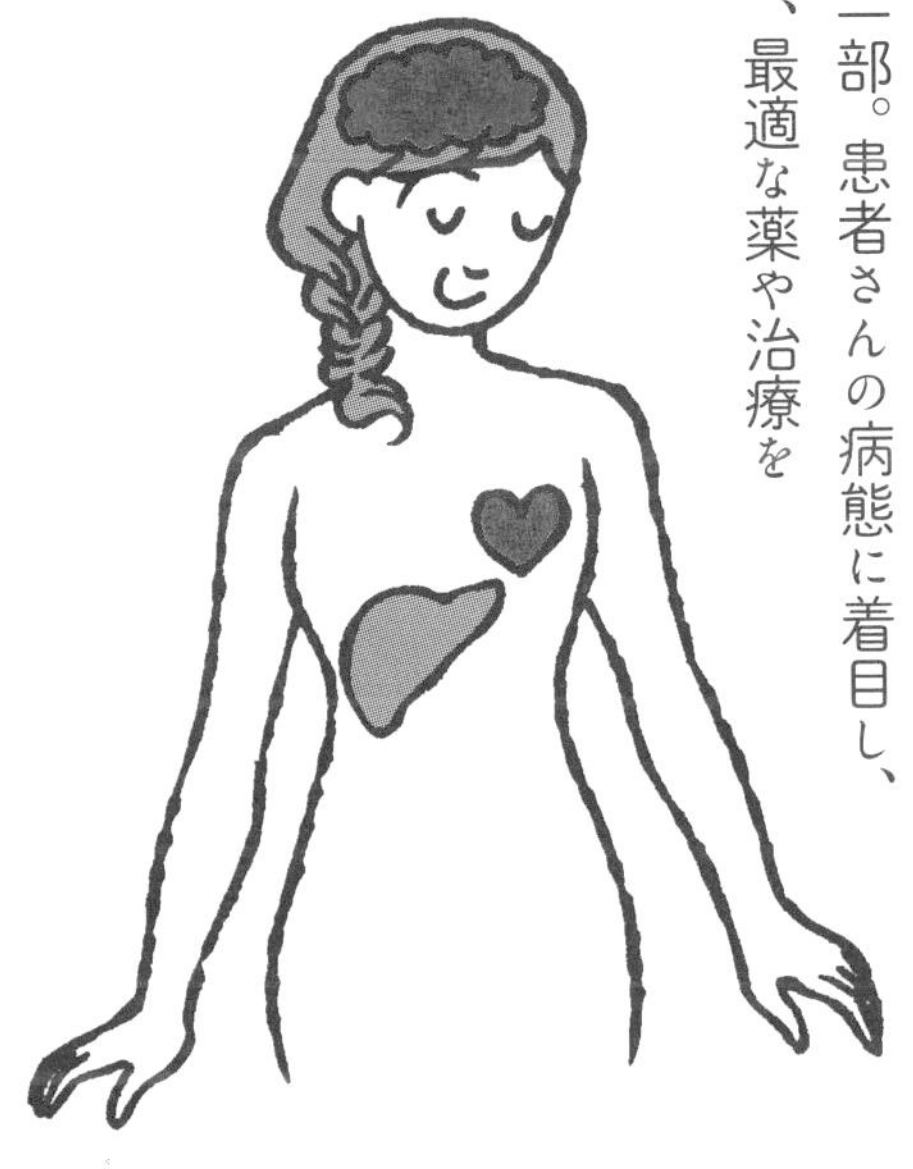

東洋医学から見た人のからだとは？

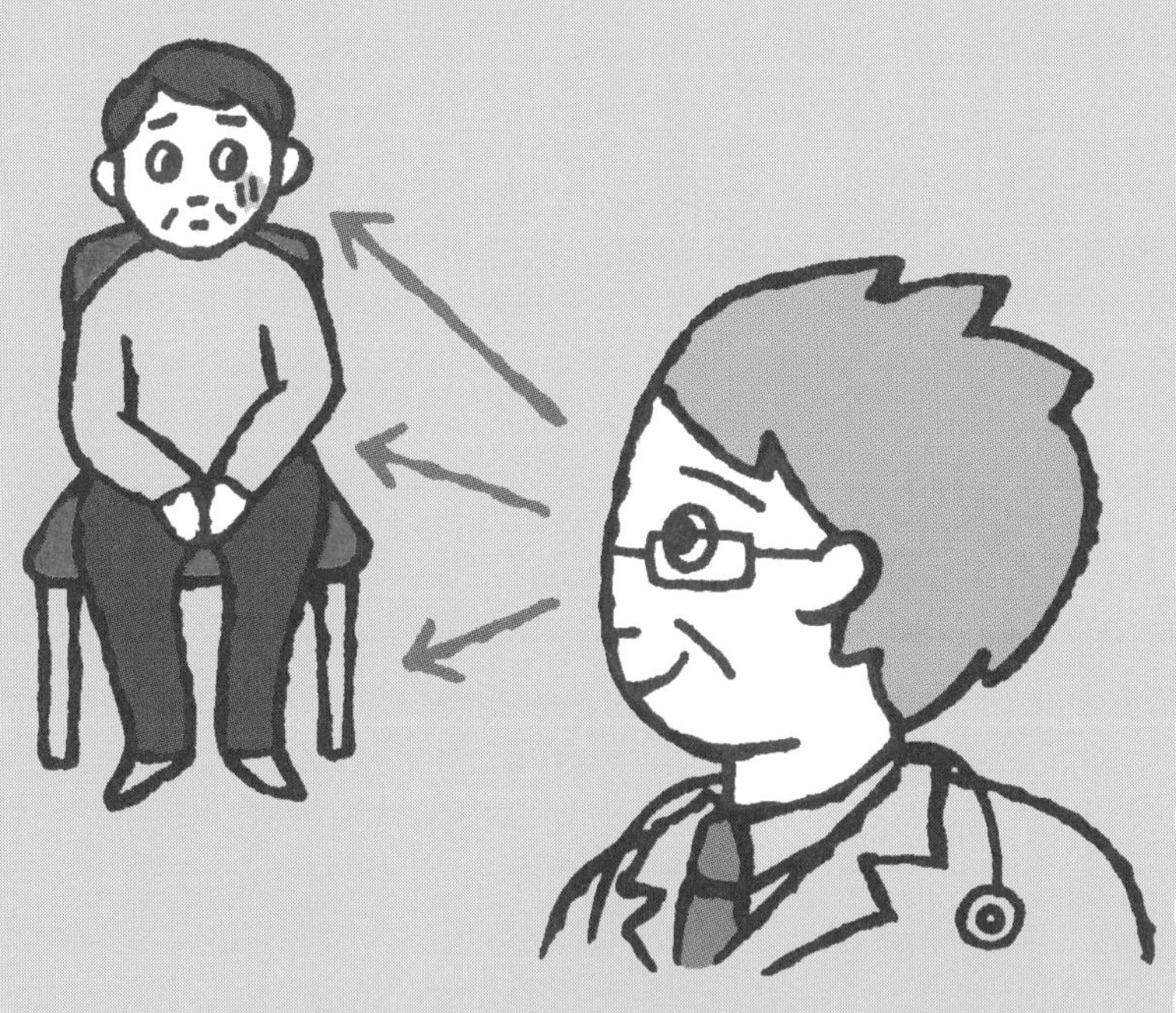

人体を統一されたものと考えるため、
患部だけに注目せず、体全体のバランスを観察

西洋医学から見た人のからだとは？

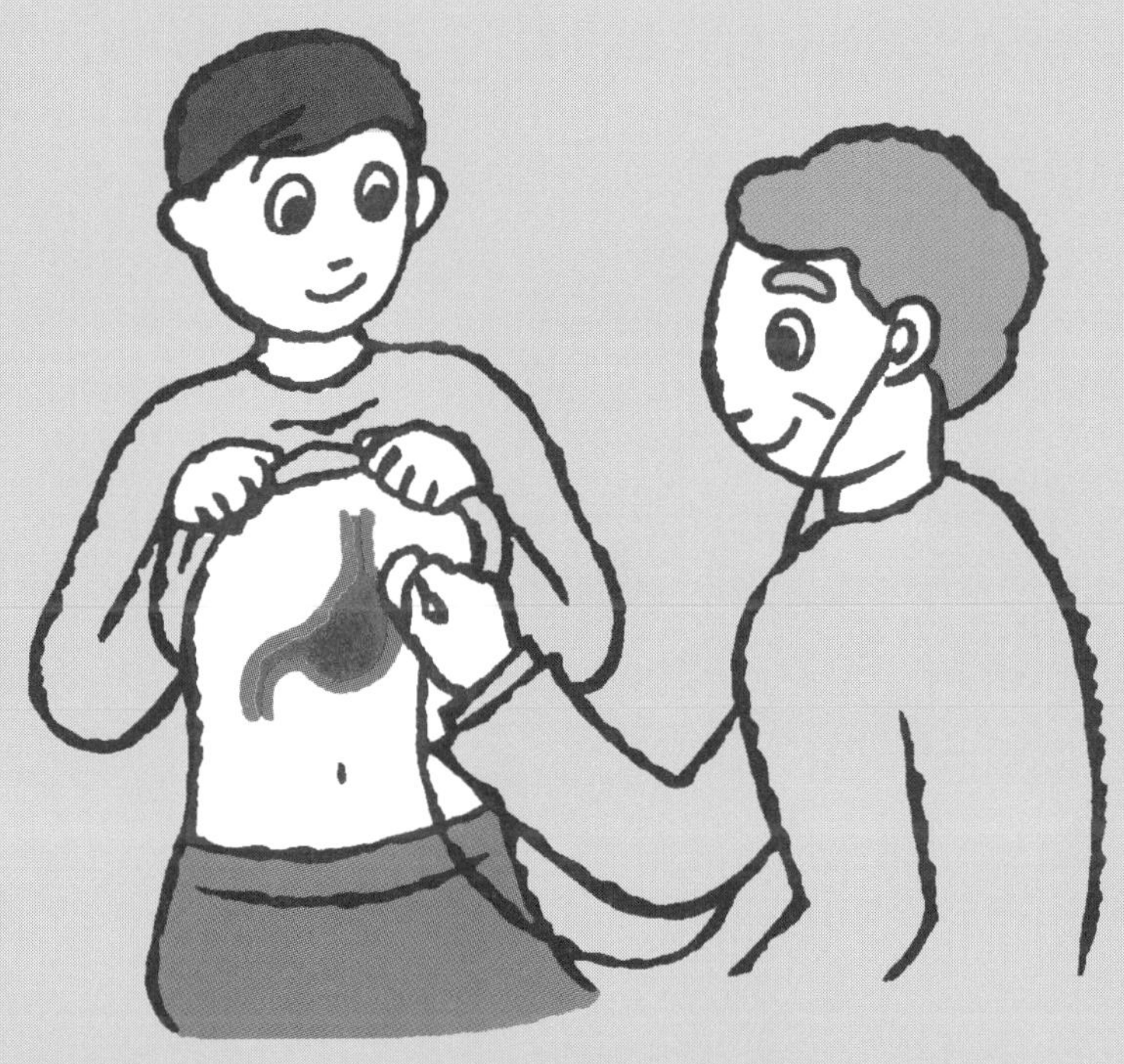

臓器や器官などを細分して捉え、
腫瘍や不調がある部分を細かく分析します

病気ってどんな状態のこと?

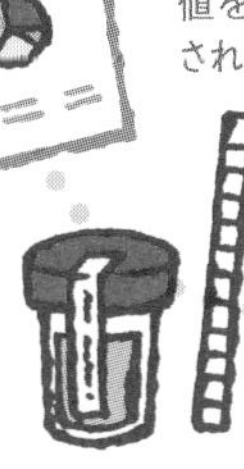

西洋医学

科学的検査で、細胞遺伝子レベルで病因を分析。基準値を超えたら「病気」と診断されます。

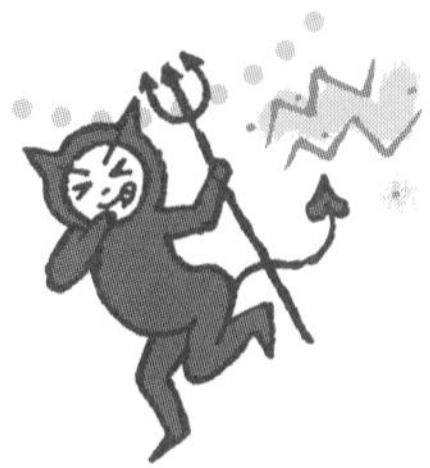

東洋医学

全身のバランスが崩れた状態。病気の原因となるものが侵入すると、体内の正気が攻撃し、それが症状となって現れます。

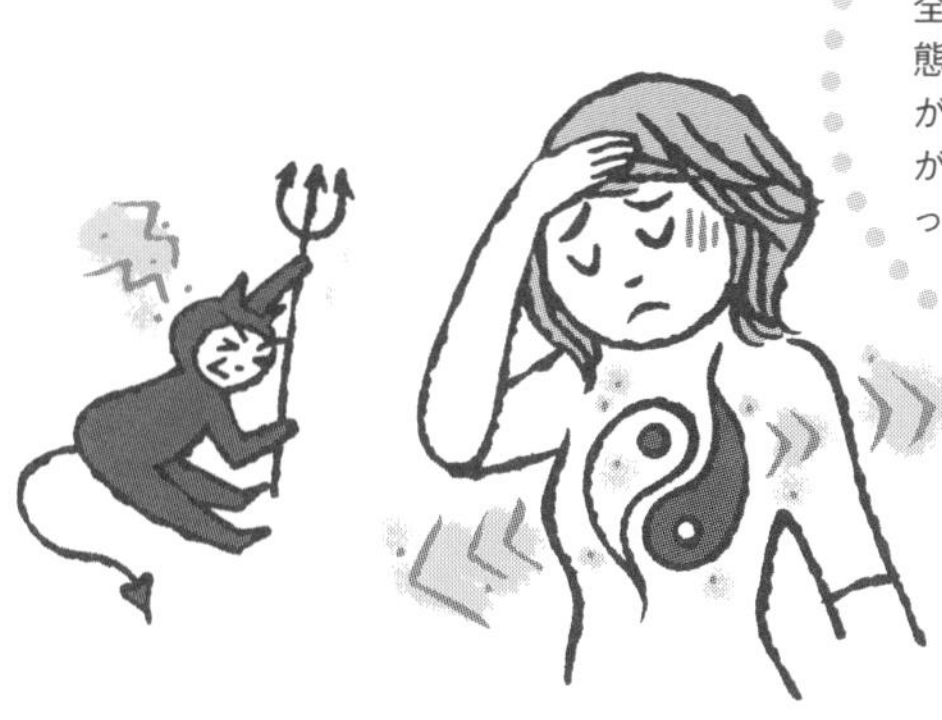

東洋医学では、体のなかの陰陽(P44)のバランスが崩れて、正気が乱れると防御する力が弱くなります。

陰と陽、どちらが弱くなっても正気は乱れて、病気になります。

西洋医学では、血液検査や尿検査といった科学的検査によって、細胞や遺伝子レベルから病因を分析します。検査のデータが基準値を超えると「病気」と診断されます。「いくつかの病院で検査を受けても原因が分からなかったのに、漢方の医院で治療が受けられた」というケースがあります。それは、同じ病態であっても、東洋医学と西洋医学ではその捉え方が異なるからです。

診断、治療もこんなにちがう

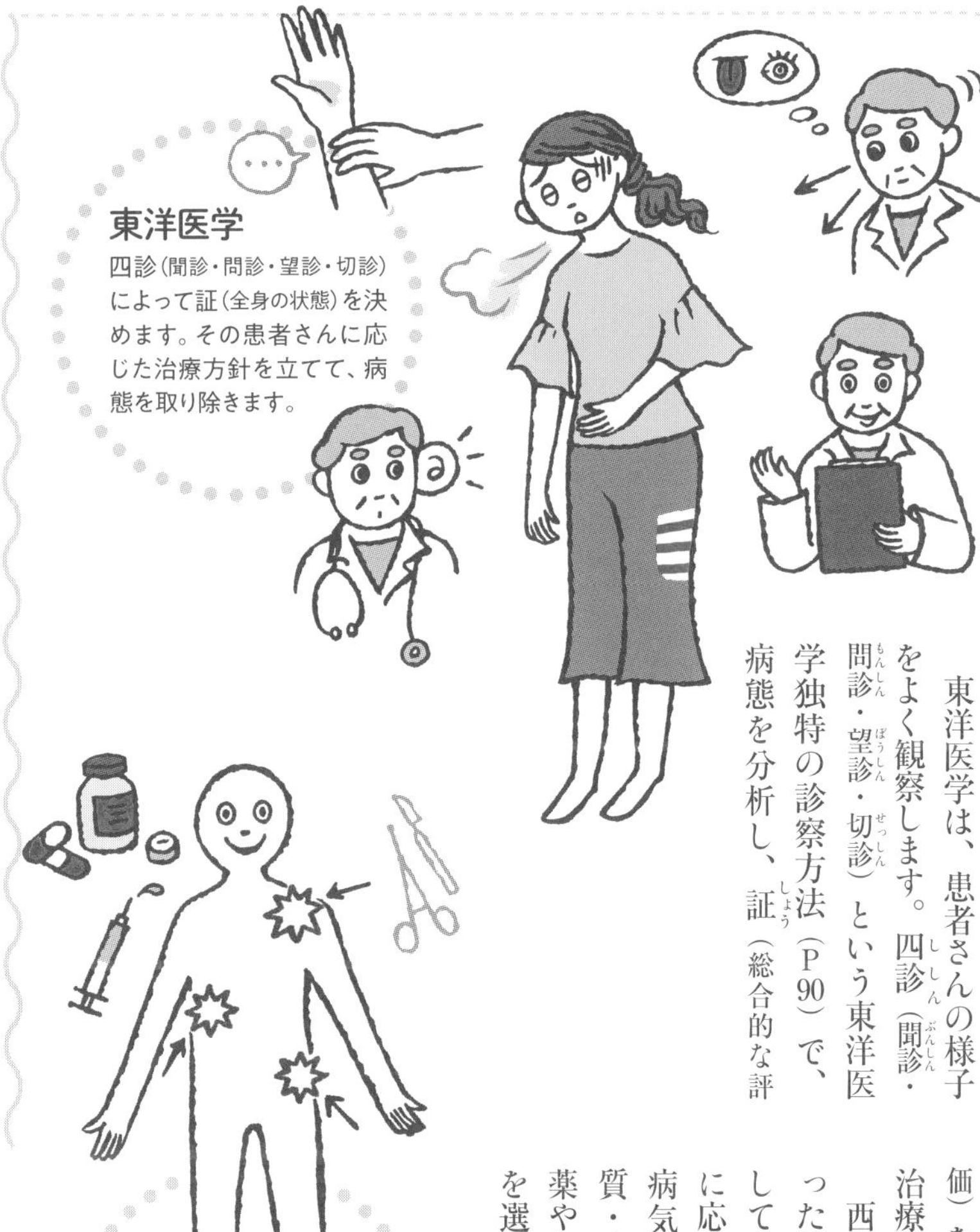

東洋医学は、患者さんの様子をよく観察します。四診（聞診・問診・望診・切診）という東洋医学独特の診察方法（P90）で、病態を分析し、証（総合的な評価）を決めます。証が決まると、治療方法が導き出されます。

西洋医学は、詳細な検査を行った結果から病気の原因を解明して病名をつけます。その病気に応じた標準治療を行います。病気の進行度や患者さんの体質・症状に合わせて、多数ある薬や術式の中から、最適なものを選びます。

東洋医学

四診（聞診・問診・望診・切診）によって証（全身の状態）を決めます。その患者さんに応じた治療方針を立てて、病態を取り除きます。

西洋医学

病気になった場合、直接患部に働きかけて治療する方法、あるいは原因のはっきりしないものに症状だけをとり除く方法（対症療法）で、患者を治療します。

根底にあるのは東洋の世界観

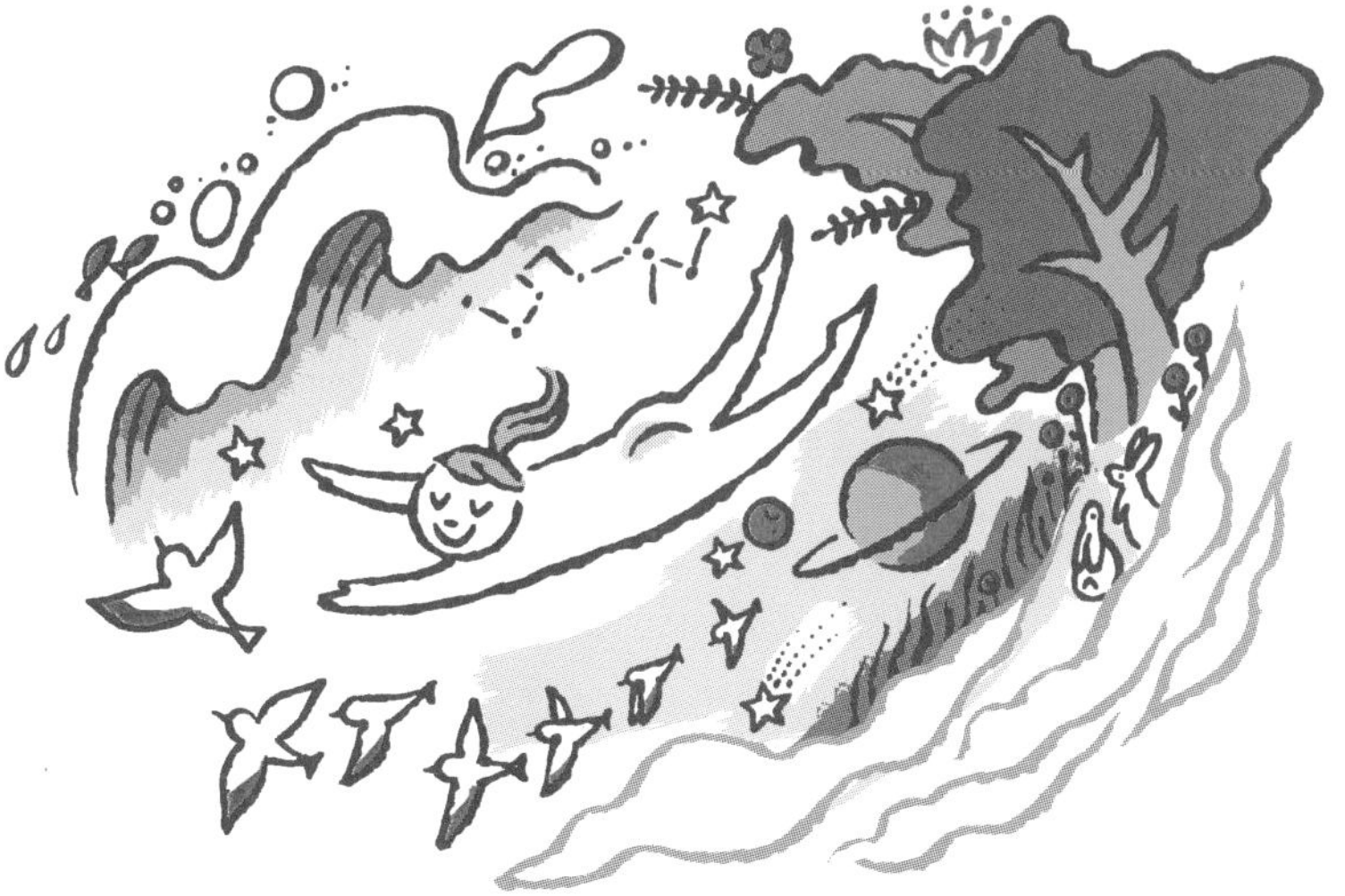

宇宙全体はひとつのまとまりのある存在（統一体）。
人間も宇宙の中で生命活動を営んでいる存在のひとつ。
人間の体の中で起こるさまざまな現象は、
統一体の中で起こる現象と関係しています。

東洋医学の根底にあるのは、古代中国で発展した宇宙観。宇宙全体をひとつのまとまりのある存在「統一体」と考えます。

それは、惑星や大気、大地、水、鉱物、生物や動物が織りなす複雑な世界。人間もその一部として生きています。人間の体やそこで起こる現象は単独のものではなく、宇宙全体の統一体からの影響も強く受けていると考えます。古代宇宙の世界観では、すべてのものは「気」で構成されており、人間の体も同様と考えます。

すべてのものが常に変化している

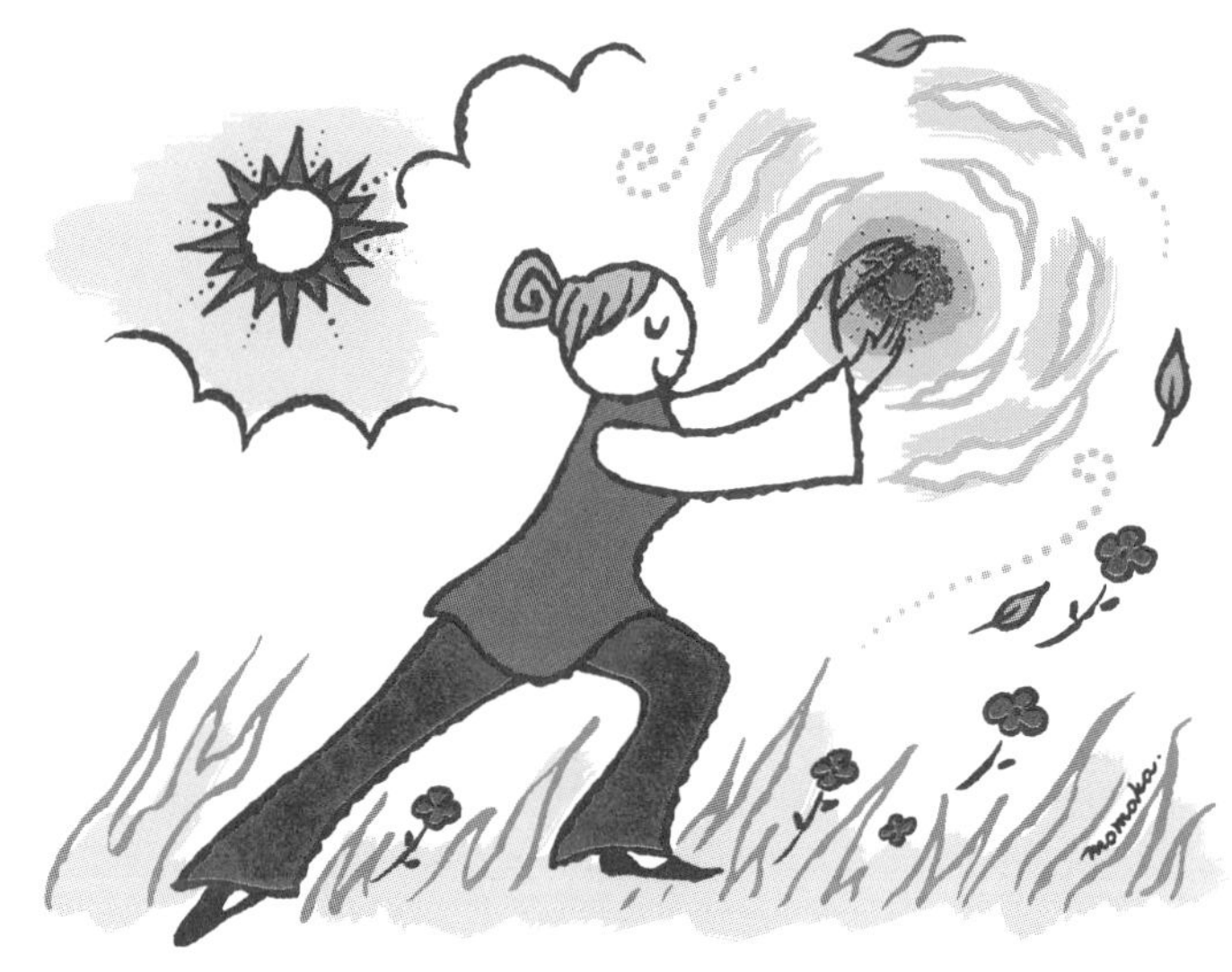

宇宙を構成するあらゆるものは「気」で構成されています。
気は常に動き、形を変える。自然現象をはじめ、
すべては気によって変化し、変わらないものはありません。
人間の体も気で構成され、その変化が
人間の健康状態を左右します。

古代中国では、宇宙を構成するあらゆるものは「気」でできていると考えていました。気は、固まったものではなく、常に流れ、動くもの。気の流れとともに、物質や物事も変化します。

気自体は目に見えませんが、天気など、変化によって起こった現象は目で見ることができます。同様に、人間の体も気で構成され、気の状態によって、病気になったり、健康を維持できたりする。これは東洋医学の基本的な考え方です。

心とからだはひとつと考える

東洋医学の特徴を表す言葉として「心身一如（しんしんいちにょ）」があります。

病気の原因には心の問題が関係しており、感情のバランスが崩れると各臓器の働きに悪影響を及ぼすと考えられています。

たとえば、胃潰瘍や十二指腸潰瘍の再発率は約70％。原因の多くがストレスとされ、ストレス自体が減らない限り潰瘍は再発してしまうのです。

東洋医学は病気だけにとどまらず、「病を診、さらに人を診る」医療であり、心身にやさしい医療といえるでしょう。

心身一如とは

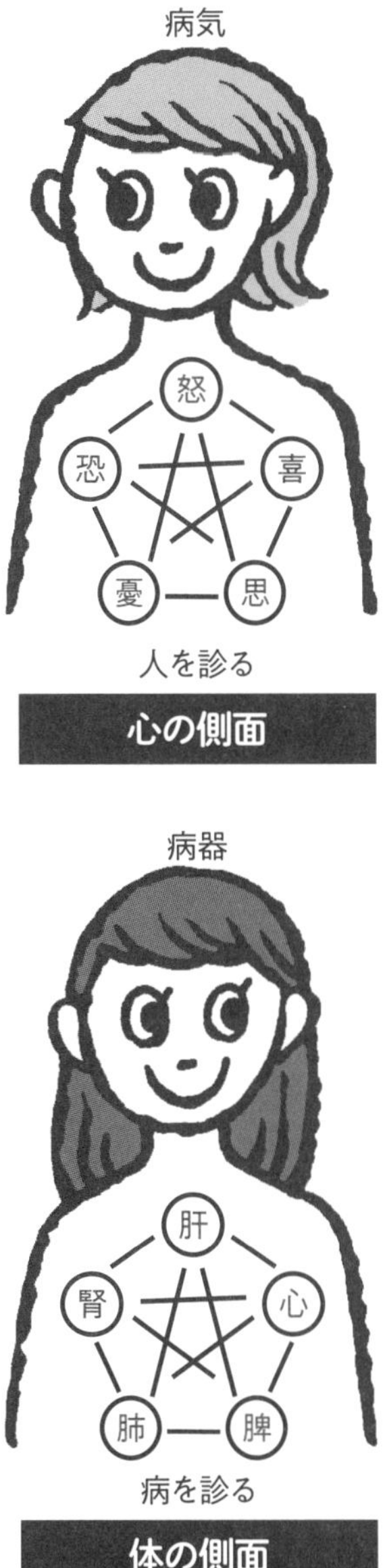

病気

怒
喜
思
憂
恐

人を診る

心の側面

病器

肝
心
脾
肺
腎

病を診る

体の側面

「気」が大事なキーワード

東洋医学と西洋医学でもっとも違うのは、「気」という概念の扱いかもしれません。

西洋医学でも、ストレスなどが病気に大きく関係するとは考えられています。

しかし、東洋医学ほどは重視しているとはいえません。

東洋医学における「気」は、中心的な概念です。

「気」の概念を言葉で説明するのは非常に難しいのですが、私たちは日常的に「気力がない」とか、「元気が出る」などと、「気」にまつわる表現を使います。それは、「気」とは何かと考えるまでもなく、人間にとって重要なエネルギーであることを無意識のうちに理解しているからかもしれません。

「気」は目には見えませんが、生命活動を営む上で欠かせない、根源的なエネルギーです。

東洋医学では、呼吸や心臓などの臓器の働き、血液の流れ、体温や汗の調節など、身体の機能活動や精神活動はすべて「気」によって行われていると考えます。

人体の気は、「先天的な気」と「後天的な気」から生まれるとされます。また、「後天的な気」は、「腎気（じんき）（腎がつくる気）」と「宗気（そうき）（呼吸から生まれる気）」、そして「水穀（すいこく）の気（消化過程で生まれる気）」から構成されています。

東洋医学と西洋医学、それぞれの得意分野

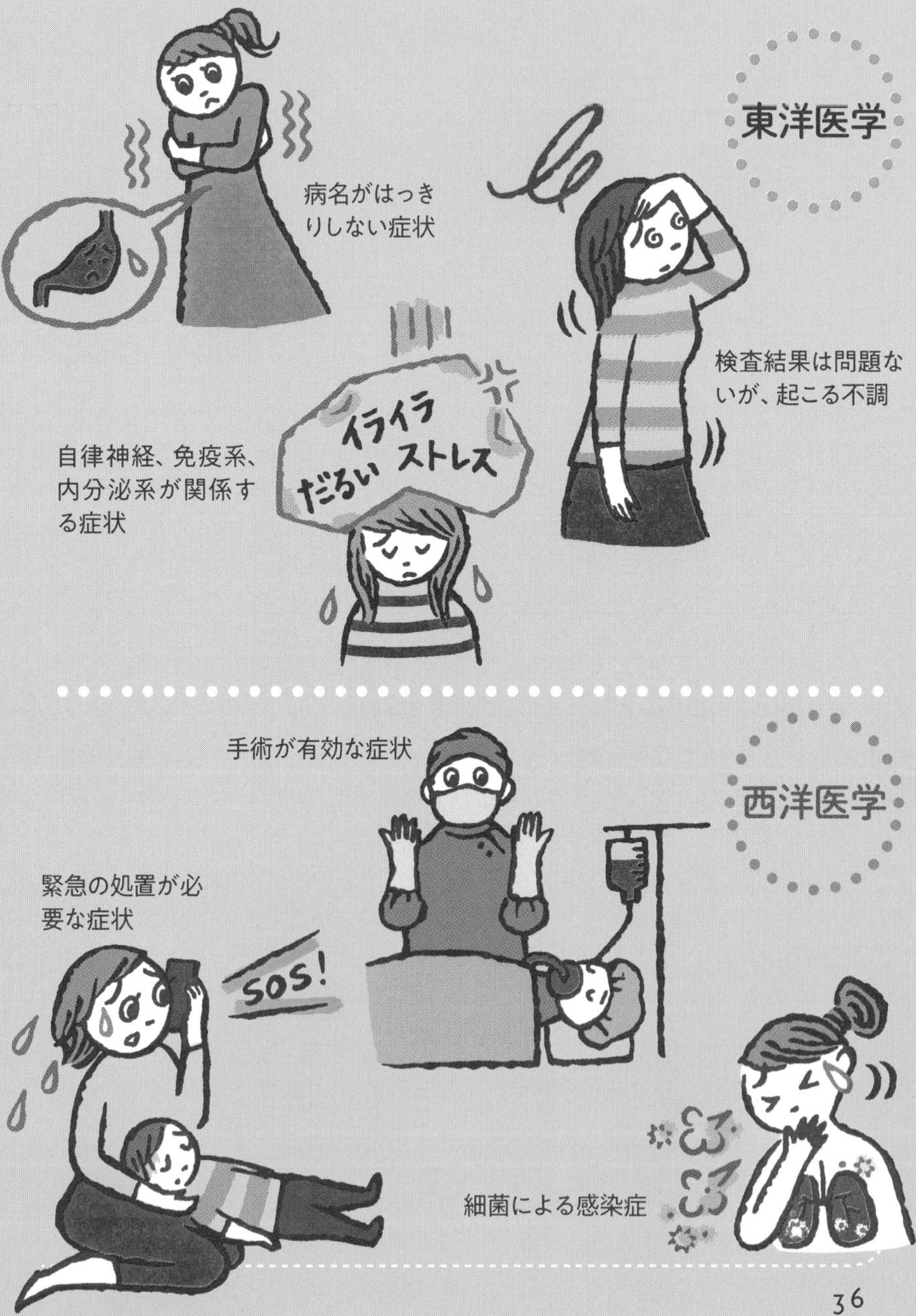

東洋医学
病名がはっきりしない症状
検査結果は問題ないが、起こる不調
イライラ
だるい
ストレス
自律神経、免疫系、内分泌系が関係する症状
西洋医学
手術が有効な症状
緊急の処置が必要な症状
SOS!
細菌による感染症

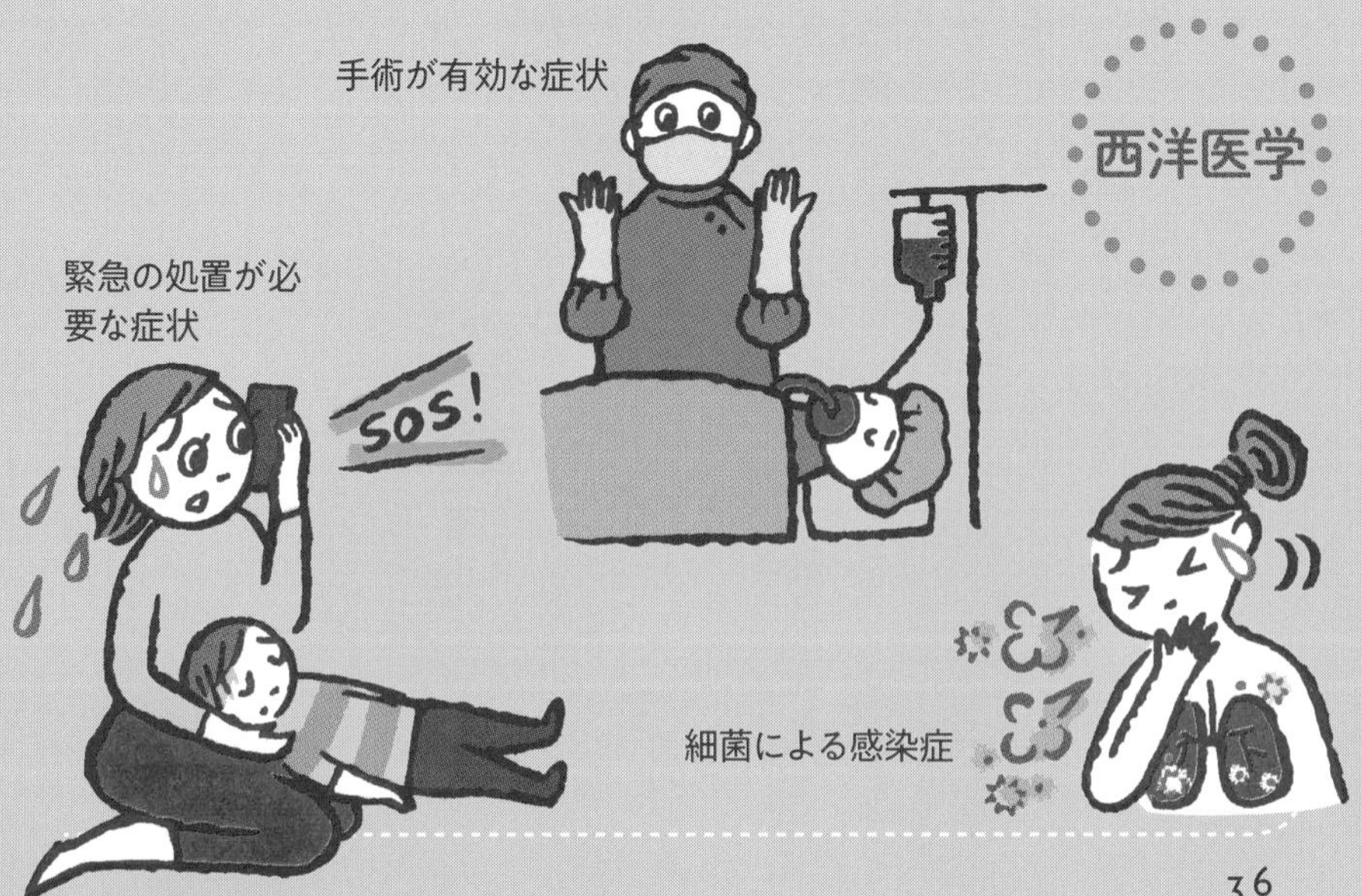

2.

東洋医学のきほん

東洋医学の発祥

アジア諸国で生まれ・発展した「東洋医学」

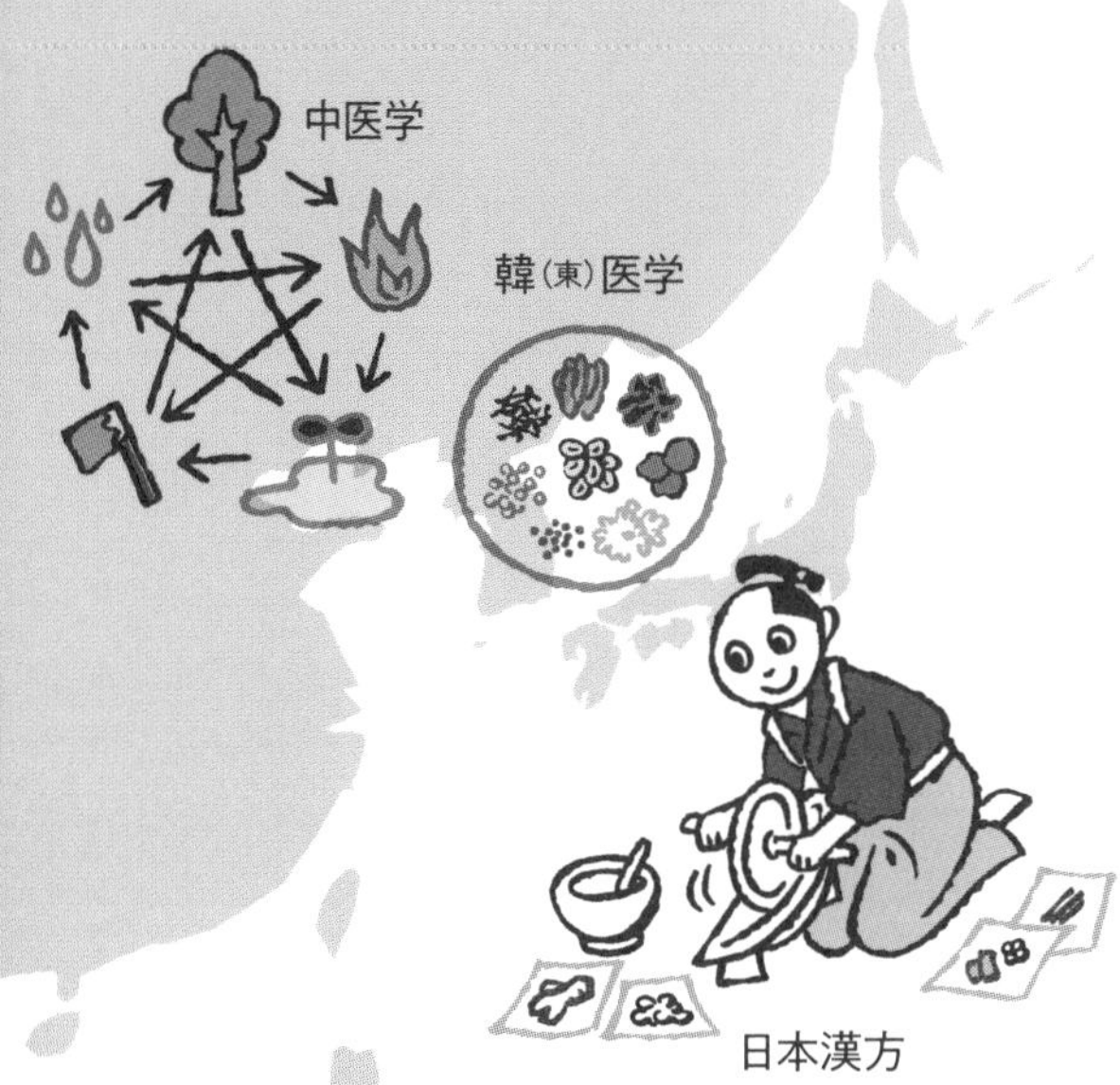

東洋医学というと、中国発祥の伝統医学というイメージがあります。でも、正確には、アジア発祥の医学を総称して「東洋医学」といいます。

「ユナニー医学」(アラビア)、「アーユルヴェーダ」(インド)、「チベット医学」(チベット)、「モンゴル医学」(モンゴル)、「ジャムゥ」(インドネシア)、「中医学」(中国)、「韓医学」(韓国)、そして日本の「漢方」。

これらはすべて、その国に根

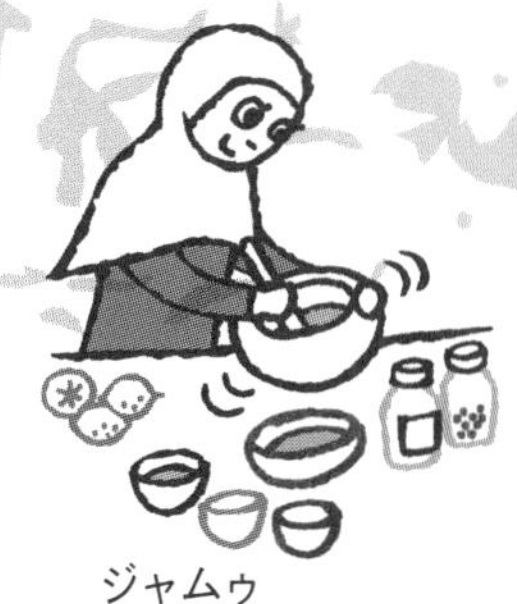

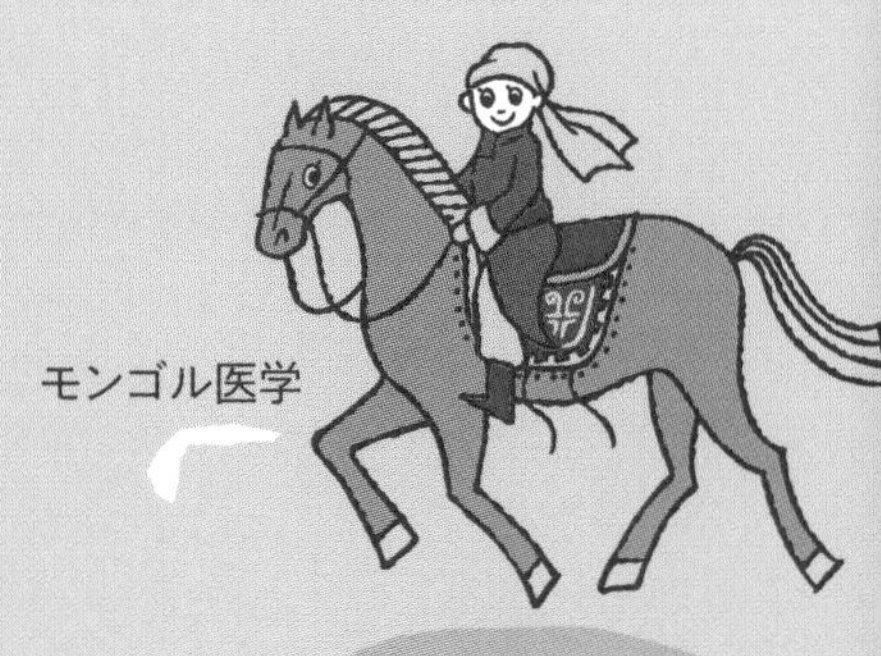

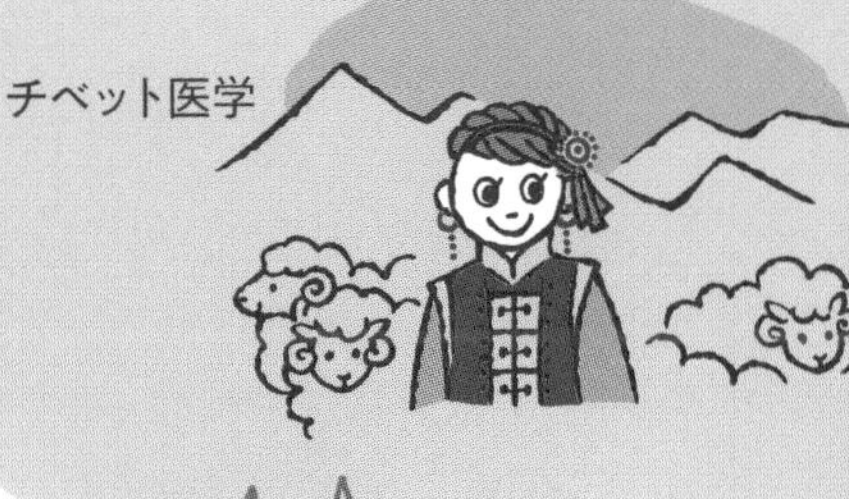

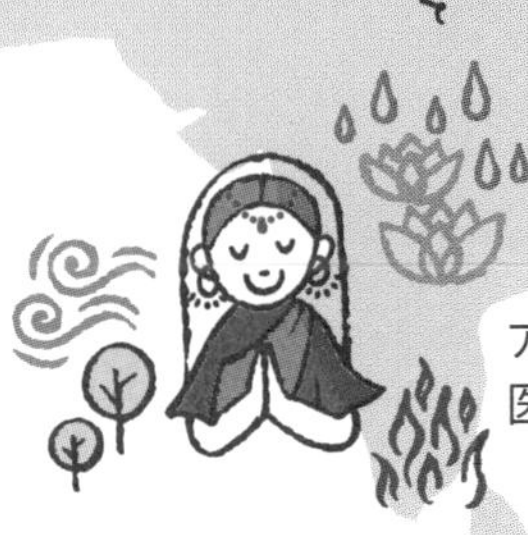

ざした伝統医学です。地域の歴史や文化を反映して、それぞれに発展してきました。

現在ではアジア全域でも、西洋医学が主流となっています。しかし、その国々に古くからある東洋医学は、食事や民間療法といった形で、人々の暮らしの中に息づいています。

東洋医学は科学的に解明されていないことも多いのですが、現代医学が苦手とする病気や症状の治療効果も確認されています。今後、科学的な研究によって、東洋医学の可能性がさらに解明されることが期待されます。

中国の伝統医学

広大な中国大陸では、
気候風土や生活習慣がさまざま。
その地に多い病気を治す医学が発達しました。

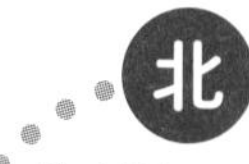

体を温めるお灸

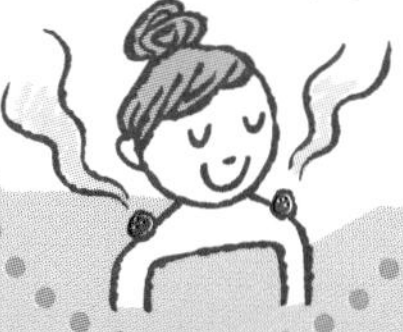

西

肉食の生活に
合った薬草療法

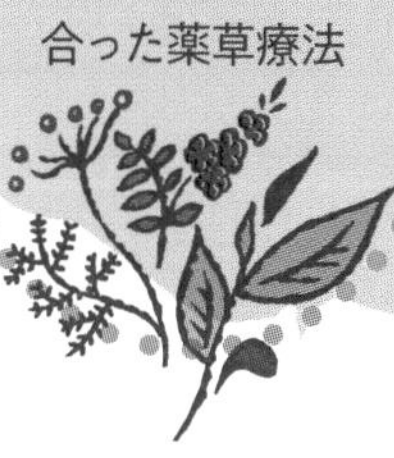

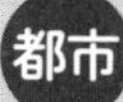

運動不足を
解消する揉み療法

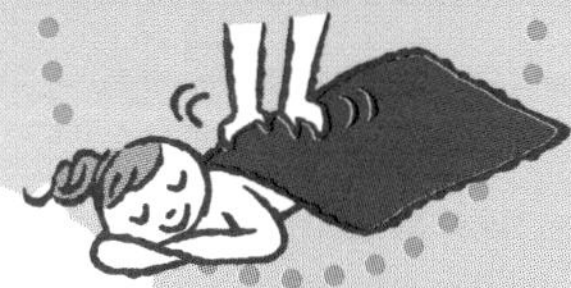

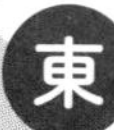

皮膚の病気を
いやすツボ療法

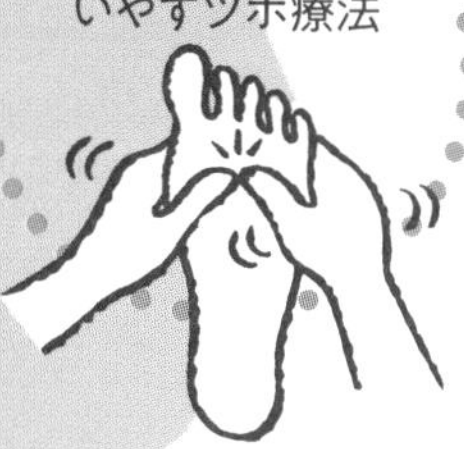

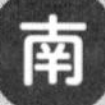

関節の病気を
治療する鍼

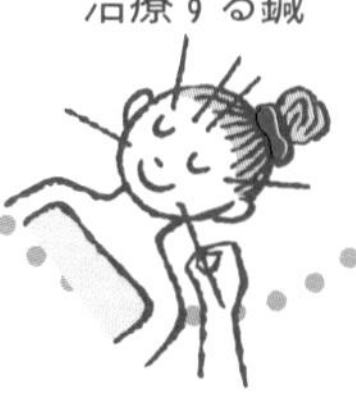

中国の伝統医学は、陰陽や五行などの古代哲学と、中国各地の医療を結びつけてそれぞれ独自に発達したものです。

中国大陸は広大なため、地方によって自然環境が大きく異なります。その影響を受ける病気や症状も、地域ごとにちがいます。

たとえば、北部では、厳しい寒さのため、冷えを原因とする病気が多くみられます。そこで、体を温める灸治療が発達しました。

西部の砂漠地帯では、乳製品や肉類を多く食べることから内臓疾患が多く見られました。ユーラシア大陸から運ばれてくる薬草を使った、漢方薬が主流となります。

東方の海岸地帯では、魚や塩分のとりすぎによる皮膚疾患が多くみられました。そこで、石で患部やツボをたたく砭石治療によって、膿を出していました。それが発展して鍼治療になります。

南方は高温多湿のため、関節疾患などが多く、鍼治療が発達しました。

また、都市部の人々は、肉体労働をしないため運動不足になりがちで、高カロリーの食事が多いため、生活習慣病のような症状が多く見られました。そのために生み出された運動療法や揉み治療が、現在の気功やあんまの元と言われています。

それぞれの地方で独自に発達を遂げた鍼や灸、漢方薬は、中国伝統医学として、朝鮮半島に渡って韓医学に。7~8世紀には、遣隋使、遣唐使によって日本に伝えられました。

冷えや肉食、塩分の摂り過ぎ、運動不足、そして高温多湿…。現代の日本人の生きる環境や生活習慣から罹りやすい病気は、これらの伝統医学が得意とする分野です。

日本に伝わった東洋医学

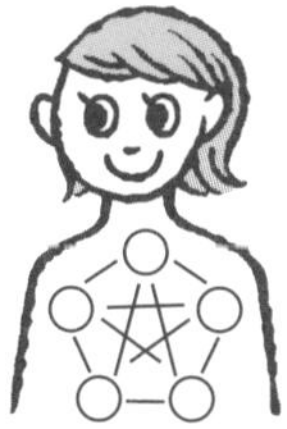

室町・安土桃山時代

後世派

室町～江戸前期、陰陽五行説を基盤とする理論的な医学。中国で当時最新だった李朱医学を田代三喜が持ち帰り、曲直瀬道三が承継した。

江戸初期

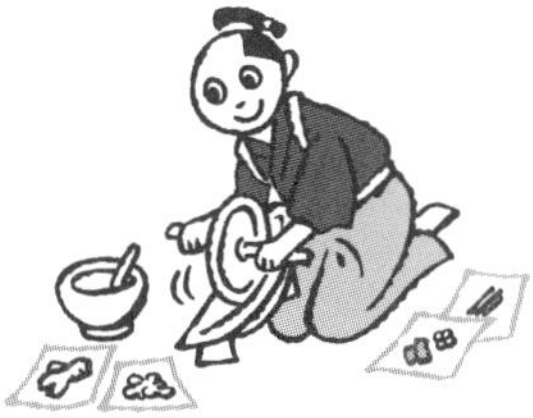

江戸中期

古方派

江戸中期から興った、「傷寒論」を基盤とする実践的な医学。吉益東洞が「方証相対」を確立。

日本漢方の黄金期

折衷派

江戸時代後期から、後世派、古方派の長所を合わせた医学が広がる。

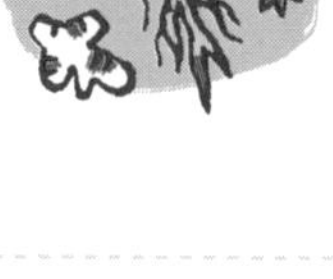

江戸後期

日本の東洋医学

日本における東洋医学の歴史を振り返ってみましょう。

最古の歴史は、5世紀に朝鮮半島を経由して日本に中国伝統医学が伝来したとされています。

7、8世紀には、遣隋使や遣唐使が中国で医療を学び日本に持ち帰ります。「大宝律令」には、医療制度があり、すでに按摩師や鍼師という名称も見られます。

日本で東洋医学が主流となるのは江戸時代（P42）。鎖国の影響から情報が閉ざされ、日本人の体質に合わせた独自の東洋医学が研究されました。さまざまな流派が生まれ、研究者や医師も誕生しました。

なかでも、古方派の吉益東洞（よしますとうどう）は、以前からの「陰陽五行説」を使わずに、実用的な処方を重視した、実践的な医学を確立。多くの医師がこれを支持し、日本の漢方医学の礎といわれています。

江戸後期には、西洋の文化や学問が多く流入。西洋医学は蘭方、東洋医学は漢方と呼ばれるように。「解体新書」の出版以降、日本でも西洋医学が主流となりました。

明治になると医師制度が改変。西洋医学の資格がなければ東洋医学の治療を行えなくなりました。

昭和30年代には、漢方薬の煎薬をエキスにした製剤が販売され、日本全国に広がります。その後、漢方薬の一部に健康保険も適用され、利用者が増えていきました。現在では、現代医療の医師でも、漢方薬を取り入れる人が増えています。西洋医学と東洋医学のいいところを組み合わせた、積極的な治療が行われつつあります。

陰陽ってなに？

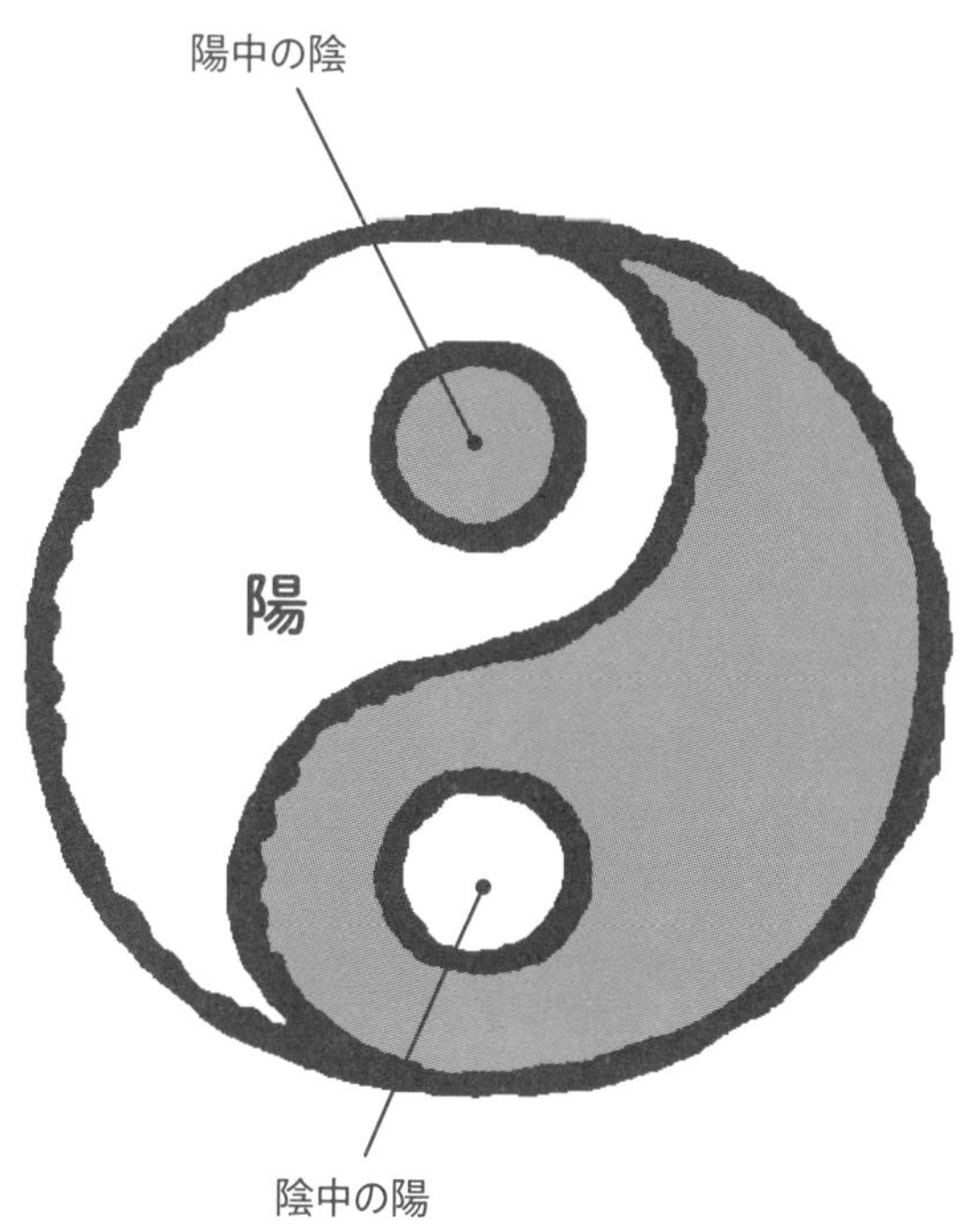

上の図を太極図といいます。陰陽論を模式化した図です。

陰と陽。古代中国の哲学では、すべて宇宙に存在するものは、対立するこの二つの属性に分けられると考えます。陰と陽とは、対立したり、互いを制約したりしている二つの概念です。

陰は、非活動的で、静的、寒性のもの。一方陽は活動的で、動的、熱性のものです。陰の中も、さらに陰と陽で分けられます。たとえば女性は陰ですが、その背は陽、腹は陰。昼は陽ですが、午前は陽で、午後は陰。

陰陽は絶対的なものではなく、相対的で、状況によって変化します。常に万物は動いているの

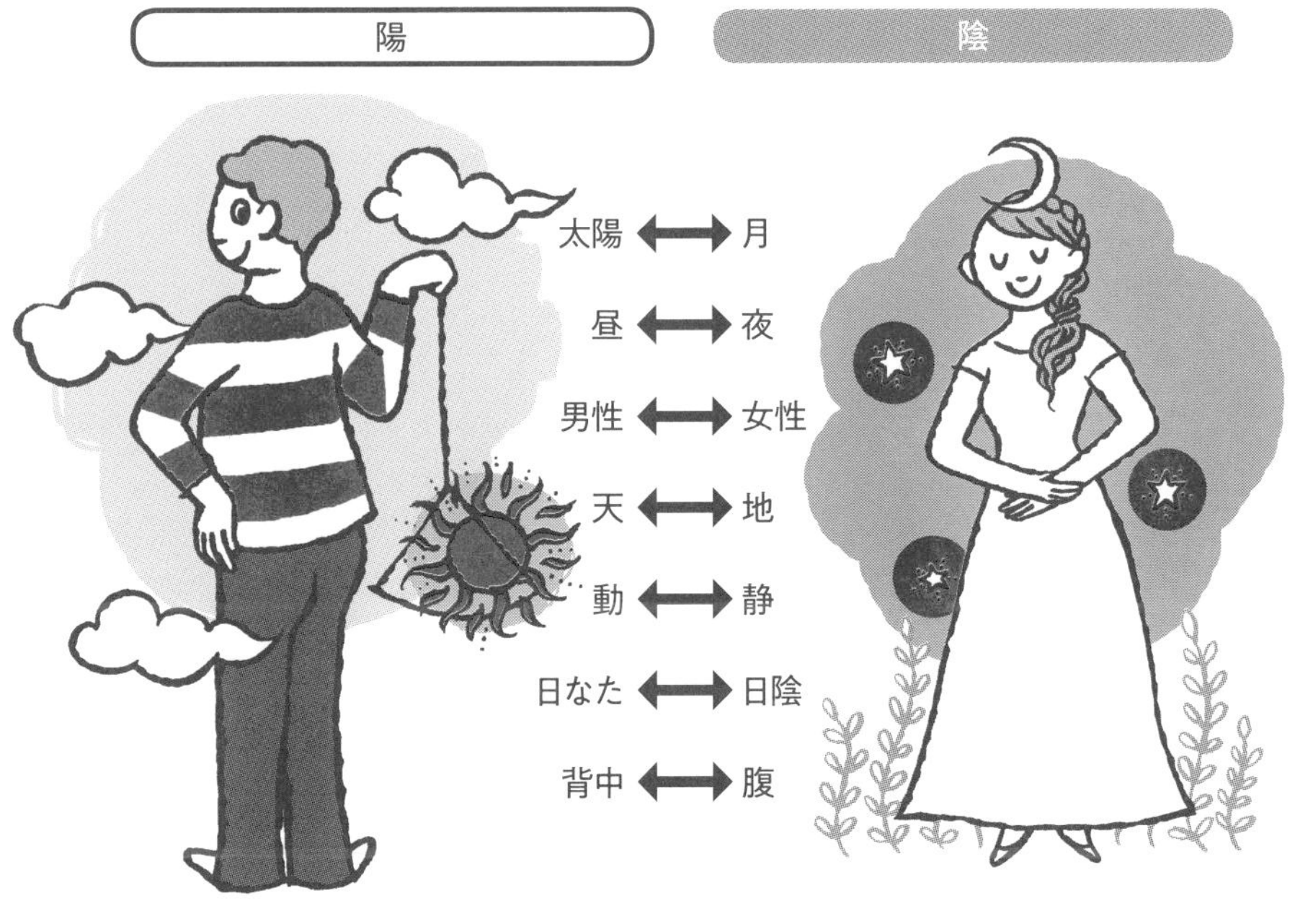

で、自然や時間も動いています。陰と陽のバランスをとるように、物事は変化していきます。真昼に陽が極まると、陰に向かっていきます。真夜中に陰が極まると陽に……。陰と陽が最高潮に達すると、相対する陽と陰に転換するのです。

人の体も陰と陽のバランスがとれていれば、心身が安定し、健康の状態といえます。

体の中の陰と陽のバランスがとれている状態を「正気」が充実しているといいます。陰と陽のどちらかが強い場合が「偏盛（へんせい）」、弱すぎる場合が「偏衰（へんすい）」です。陰と陽のバランスが崩れたままになった状態を、「陰陽失調」といいます。

からだは気・血・水でできている

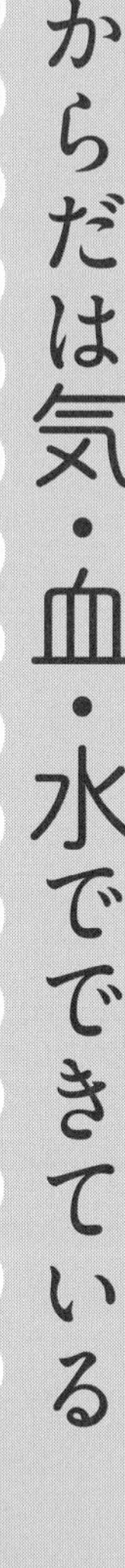

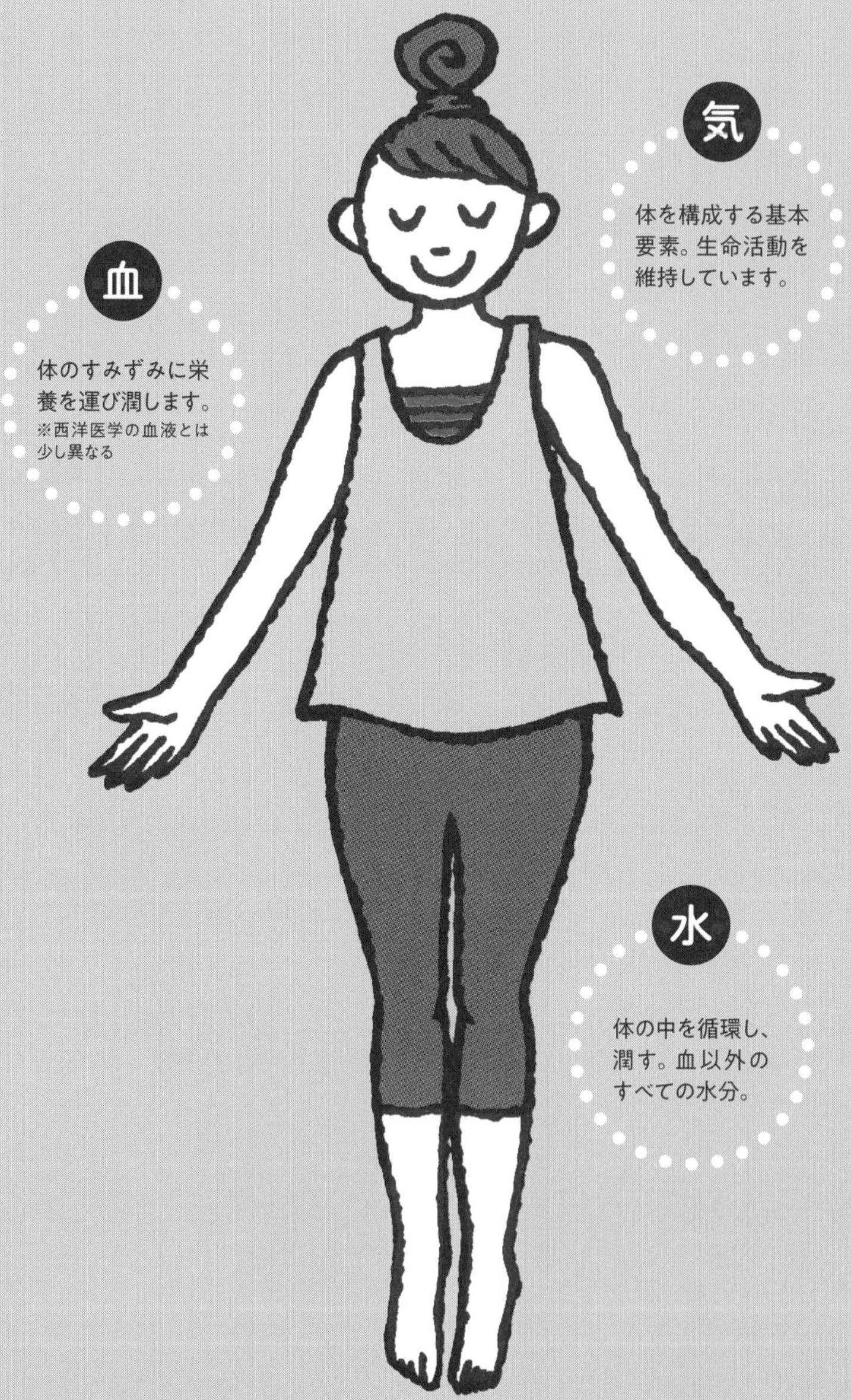
気
体を構成する基本要素。生命活動を維持しています。
血
体のすみずみに栄養を運び潤します。
※西洋医学の血液とは少し異なる
水
体の中を循環し、潤す。血以外のすべての水分。

東洋医学では、人の体を構成する三要素を、気・血・水（津液）としています。

気とは、生命活動を営む根源的なエネルギーで、生体機能を維持します。

血は、生体を物質的に支える赤色の液体。全身に栄養を運ぶ働きがあります。水は、生体を物質的に支える無色の液体。体のあらゆる部分を潤します。どちらも、生体の構造を維持します。

気・血・水を動かすのは精。精は成長や活動など、すべての生命活動のエネルギー源です。

気・血・水は、食べ物の栄養分「水穀の精微」と肺が取り込んだ空気（清気）によって生まれます。

気・血・水は、それぞれの特徴とはたらきがありますが、互いに依存し、制約しています。いわば機械の歯車のように、影響しあっている存在です。

人の健康は、気・血・水が体内を正常に循環することで保たれています。

体内の各臓器が正常に機能するには、気・血・水のバランスが非常に重要。どれかひとつでも過剰になったり、不足すると病気を招いてしまいます。

東洋医学では、気・血・水は診断や漢方薬の処方においても重視されています。気・血・水の状態を調べて、バランスが崩れていたら、それを改善することが東洋医学の基本的な治療の考え方です。気・血・水のバランスが整っていれば、病気にかかりにくい状態を保つことができるのです。

からだの基本要素をつくる 気

水穀の精微ときれいな空気、精からつくられます。気は体を構成する基本要素をつくります。血や水、臓器を動かし、血や水を漏らさないようにし、病気の原因から体を守ります。

気に不調が起こると…

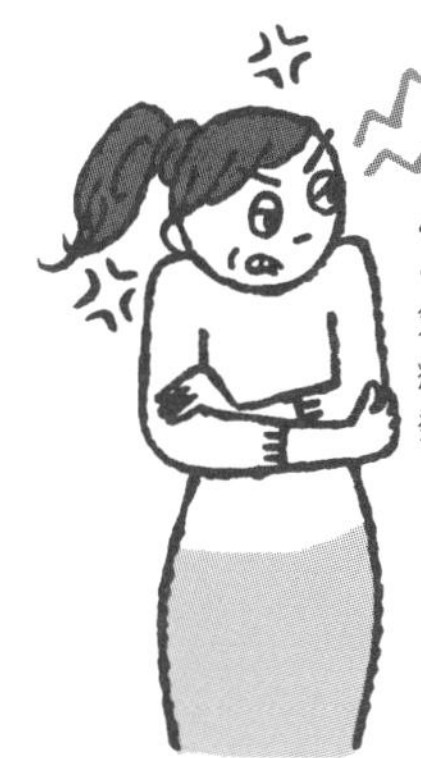

気逆（きぎゃく）

気が体の上部に逆行する状態。
症状：イライラ、吐き気、喘息、発作性頭痛、動悸

気虚（ききょ）

過労や栄養不足で、気が不足している状態。
症状：発汗、よだれ、慢性疲労

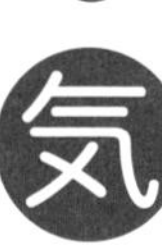

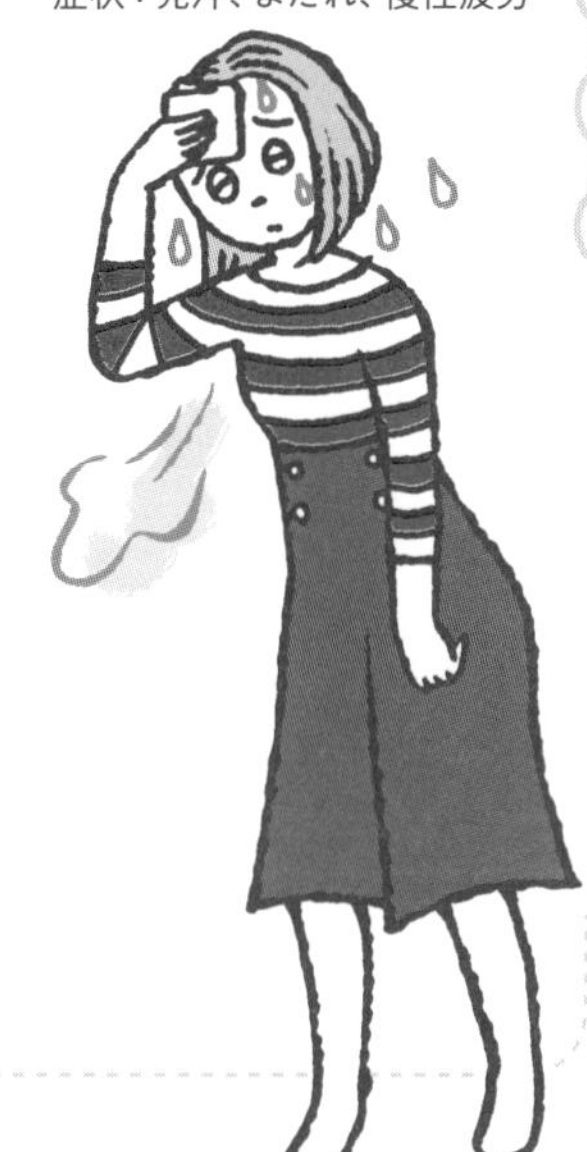

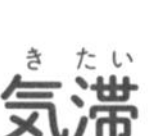

気滞（きたい）

気の巡りが悪く、体のどこかに滞っている。
症状：胸やお腹が張る

生命活動の根幹　気

気は目に見えないものですが、古代中国の哲学では、宇宙を構成する基本単位のひとつと考えられていました。気が変化して、すべてのものが創造されたという考え方です。気が人体をつくり、生命活動を維持しているとされます。

人間の気は、清気、水穀の精微、先天の精から生まれます。

体外から吸い込むきれいな外気。これを清気を呼びます。また、飲食物を消化吸収して得られる、栄養のある物質が水穀の精微。生まれた時に両親から受け継ぎ、腎で保存されているのが先天の精です。先天の精は年齢とともに減少しますが、水穀の精微と清気を合わせてできる気によって補充します。

気は、生命活動を維持する機能があります。体を温める、血や水、臓器を動かす、体を構成する要素をつくる、血や水が体外に漏れないようにする、病気の原因から体を守る、などです。

気が乱れるとさまざまなトラブルが起こります。

・**気虚**　気が不足した状態。内臓の働きが悪くなり、抵抗力も落ちます。疲れやすくなったり、手足がだるくなることもあります。

・**気滞**　気の動きが悪くなる状態。胸や腹部が張ったり、痛みを感じます。

・**気逆**　気が上部に逆行する状態。せきやぜんそくなど呼吸器系の症状、げっぷや吐き気などの消化器系の症状が起こります。イライラしたり、怒りっぽくなる、めまいが起きるのも気逆のせいと考えられます。

全身に栄養を運ぶ

水穀の精微の一部が脈管に入り、
きれいな空気と結合。
心を経由して血が生まれます。
血は「肝」に貯蔵され、
足りなくなると「心」から送られます。

血に不調が起こると…

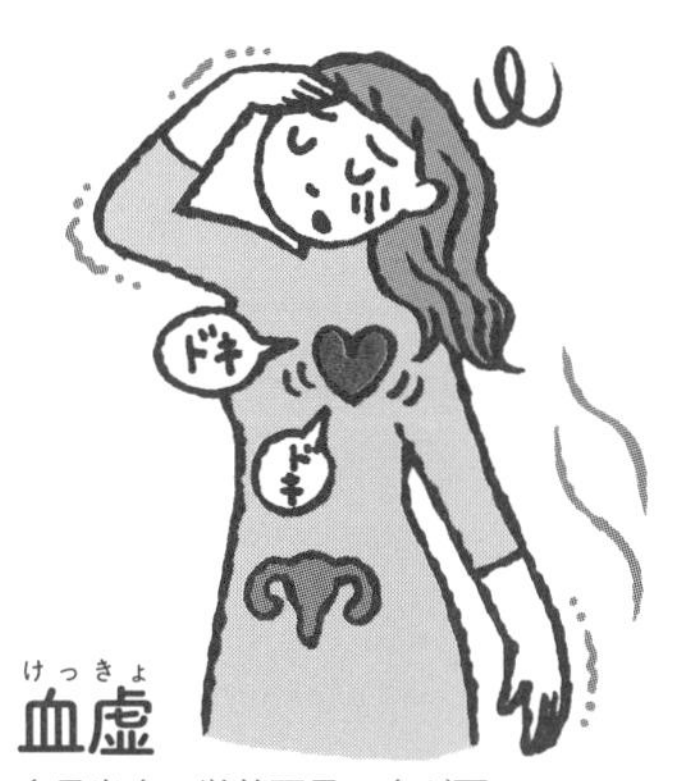

血虚（けっきょ）

多量出血や栄養不足で血が不足した状態。
症状：月経不順、筋肉のけいれん、動悸

血瘀（けつお）

血の巡りが悪く、体内で滞っている。
症状：顔がどす黒い、唇・舌が紫、慢性的な痛み

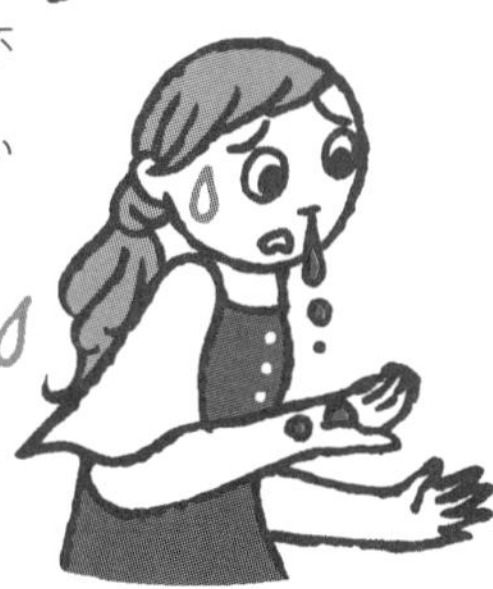

血熱（けつねつ）

体に熱がこもって、血が熱くなっている。
症状：鼻血、血便、血尿など

全身に栄養を運ぶ　血

血は、全身を巡って各器官に栄養を与えます。脈管の中を流れる赤い液体が血ですが、西洋医学の血液とは若干異なります。

食べ物を消化吸収して得られる水穀の精微の一部が脈管に入り、清気と結合。さらに心（P66）の働きで赤い液体に変わったものが血です。

それらは肝（P64）に貯蔵され、必要な部分に適度な量が送られます。不足した場合は心から送り出されます。

血は、筋肉や骨格を成長させ、髪や肌に栄養や潤いを与えます。

また、血は精神にも影響を与えます。血が十分にあり、循環していると、意識が清明で、精神も安定します。

血が届かない部分は栄養不足となり、トラブルが起こります。

・血虚　血が不足した状態。顔色が悪く、立ちくらみが起こります。脈が弱く、動悸を感じることも。女性の場合、月経不順や経血量が不足します。目のかすみや渇き、不眠や健忘といった症状も起こります。

・血瘀　血の流れが悪くなり、停滞している状態。顔色がどす黒くなり、舌や唇が紫になります。瘀血部分が慢性的に痛みます。脳の血流障害や目の下のクマ、顔のくすみが起こりやすくなります。

・血熱　体にこもった熱により、血が熱くなった状態。血が速く流れて脈管を破り、鼻血や吐血、血便、血尿など、体のさまざまな場所から出血します。熱くなった血は、どろどろになって瘀血になりやすいです。

からだを循環し潤す 水(すい)

水は水穀の精微の液体部分。臓器の隙間から、体のすみずみまで「肺」を経由して流れます。循環した水は「腎」に集まり、振り分けられます。

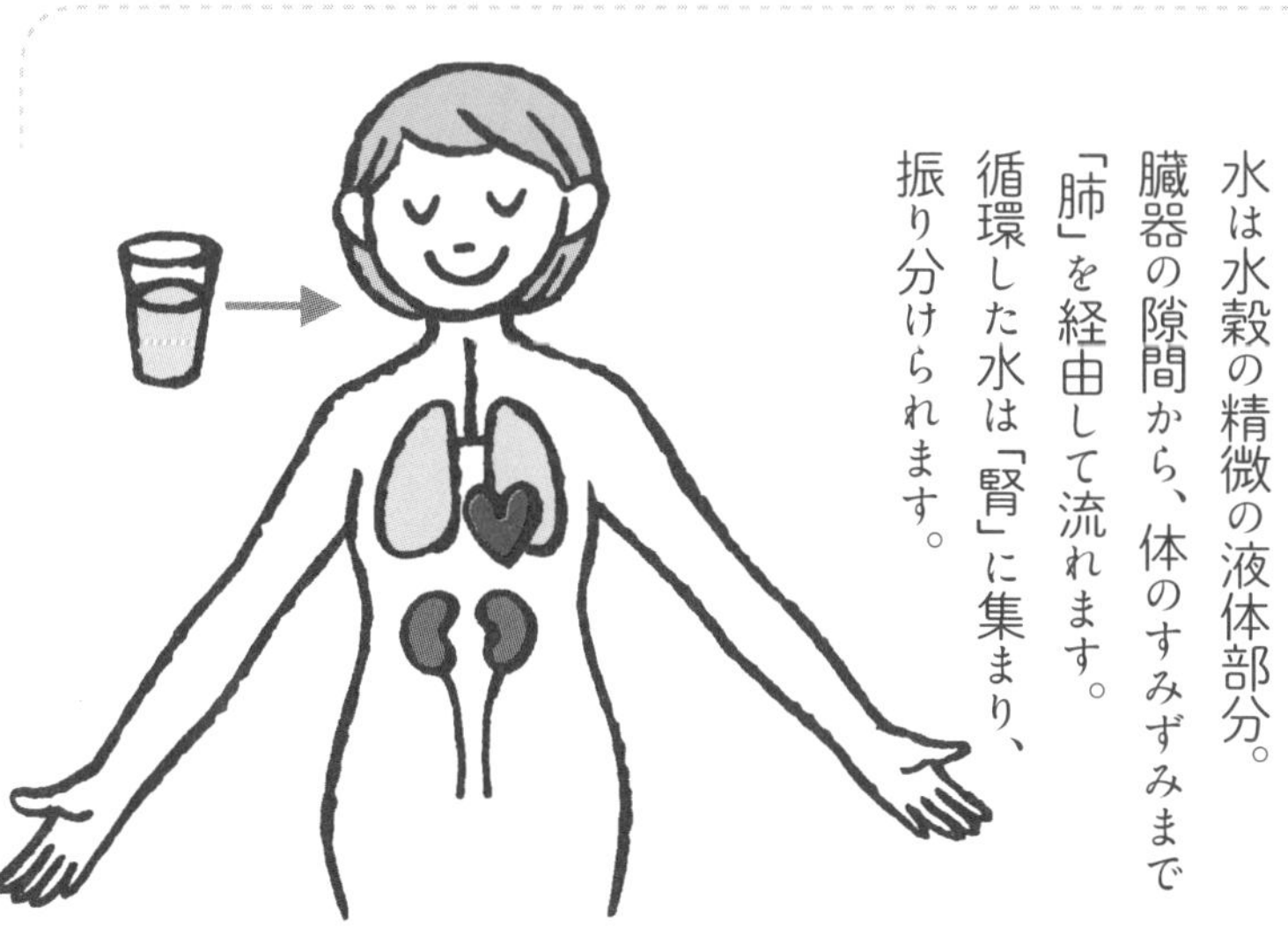

水に不調が起こると…

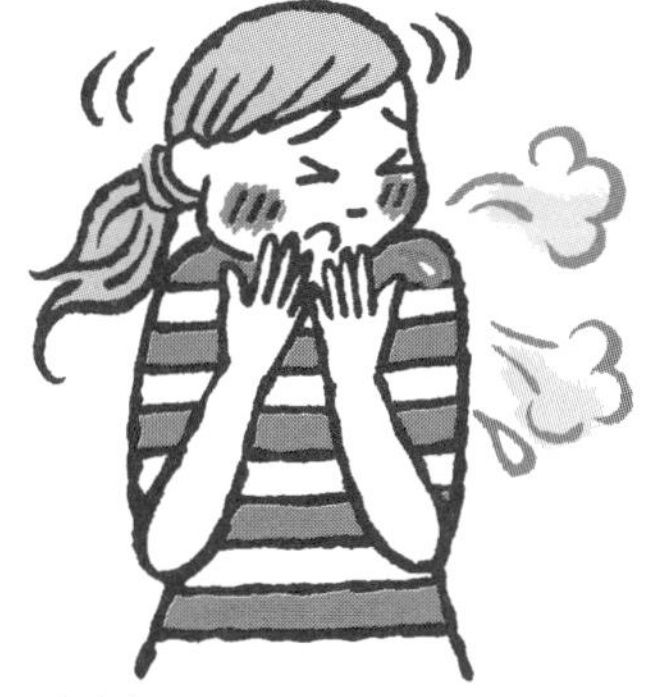

痰湿(たんしつ)

水の巡りが悪く、滞っている病態。
停滞したさらさらした水は「飲」どろどろした水は「痰」。
症状：むくみ、痰によるせき、下痢

陰虚(いんきょ)

栄養不足や脾や胃の不調から津液（水分）が不足。
症状：唇や肌が荒れる、関節の痛み

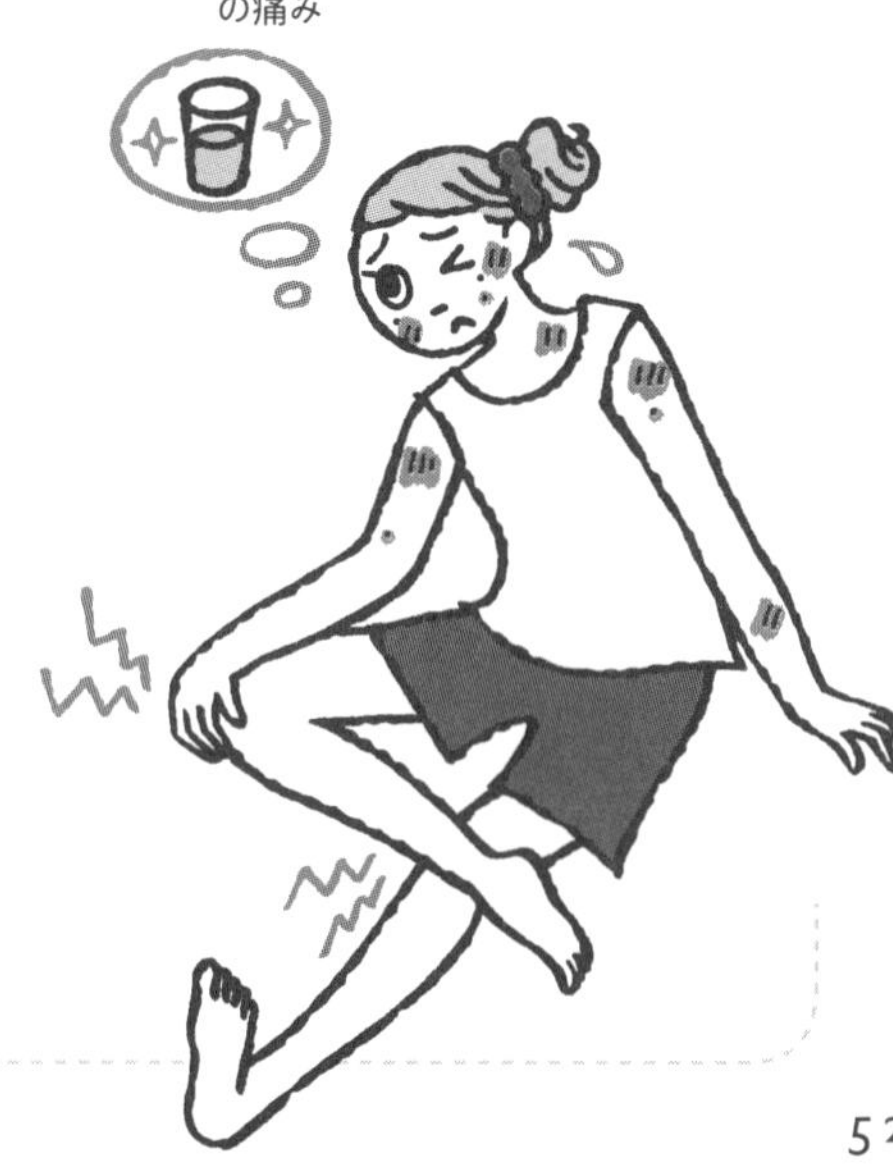

体のすみずみまで潤す　水

水（津液）は、血以外の水分のことで、「津」と「液」の二種類があります。津とは陽性の水分で、サラサラと体表部を潤します。体温調節を行い、余分な熱を汗や尿として対外に排出します。液は陰性の水分で、ゆっくりと流れ、髄や骨を潤し、目や耳、口などの粘膜にも潤いを与えます。

水は、飲食物から水穀の精微ができる際、分離された水分のことをいいます。水は全身を巡りますが、血のように脈管の中は通りません。三焦（P77）という臓器の隙間を流れていきます。そこから肺（P70）によって、全身に行き渡ります。全身の水は腎に集められ、再び全身を循環するか、使えない水は排泄されます。

水が不足すると、全身のトラブルにつながります。

・陰虚　栄養不足や臓器の不調、ストレス、過労などの原因から、津液が不足した状態に。体のさまざまな部分が乾きます。のどの渇きがひどく、肌荒れや唇が荒れることもあります。関節の水が減少すると、体をスムーズに動かせなくなります。また、尿量が減り、便秘になることもあります。

・痰湿　水の循環が悪く、停滞した「病態」です。たまった水がさまざまな悪影響を及ぼします。水っぽいものが「飲」。むくみや下痢につながります。症状が悪化してドロドロになったものが「痰」。呼吸器に痰ができると、せきが出て胸が苦しくなります。消化器に痰ができると食欲不振に。無理に食べても気持ちが悪くなり、吐くこともあります。

気・血・水の機能はお互いに影響しあっている

気血水は、それぞれ営む大事な機能があります。
また3つがそれぞれに影響を及ぼし合っています。
たとえば、気の不調が起こると、それが血、
あるいは水にも影響を与え、
全身のバランスが崩れることもあります。

気・血・水のバランスが崩れると……

気・血・水は、それぞれ営む大事な機能をもっており、互いに影響しあっています。

どれか一つが過剰に、あるいは不足するとトラブルが生じますが、その影響は他の二つにも関係してきます。

たとえば、気は血や水をつくる源。気が不足したり乱れると、血や水の過剰や不足につながります。

また、血の栄養分は気の原料にもなるため、血が足りないと気が不足します。

水は血の原料となるので、その過不足は血にも大きな影響を与えます。また水は気血とともに全身を巡るため、停滞すると、気や血も滞る危険性があります。

気・血・水それぞれが、互いの原材料となり、循環することで機能します。どこかでその巡りが滞ると、少しずつ他にも影響を与えます。どこかに不調が起こると、連鎖反応が起こり、他も不調になる。全身に不調や症状が及ぶのです。

気・血・水は、三つでセットなので、どれか一つだけの不調が続くということはありません。

その人の生来の体質もありますが、何かのきっかけでどこかのバランスが崩れると、少しずつ気・血・水のバランスが乱れていきます。

チェックシートなどで自己診断をして、「気が足りない」と結果が出て、気だけを改善しようとしても、あまり効果は出ないでしょう。気・血・水のしくみはシンプルですが、機能はとても複雑なのです。

からだを成長させ、生命活動を維持する 精（せい）

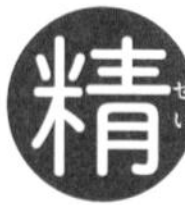

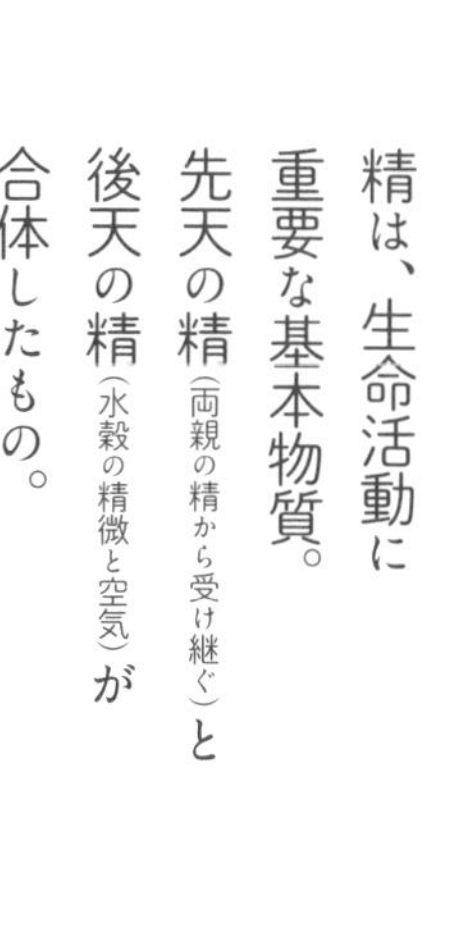

精は、生命活動に重要な基本物質。先天の精（両親の精から受け継ぐ）と後天の精（水穀の精微と空気）が合体したもの。精は成長や生殖に欠かせない物質です。

精に不調が起こると…

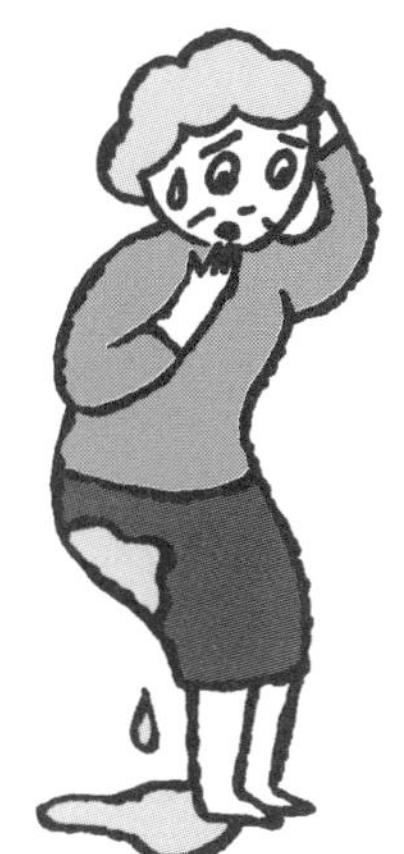

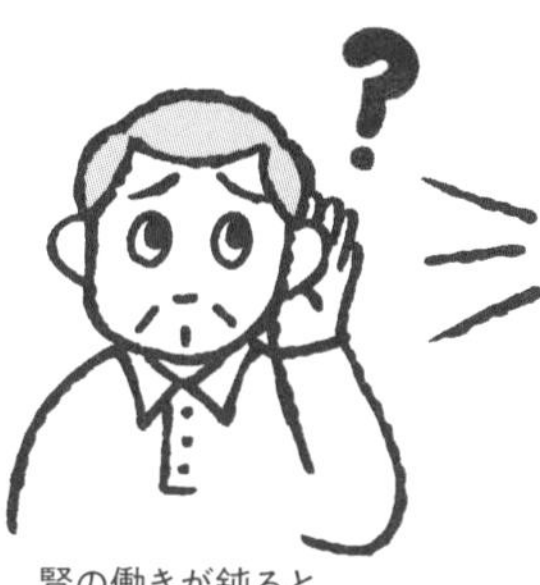

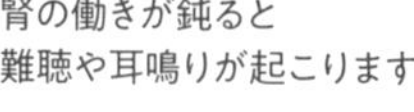

腎の働きが鈍ると
難聴や耳鳴りが起こります

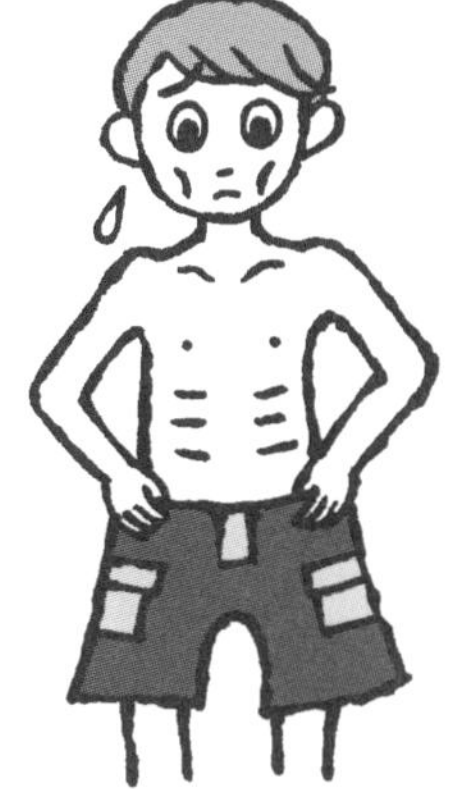

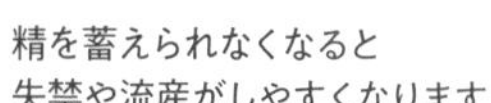

精を蓄えられなくなると
失禁や流産がしやすくなります

先天の精が不足すると
子どもの発育不全につながることも

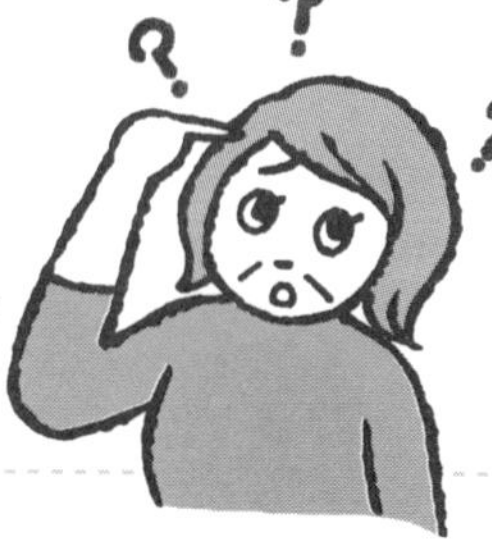

精の不足が脳に影響を与えると
健忘や認知症につながることも

人体を成長させる　精

東洋医学では、「精」が生命活動の根本的な物質と考えます。

精には、「先天の精」と「後天の精」があります。子が両親から授かるのが先天の精（両親から受けついだ体質）。後天の精は、水穀の精微と清気が合体して生まれます。

先天の精はわずかなので、後天の精を常に取り入れる必要があります。この二つを合わせて「腎精」と呼びます。

腎精は成長に関わる働きをして、骨や髄の成長、脊髄や神経、大脳機能を健全に維持します。

また腎精は、生殖にも関与しています。

東洋医学の古典「黄帝内経（こうていだいけい）」には、女性は7年ごと、男性は8年ごとに、体が変化するとあります。

女性の場合、7歳で歯が生え代わり、14歳で初潮、21歳で体格が完成し、28歳でもっとも体力が充実し、35歳で白髪が出て、49歳で閉経する……とされています。

昔よりも栄養状態がよくなり、長寿になった現代では、当てはまらないケースもあるかもしれません。

しかし、30代過ぎると体力が衰えて疲れやすくなる、40代後半から更年期症状が起こるなどは、現代でも多くみられる不調のパターンです。

この不調の原因を、東洋医学では気と精の減少と捉えています。

高齢になると精が減少し、生殖機能の低下、骨粗しょう症、物忘れや頻尿などにつながります。いわゆる老化現象というものです。

人間の一生涯にわたる変化には、腎精が関係しているのです。

東洋医学と西洋医学が捉える「臓器」

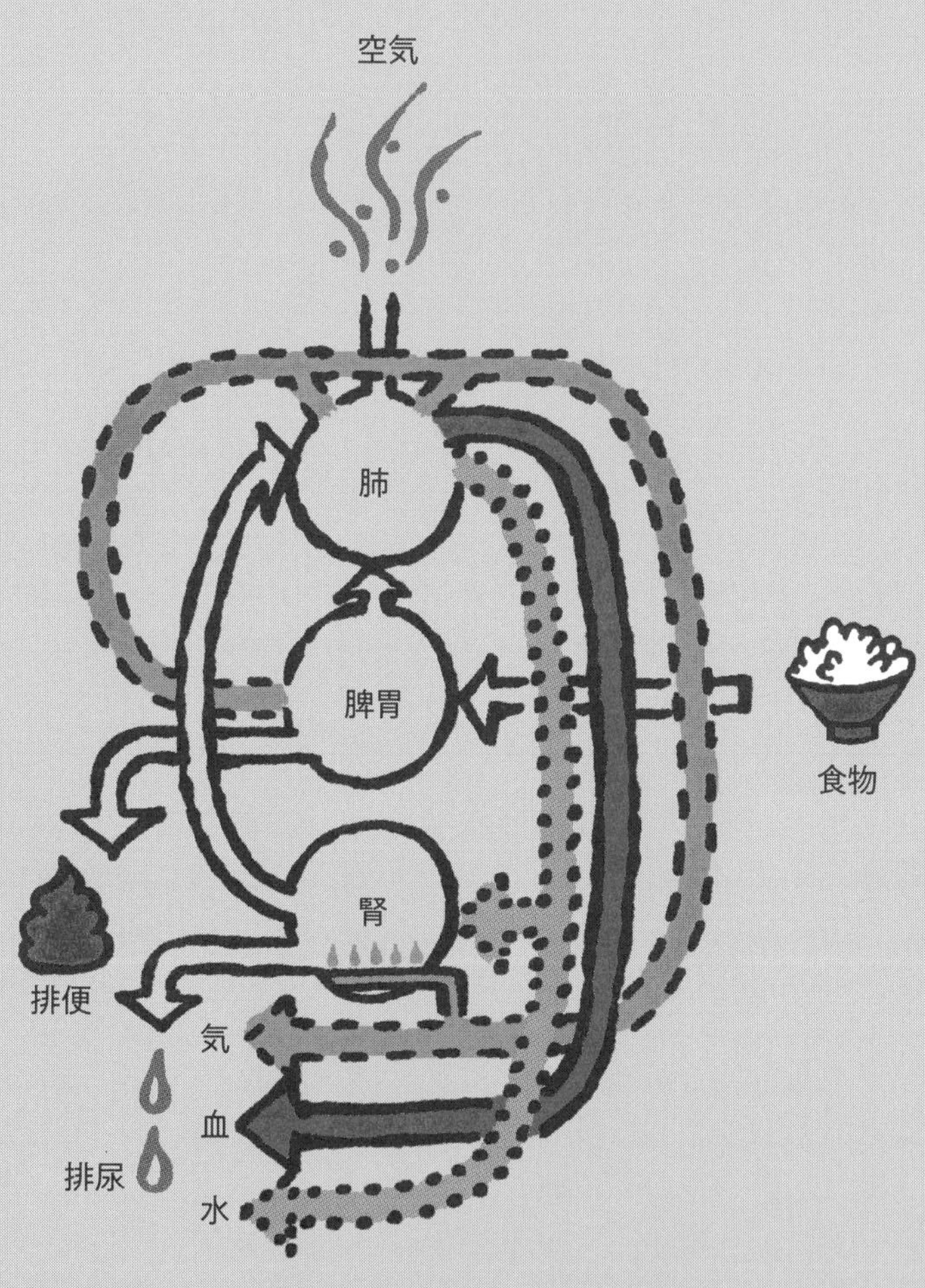

東洋医学では、気血水がさまざまな臓器をつなぎ全身を巡ると考えます。

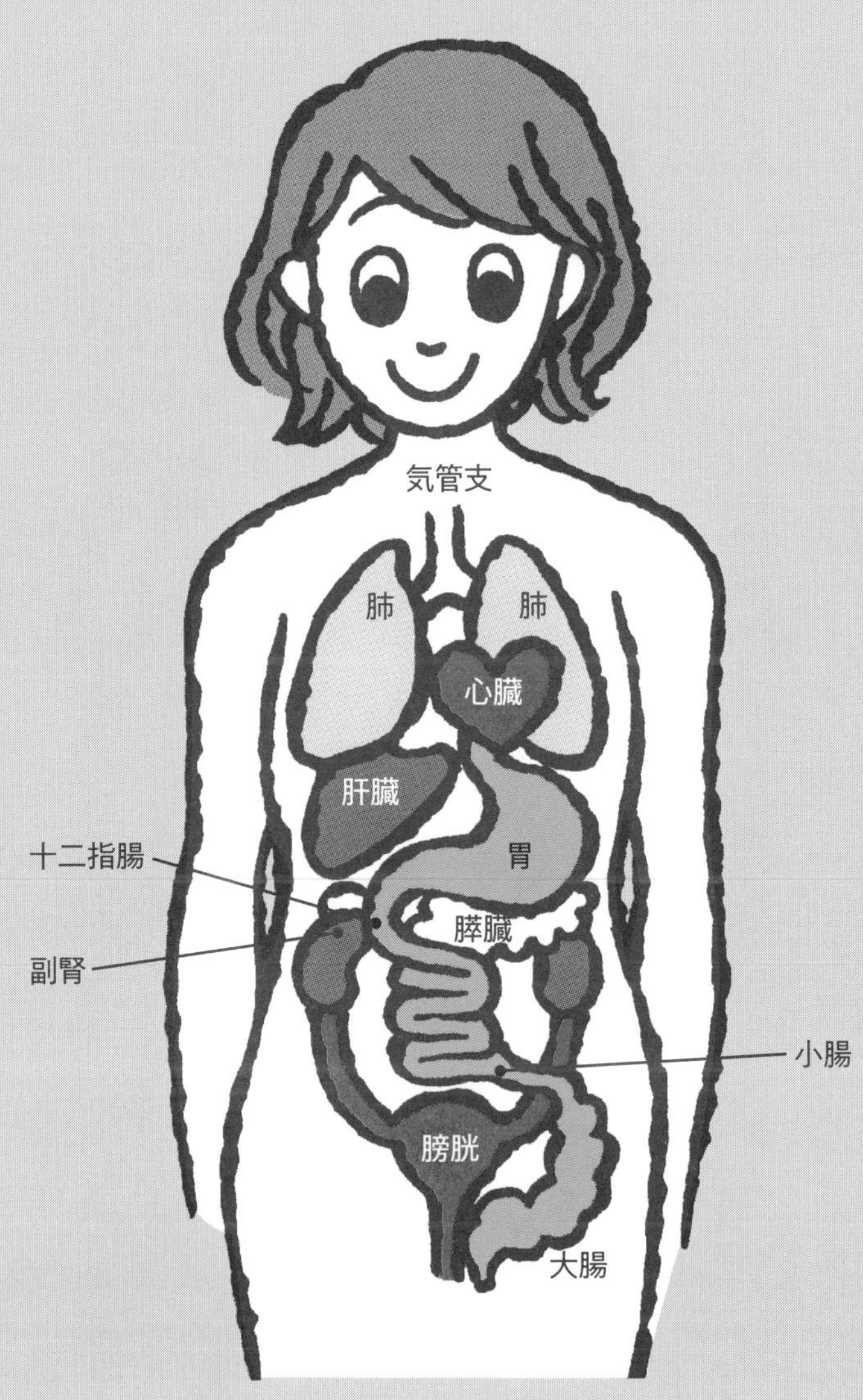

西洋医学では、循環器や呼吸器など、
機能ごとに臓器をまとめて考えます。

五臓と六腑

五臓六腑の関係

肝・心・脾・肺・腎を総称して五臓。
胆・小腸・胃・大腸・膀胱・三焦を総称して六腑。
五臓は袋状になっていて、気血水を貯蔵します。
六腑は管状で、飲食物を通過させて、消化吸収を行います。

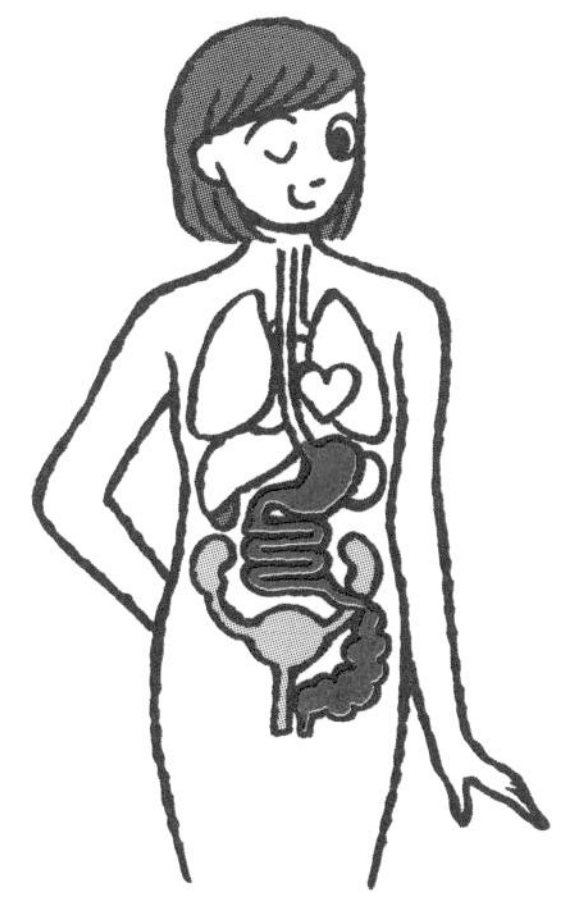

五臓	六腑
肝	胆
心	小腸
脾	胃
肺	大腸
腎	膀胱
	三焦

東洋医学では、内臓を臓腑といいます。臓腑は、「臓」と「腑」の二つのグループに分けられています。西洋医学の内臓の概念とは少しちがいます。

袋状になっている臓

肝、心、脾、肺、腎を、まとめて五臓と呼びます。

臓の働きは、気や血、栄養素など、体に必要なものを生成し、貯蔵します。そのためどの臓も袋状になっています。

管状になっている腑

胆・小腸・胃・大腸・膀胱・三焦を、まとめて六腑と呼びます。

人間は食べた物を消化して、

五臓六腑のはたらき

①肝	気・血の流れを調整する。血を蓄える働きも。
②心	全身に血を巡らせて、精神活動をコントロール。
③脾	消化・吸収を行い、血をコントロールする。
④肺	呼吸で空気を取り込み、水を全身に巡らせる。
⑤腎	精を蓄え、水分代謝を調節する。
⑥胆	胆汁を貯蔵・排出し、消化をサポートする。
⑦小腸	胃から届いた粥状の食物を分別する。
⑧胃	脾とともに消化・吸収を行う。
⑨大腸	小腸からの不要物を肛門から排泄。
⑩膀胱	全身を巡った水分を集め排泄。
⑪三焦	気血水を全身に巡らせる。

栄養分を吸収し、不要なものを排泄します。その食べ物が通る経路が腑。管状になっています。

臓と腑は表と裏のような関係。関わりの深いもの同士の組み合わせがあります。心と小腸、肺と大腸、脾と胃、肝と胆、腎と膀胱。これらは、一方が不調になると、もう片方も調子が悪くなることもあります。セットになった臓と腑が、協力しながら機能しています。

関係の深い臓腑は「脾胃」などと、消化器全体を表す言葉として使われます。

臓と腑をセットにするために、「心包」を加えて三焦と組み合わせることもあります。

五臓六腑以外の器官「奇恒の腑」

「その他」だけど、とっても重要

臓でも腑でもない奇恒の腑。
骨をつくる髄、骨が頭部に集まった脳、
血が通る脈(脈管)、月経・妊娠に関係する女子胞。
西洋医学では重視する器官ばかりです。

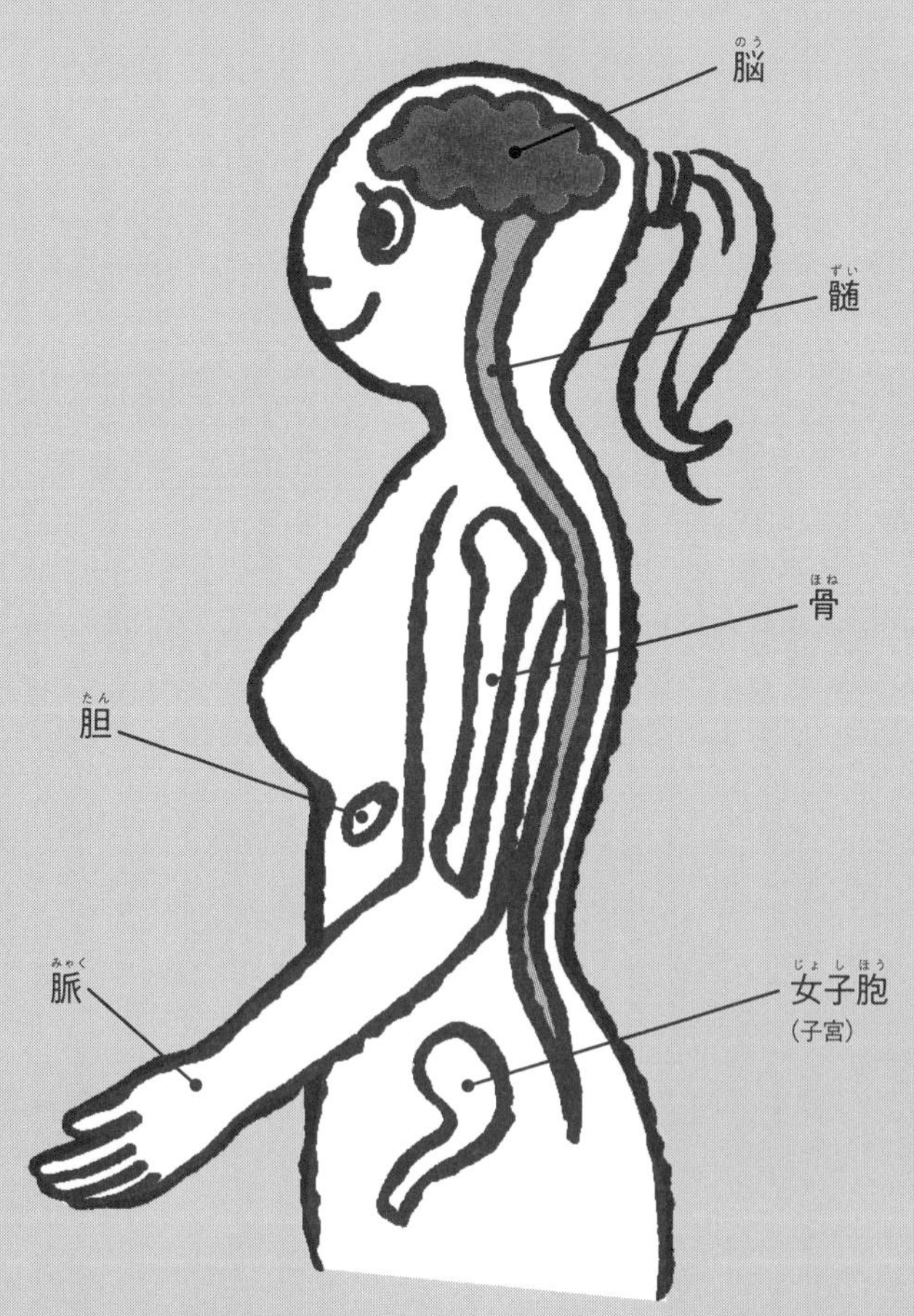

内臓以外の器官

実は、体の中には臓腑には入らない「その他」の器官があります。

「奇恒の腑」と呼ばれる部分で、脳・髄・骨・脈・胆・女子胞がその仲間です。「その他」という割には、かなり重要な器官ばかりです。

・脳　現代人にとっては、もっとも重要な器官です。というのも、脳は精神活動や記憶をつかさどるため、「その人そのもの」といってもいい器官だからです。

しかし、古代中国では、脳は感覚器官と四肢の運動に関与する器官と考えられていました。かつては、五臓が精神活動に関係しているとされたのです。

脳は「髄海（ずいかい）」と呼ばれ、腎精に関係する髄を多く蓄えている器官と考えられていました。髄海が不足するとめまい、耳鳴り、四肢の脱力や倦怠感が起こります。

・女子胞　女性の生殖器官。月経、妊娠、分娩に関わる内生殖器官全体のことです。

・骨　体を支える柱の役割を果たします。筋肉が付着すると関節となり、体を動かす梃子の機能も担います。頭蓋骨や肋骨のように、重要な器官を守っています。

・髄　骨の中に蓄えられるもの。骨は、気血と髄によって育てられます。

・脈　現代でいう血管のこと。経絡の一部を担っています。

・胆　六腑にも属する器官。中に胆汁を蓄えて、精神活動にも関わっています。

臓でも腑でもない奇恒の腑。その形状は腑に似ていますが、働きは臓に似ています。

血を貯蔵し、気を巡らせる　肝

肝は、血を貯蔵して、
適度な量の血を心に送ります。
また、気を全身に
行き渡らせる働きもあります。

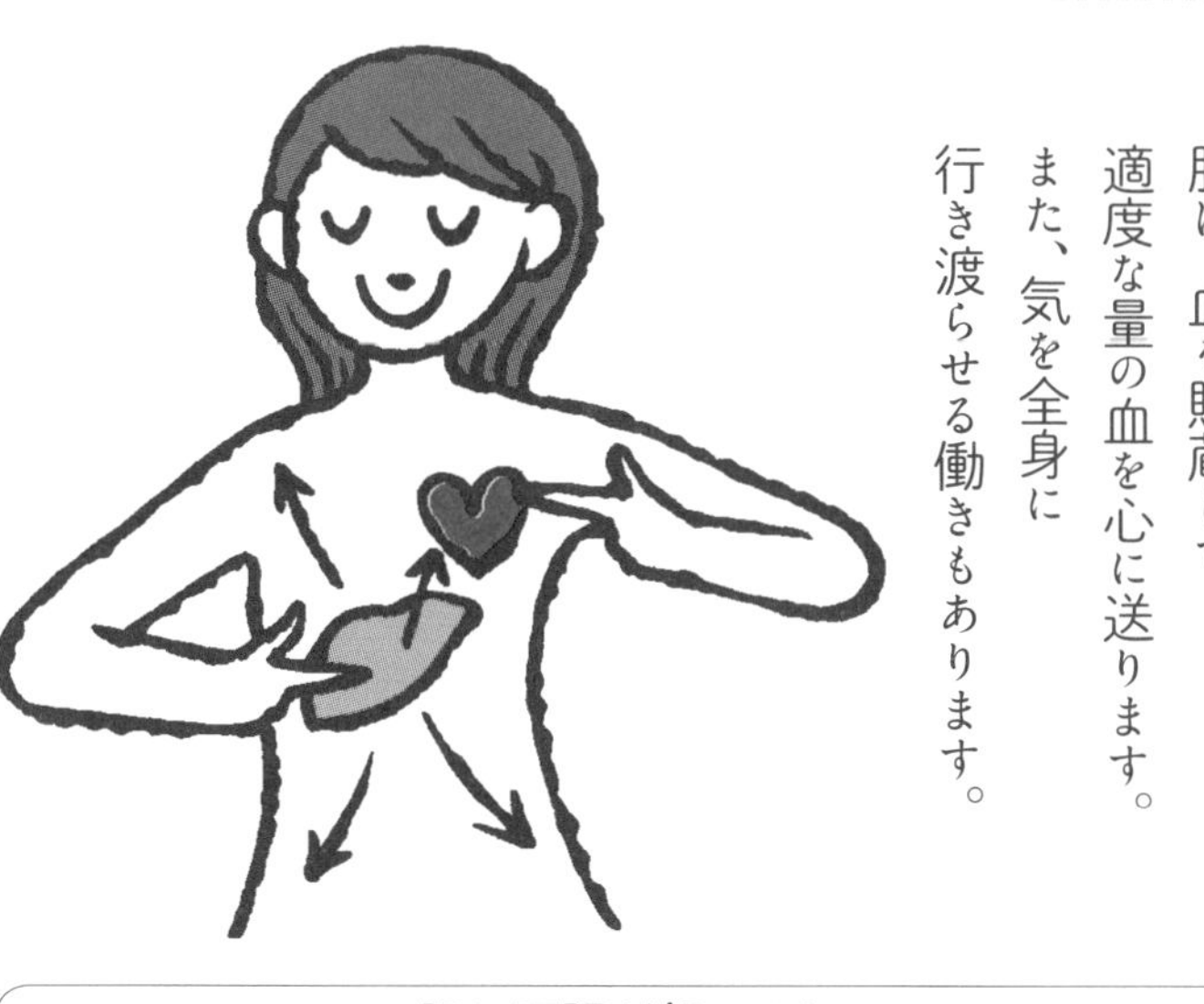

肝に不調が起こると…

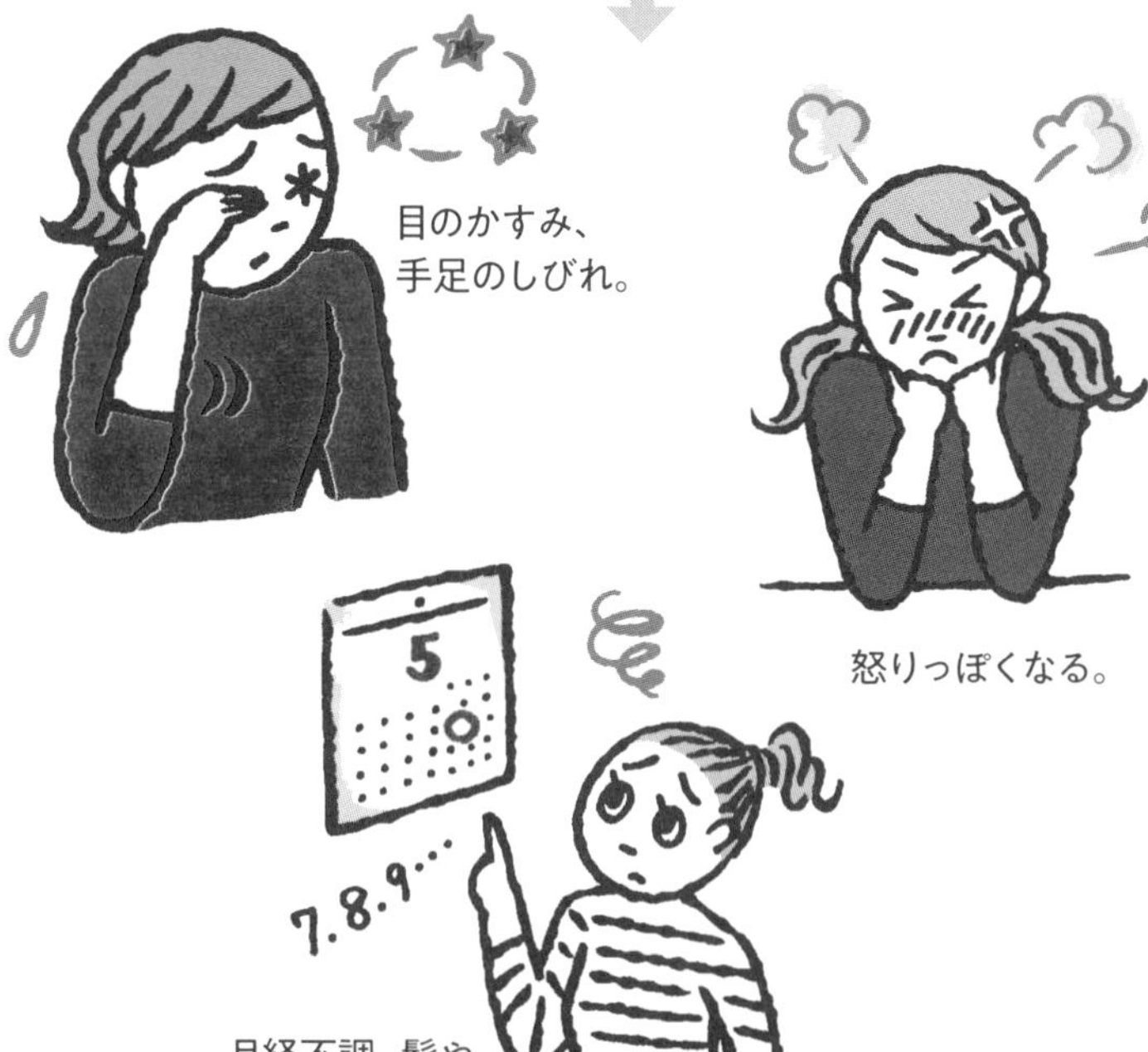

目のかすみ、
手足のしびれ。

怒りっぽくなる。

月経不調、髪や
肌に悪影響が。

気を巡らし、血を蓄える　肝

肝のはたらき

肝のおもな働きは、蔵血と疏泄です。

夜寝ている間に、血は肝に蓄えられます。昼間は、肝から血液が経脈に放出されます。血を貯めて、適度に心に流す血流をコントロールする。これが蔵血です。

また、気は肺とともに、気の流れを調節しています。これが疏泄です。

感情が乱れて、精神的に抑うつされた状態になると、肝の疏泄は滞ります。また、気がスムーズに全身に流れないと、体のさまざまな臓器が影響を受けます。

肝のトラブル

肝の蔵血作用が乱れると、頭痛、めまいや耳鳴り、月経異常につながります。

肝血が不足すると、運動機能の低下や手足のしびれ、疲れ目やかすみ目が起こります。肌や髪のツヤも失われます。血が停滞することにより瘀血や痰飲につながります。

肝は怒りやストレスなどの感情の影響を受けると疏泄作用が変動します。気の巡りが悪くなって、肝気が体内に過剰になると停滞。イライラと怒りっぽく、感情の起伏も激しくなります。するとさらに肝の状態が悪くなって、気の巡りが滞る……というスパイラルに陥ります（肝気鬱結）。さまざまな臓器に影響を及ぼし、心だと情緒不安定、胃の場合には食欲不振や嘔吐、脾では下痢や腹痛が起こることも。経脈に影響すると、胸が苦しくなったり、引きつるように痛んだりします。

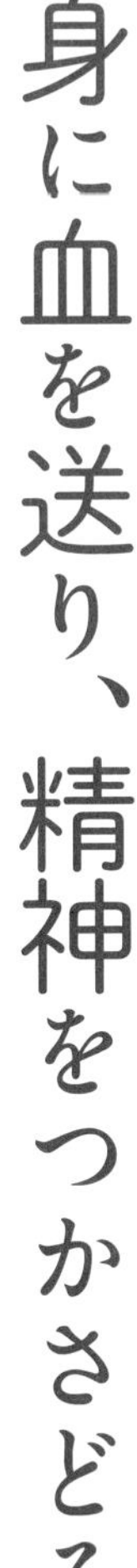

全身に血を送り、精神をつかさどる心

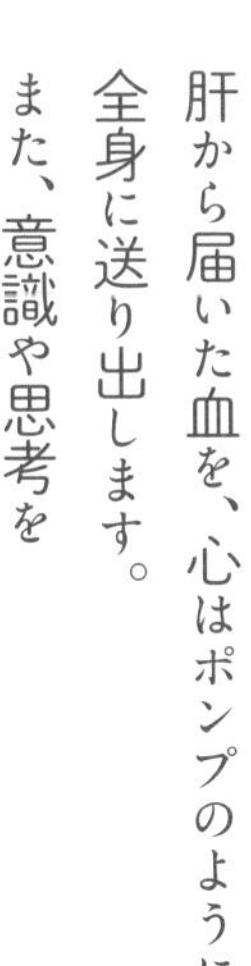

肝から届いた血を、心はポンプのように全身に送り出します。
また、意識や思考をコントロールしています。

心に不調が起こると…
頭がのぼせる、ほてる。
動悸が起きやすくなる。
不安になりやすい。

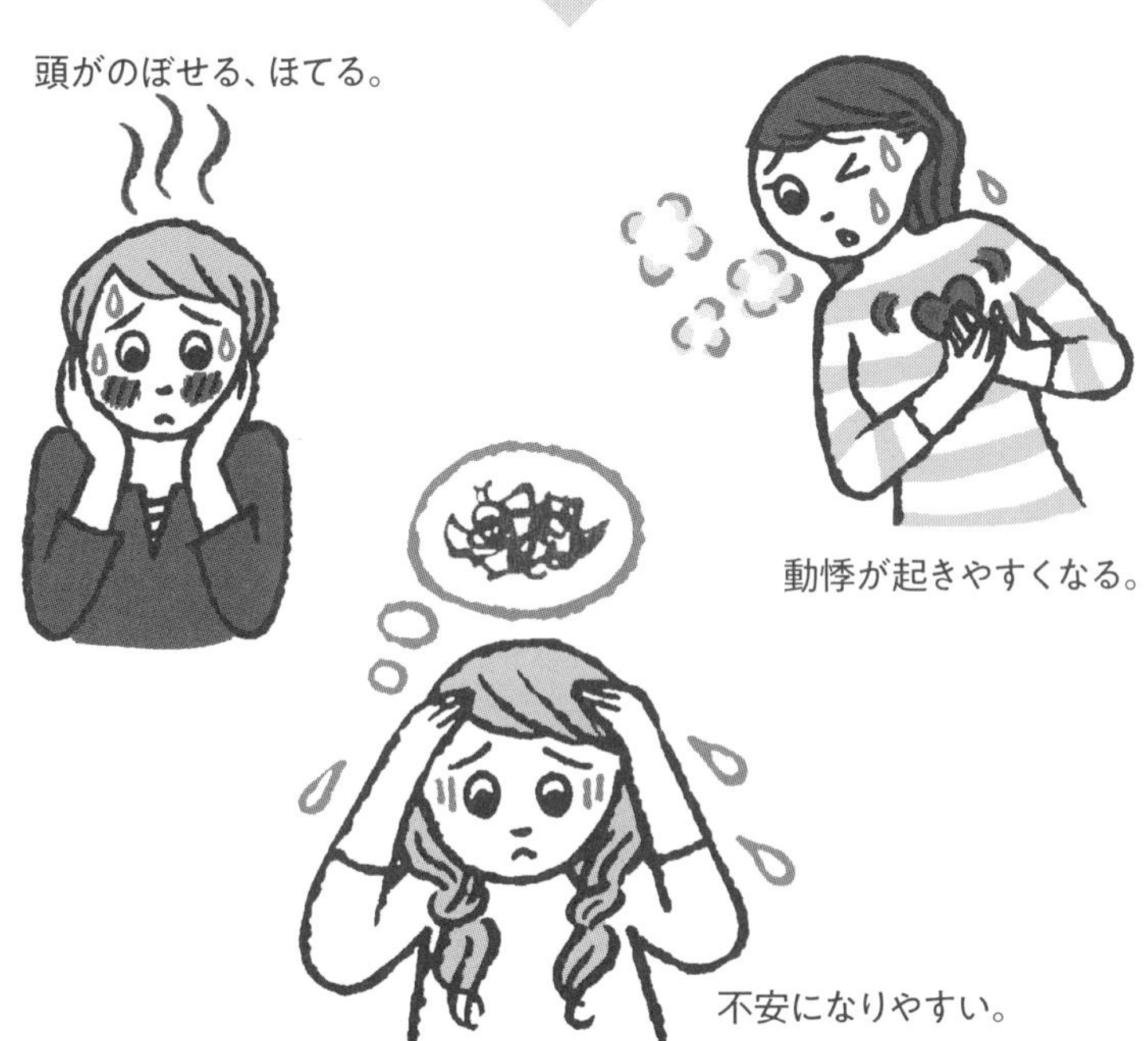

血を全身に送る　心

心のはたらき

心は拍動し血を血脈に送り込むことで、全身に血を送り出します。いわばポンプのような役割です。

「黄帝内経素問」に、「心とは生の本」とあるように、心は生命活動の根本を担う臓器です。心の拍動が止まると、生命も終わります。

現代でも、心臓が精神活動と関係していると考えられています。古代中国でも、心が精神活動の中心とされてきました。

心は意識や思考をつかさどる器官です。物事を考えたり、判断する、行動するといった精神活動に関与します。

心が働いて全身に血が巡ると、意識が明晰になり活動的になります。

心のトラブル

心の機能が弱まると、動悸、不整脈、胸苦しさなど、循環器系の不調につながります。全身の血が不足して、貧血、息切れ、顔色や舌が青くなり、手足の冷えが強くなります。

心の状態は汗や舌に反映されます。多汗症、舌がもつれる発語障害、味覚障害なども心の変調が影響しているとされます。

また、些細なことで驚く、不安を感じやすくなるなど、精神状態にも影響が現れてきます。判断や記憶力の低下、よく夢を見て、眠りが浅くなるなど、睡眠障害につながることも。

心が関係する感情は「喜」。喜びも過剰になると精神のバランスが崩れ、ちょっとしたことで悲しみを感じるようになります。

消化・吸収に関わり、血を巡らせる 脾

脾は消化・吸収を行い、水穀の精微をつくります。血が脈管におさまり全身に運ばれるのも脾のはたらきです。

脾に不調が起こると…
倦怠感があり、やる気が出ない。
胸のあたりがつかえる。
顔や手足がむくむ。
フゥ…

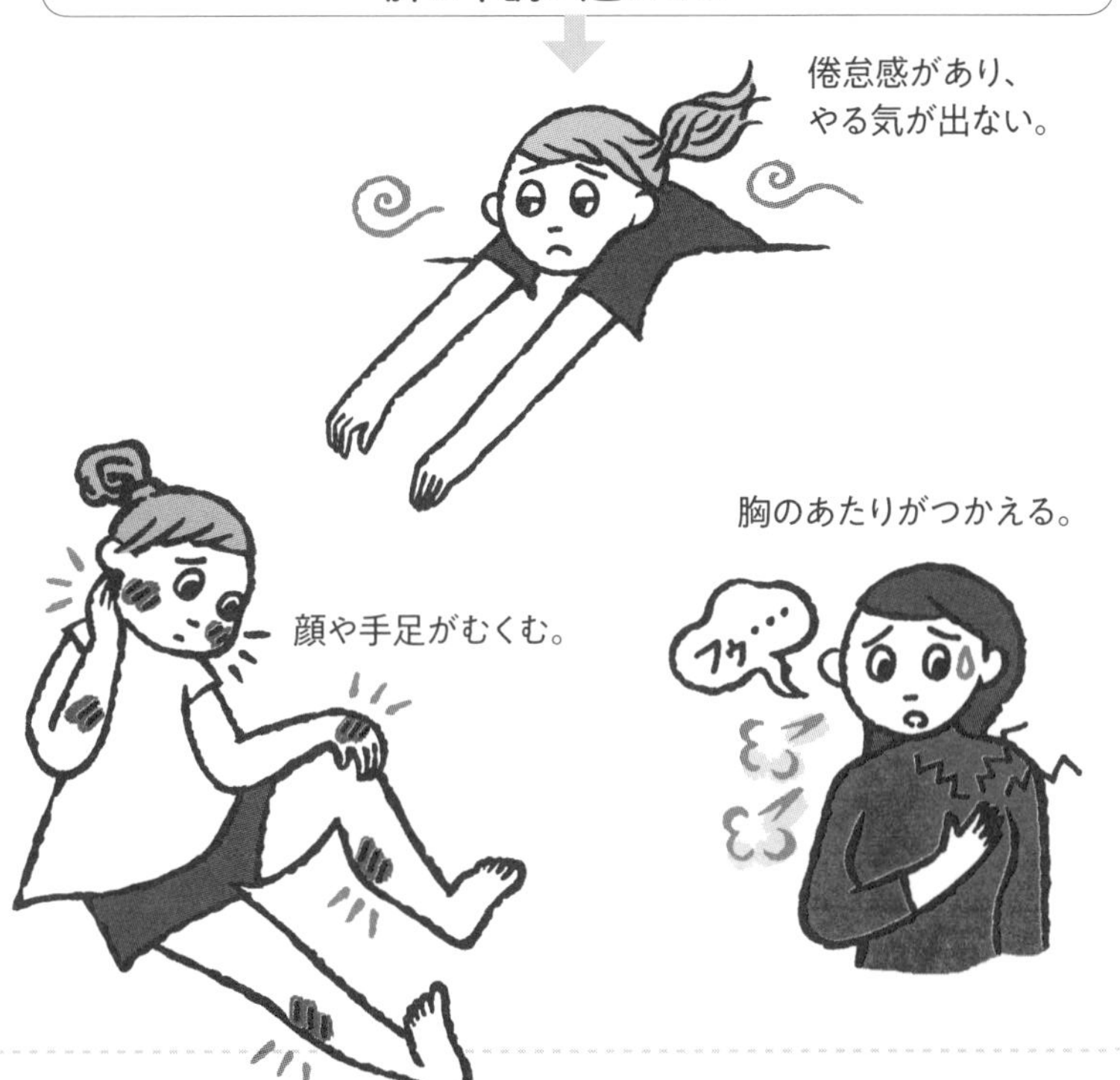

消化・吸収を担い、血を巡らせる　脾

脾のはたらき

東洋医学の脾は、西洋医学の脾臓と同様で、消化・吸収を行う臓器です。

食べた物を消化して水穀の精微を作る。水分を吸収したり、運搬したりする。これらのはたらきを「運化」と呼びます。

気・水・血の原料である水穀の精微は、人体にとってとても重要です。それを担う脾の働きは、全身に影響を及ぼします。

また、血を脈管の中に納め、全身に巡らせる「統血」という機能もあります。

脾のトラブル

脾の運化作用が変調すると、消化・吸収が滞り、食欲不振、食欲の低下、腹痛につながります。

水穀の精微が十分に作られず、気・血・水も不足します。気が少ないと、気力がなくなり、全身に倦怠感が生じます。水が停滞するため、痰やむくみが起こります。痰が肺に移動すると、ぜんそくやしつこいせきなどの症状につながります。

食後に起こる眠気も、脾の衰えによるものです。消化吸収に気と血を消耗し、気を心に送ることができなくなり眠くなります。

また、脾の統血作用が低下すると、血が漏れ出しやすくなります。皮下出血や鼻血、血便、血尿。女性の場合、月経過多になることも。

脾は、肌肉(きにく)の発達や口、筋肉とも関係があるといわれます。脾が弱ると、全身の筋肉が落ちたり、口内の乾燥、味覚障害やよだれが多く出ることもあります。

呼吸の要。気水を全身に運ぶ 肺

肺はきれいな空気を吸って、
体内の古い空気を吐き出します。
また、気や水を
体のすみずみに届けます。

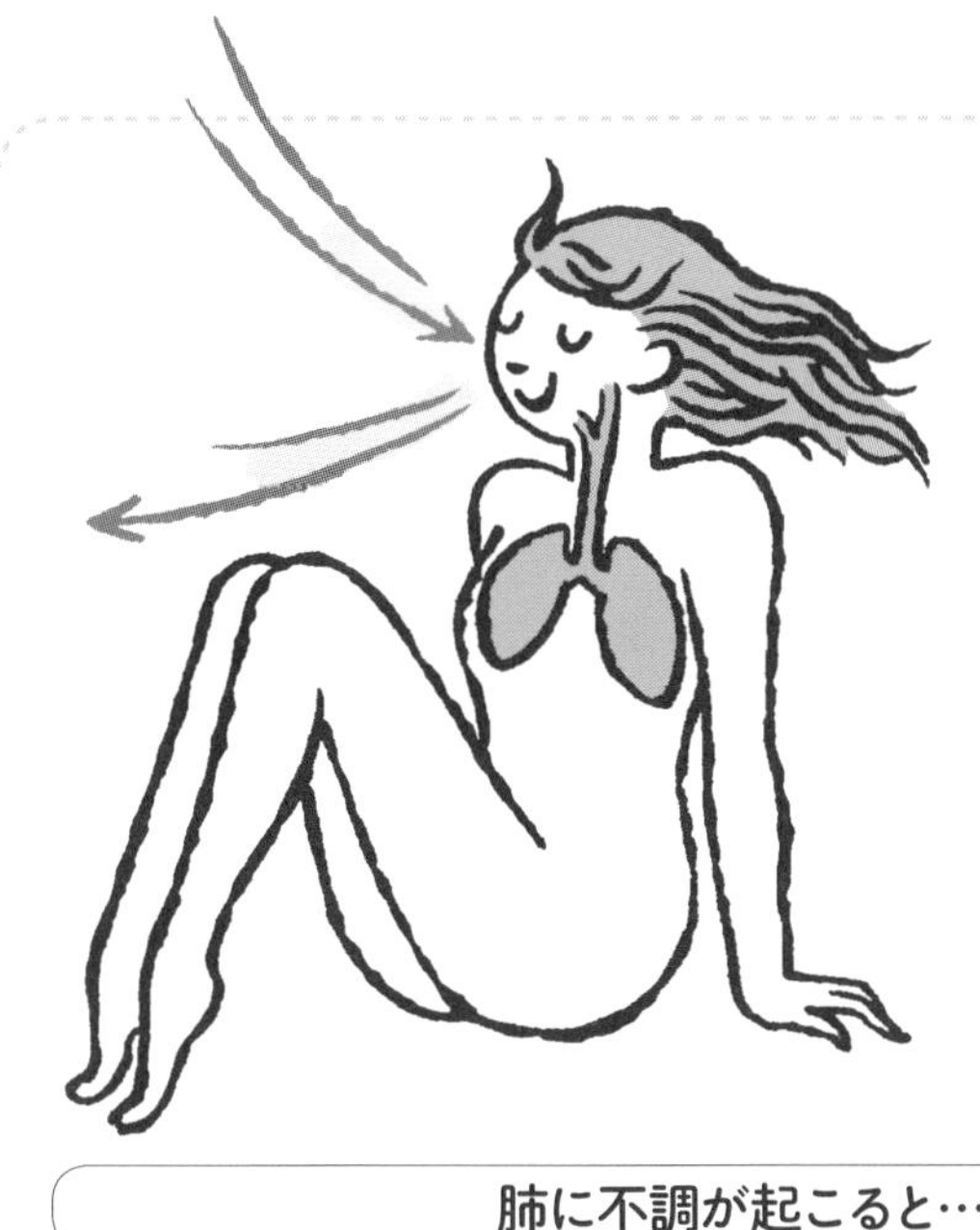

肺に不調が起こると…

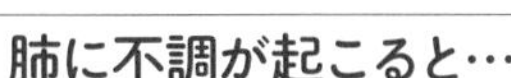

免疫力が落ちて風邪を
引きやすくなる。

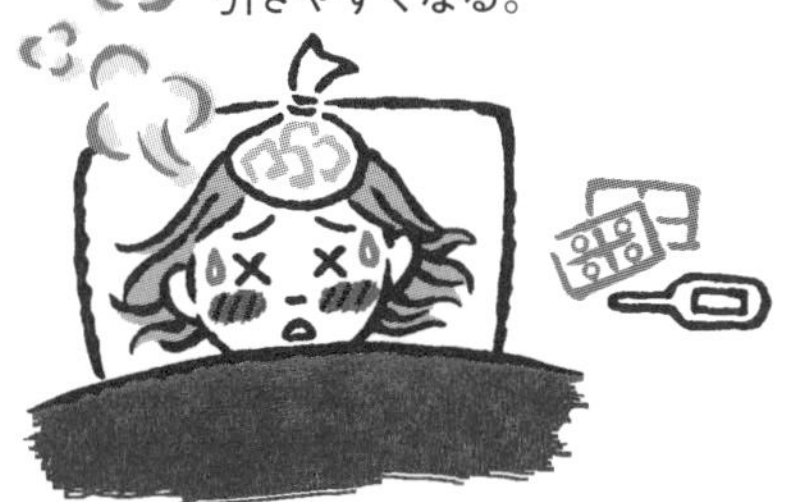

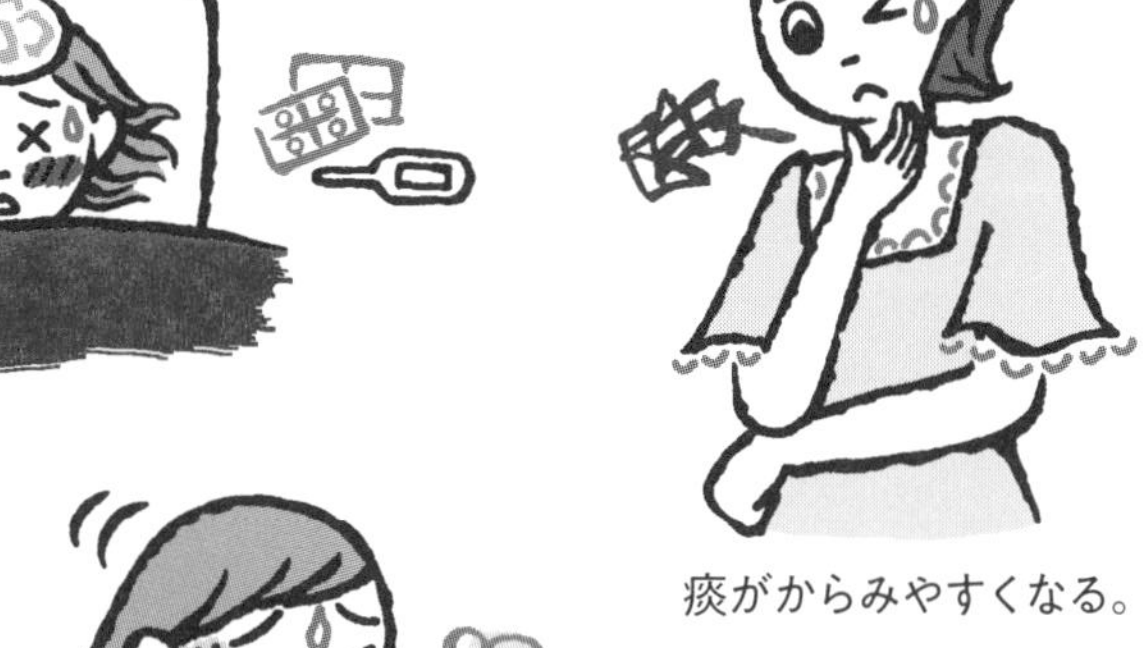

痰がからみやすくなる。

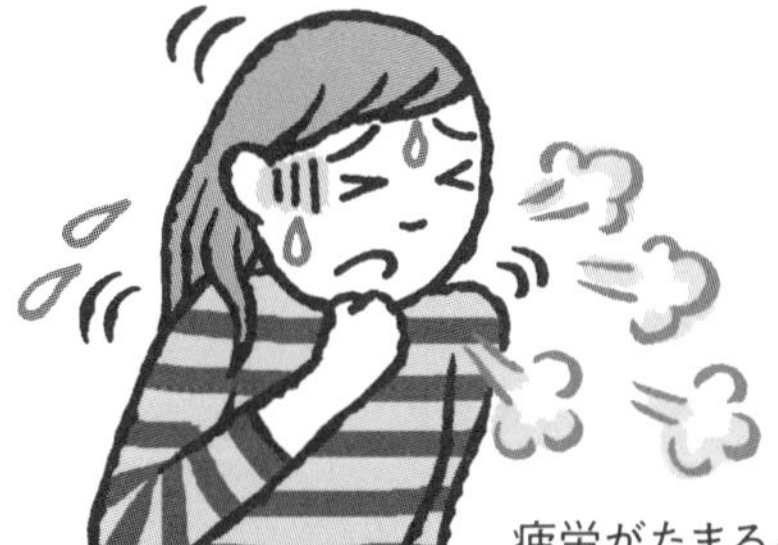

疲労がたまると喘息に…。

気と水を全身に広げる　肺

肺のはたらき

肺は呼吸によって、外界の清気を吸い込み、汚れた気を吐き出します。また、気と水を全身に巡らせる機能もあります。

肺の特徴的な機能として、「宣散（せんさん）」と「粛降（しゅくこう）」があります。

肺が縮むと宣散し、上向性・外向性の力が働きます。また膨らむと粛降（下へ流れること）し下向性・内向性の力が生まれます。

宣散によって、気は全身に広がり、衛気（バリア機能のある気）を体表面に広げます。また、粛降によって、鼻から吸い込んだ清気を肺に下ろし、気を足の先まで下ろします。余分な水分を尿として排泄するのも粛降によるものです。

肺のトラブル

宣散の機能が衰えると、せきやくしゃみ、鼻づまりに。衛気を体表面に広げられないので、風邪を引きやすくなります。汗腺が開かずに、汗が出にくくなることもあります。

粛降が不調になると、息を深く吸い込むことができなくなります。息切れ、しつこいせきなどが起こります。

肺が変調すると、水の停滞が起こりやすくなります。痰やぜんそくにつながります。また、水分代謝が不調となるため、尿量の減少やむくみが生じます。

肺は外気が直接入るので、空気の乾燥など、外的環境の影響を受けます。また、肺の不調は免疫機能低下につながるため、さまざまな病気の原因が侵入しやすくなります。

生命活動、成長に関わる腎

腎は精を貯蔵し、生命活動や成長、生殖を促します。
また、水分代謝にも関わり、肺から空気を受け取ります。

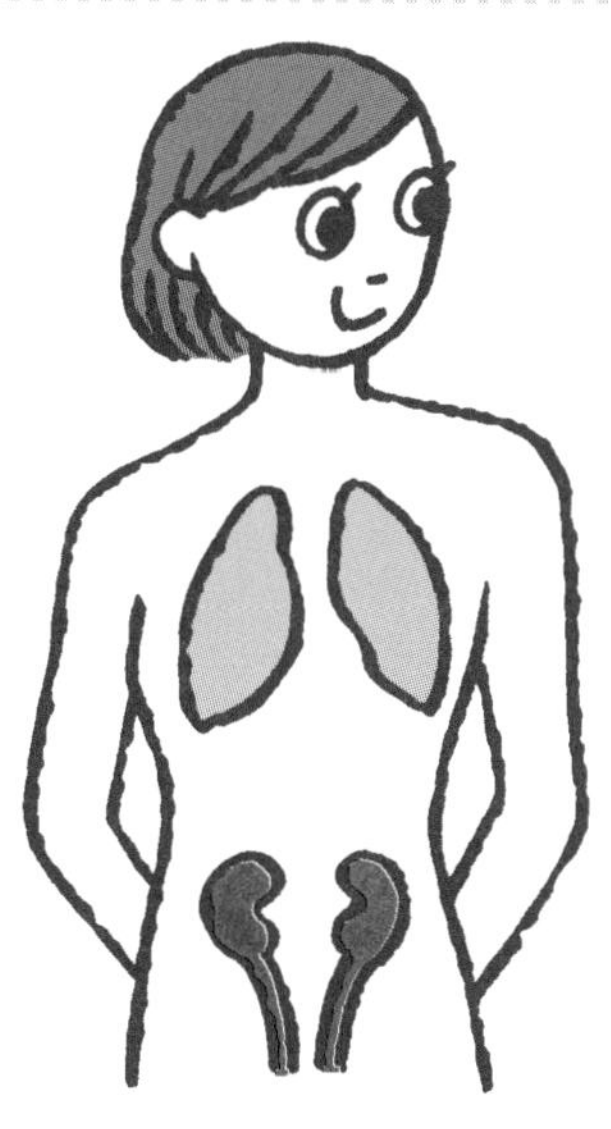

腎に不調が起こると…

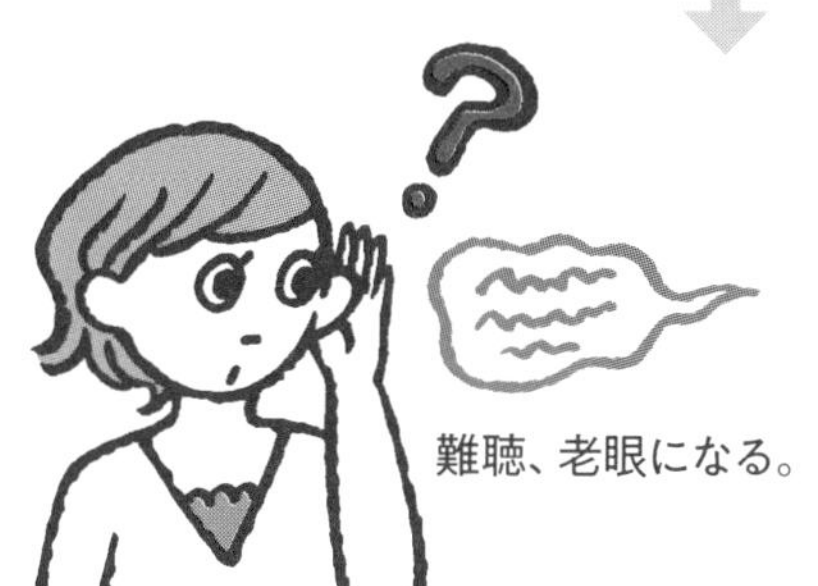

難聴、老眼になる。

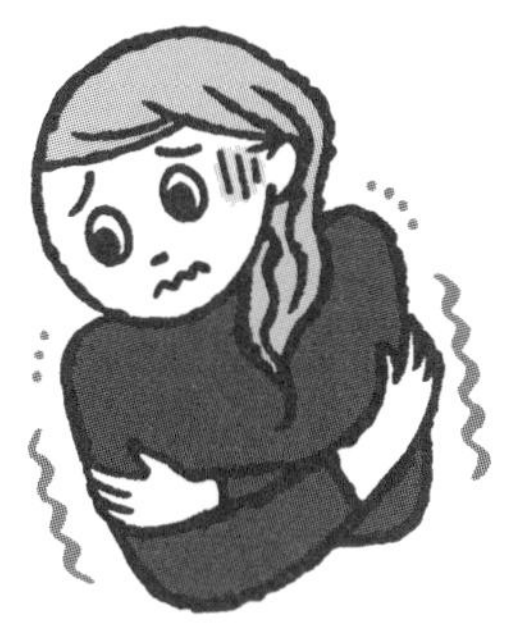

体が冷えやすくなる。

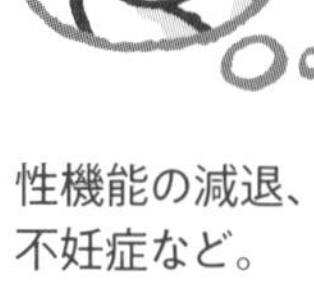

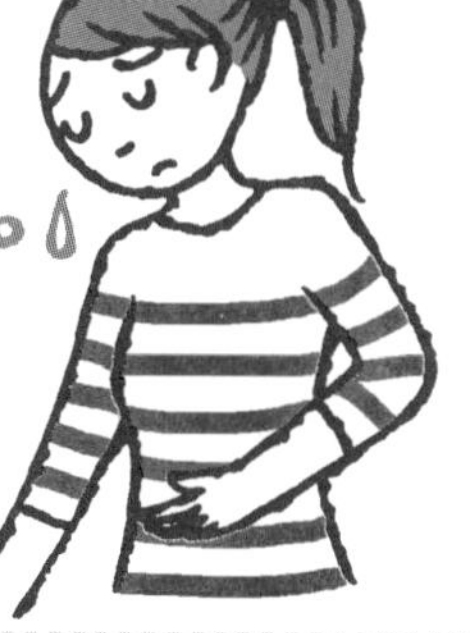

性機能の減退、
不妊症など。

生命活動や成長に欠かせない　腎

腎のはたらき

腎のおもな働きは、精を蓄えること。気・水・血のもととなる精を貯蔵してます。

父母から授かった先天の精と飲食物から変化させた後天の精。この二つを合わせた腎精を蓄えているのが腎です。

腎精は、生命活動、成長や発育、生殖活動に関与する、人間にとって重要なものです。腎精は骨や脳のもとである髄にもなります。

また、肺が吸い込んだ清気は、腎に下ろされます。

腎は水の代謝にも関わっています。有用な水を循環させ、不要な水は膀胱から体外に排泄させます。

腎のトラブル

腎が衰えると腎精が不足します。乳幼児の場合、先天性の発育不良に。幼児期には成長の遅れにつながります。成人になると性機能の衰えを引き起こします。また、老年期には、足腰の衰えや物忘れなどの老化現象が起こります。

腎精が不足すると髄も減るため、骨がもろくなってしまい、骨粗しょう症を引き起こします。

水分の代謝も滞るため、むくみやすくなります。また、膀胱異常により、尿量の減少、頻尿、失禁などが起こります。

耳とも深い関係があり、腎精の不足は難聴などにもつながります。

肺から吸い込んだ清気を腎に下ろせなくなり、息切れや呼吸困難などの障害も起こりやすくなります。いわゆる老化現象というものが、ほとんど腎の不調と関連していることがわかります。

消化吸収・排泄を行う六腑

西洋医学の消化管と同様の大切な器管

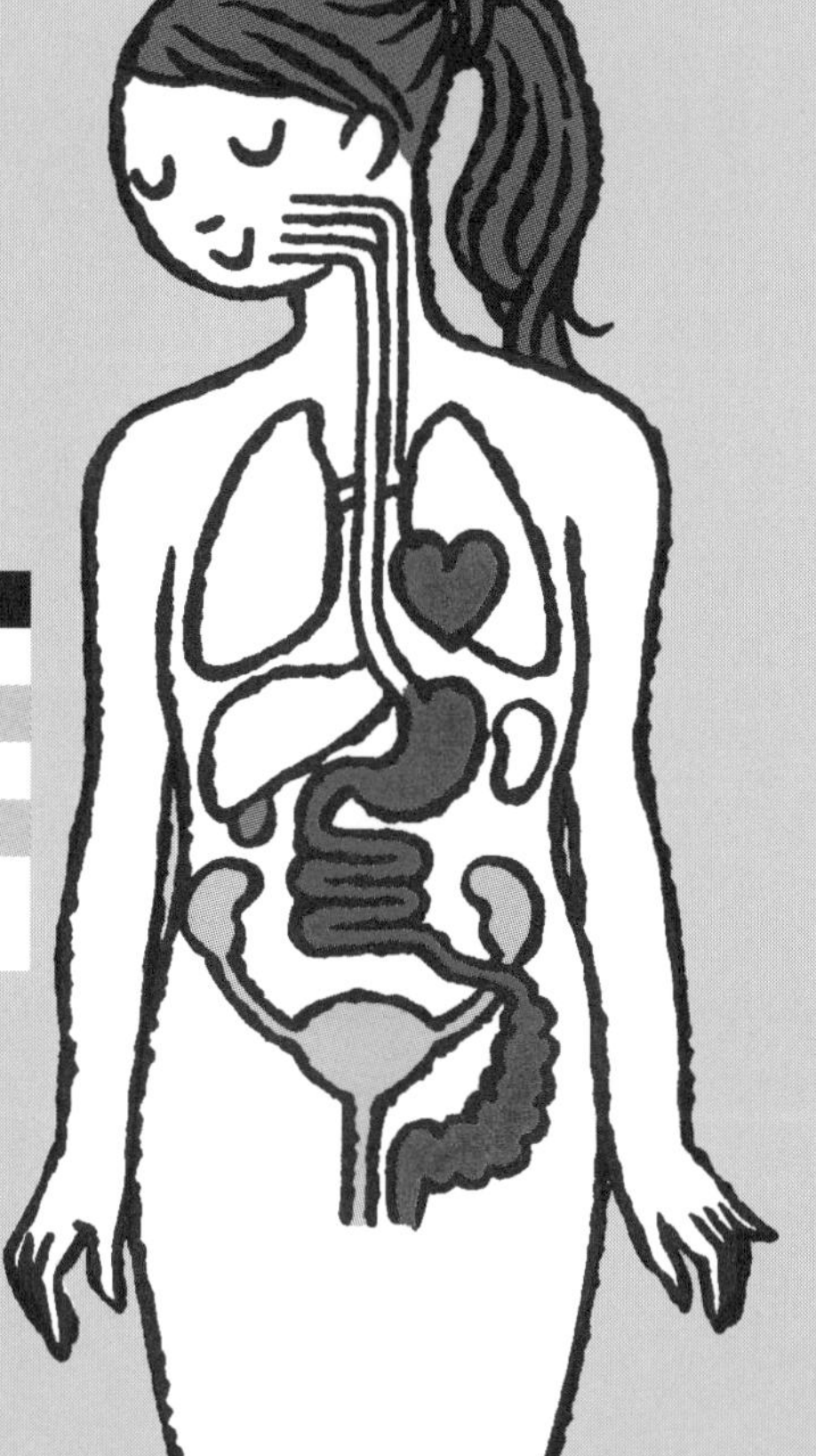

五臓六腑の関係

五臓	六腑
肝	胆
心	小腸
脾	胃
肺	大腸
腎	膀胱 三焦

六腑とは、口から尿道口・肛門に至る1本の管。口から入った飲食物は、六腑を通過する間に、消化・吸収され、不要物は排泄されます。

五臓をサポートする六腑

五臓は袋、六腑は管。その形状と機能から、五臓六腑はそれぞれそのように表現できます。

今まで紹介してきた五臓は、水穀の精微から気・血をつくったり、それらを貯蔵していました。

六腑のおもな働きは、食べ物の消化や吸収、排泄です。

上の腑から受け入れたものから栄養分のみを吸収し、不要なものは体外に排泄します。

臓と腑には、組み合わせが決まっています。互いにサポートし合い、片方の具合が悪くなると、ペアの片割れにも影響が及びます。

（五臓六腑なので、臓が足りないことから心を包む「心包」を足して、三焦とペアを作っています）

六腑については、西洋医学の消化管と同様と考えていいでしょう。

口から入った食べ物は、胃、小腸、大腸を通りながら、消化・吸収されていきます。胆や膀胱、三焦はそれらのサポートを行っています。

・**胆**　胆汁を分泌し、消化・吸収をサポートします。

・**小腸**　胃から送られたものから水分を吸収して三焦へ。栄養も吸収し、不要なものは大腸へ。

・**胃**　食べ物を消化して、栄養分を水穀の精微にします。

・**大腸**　小腸から届いた水分を吸収し、不要な分は肛門から排泄。

・**膀胱**　腎から送られた不要な水分を貯め、排泄します。

・**三焦**　皮膚の臓器の間にある水分の通り道。胸から上が「上焦」、胸からへそまでが「中焦」、へそから下が「下焦」となります。

胃・小腸・大腸・膀胱のはたらき

胃—食物を消化吸収して水穀の精微に

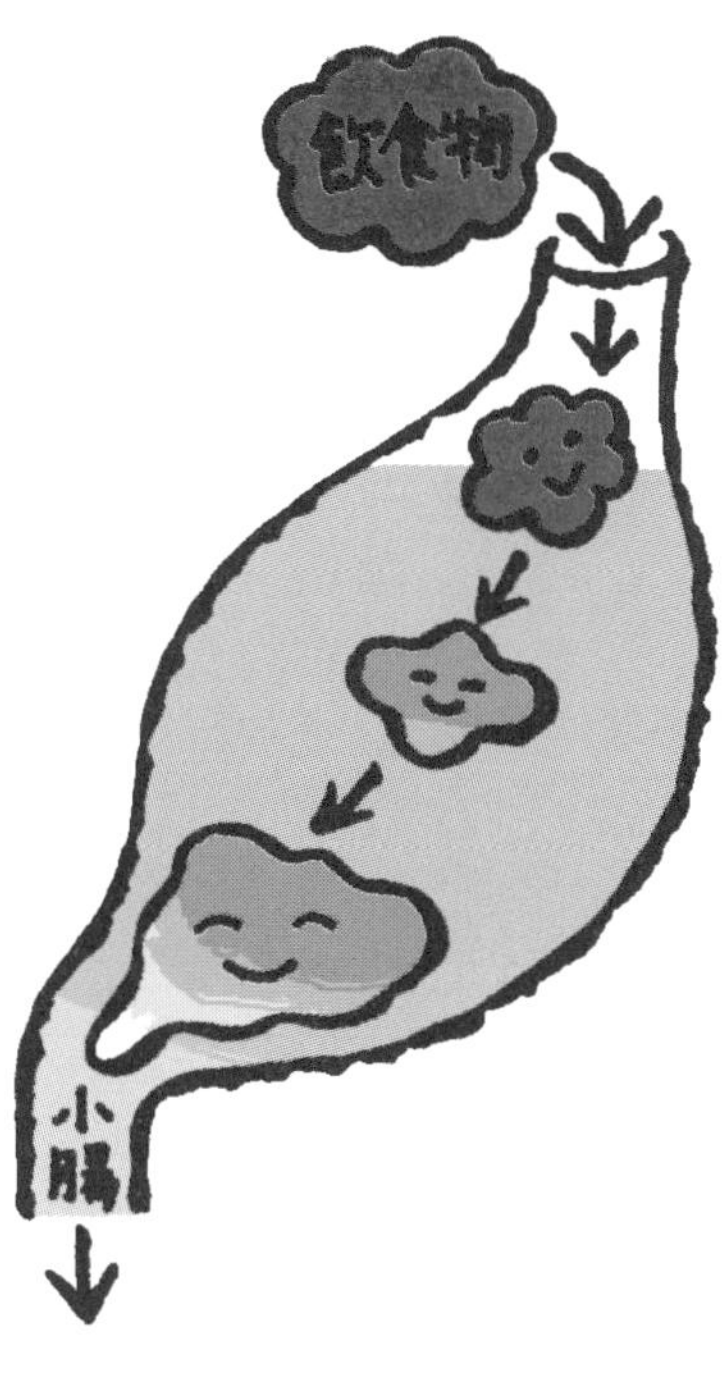

- 飲食物を受け入れる入口
- 飲食物を留めて粥状に消化する
- 粥状のものをゆっくりと小腸に送る

胃のはたらき

胃は口から入った食べ物を受け入れ、粥状に消化します。消化物をゆっくりと小腸に送ります。

小腸のはたらき

小腸は、胃から送られてきた粥状の消化物を受け取ります。さらにそれを消化し、必要な栄養は脾に、不要な物は大腸に送ります。

大腸のはたらき

小腸から送られてきた不要な消化物から、水分を吸収して、それ以外のものを肛門に送って排泄します。

膀胱のはたらき

腎で作られた水の不要な部分は、腎から膀胱に送られ一時的に貯蔵します（蓄尿）。量がたまったら尿として排泄します。

胆のはたらき

胆は他の腑と異なり、六腑でありながら奇恒の腑にも属して

小腸・大腸・膀胱—胃から届いた物質を代謝、排泄する

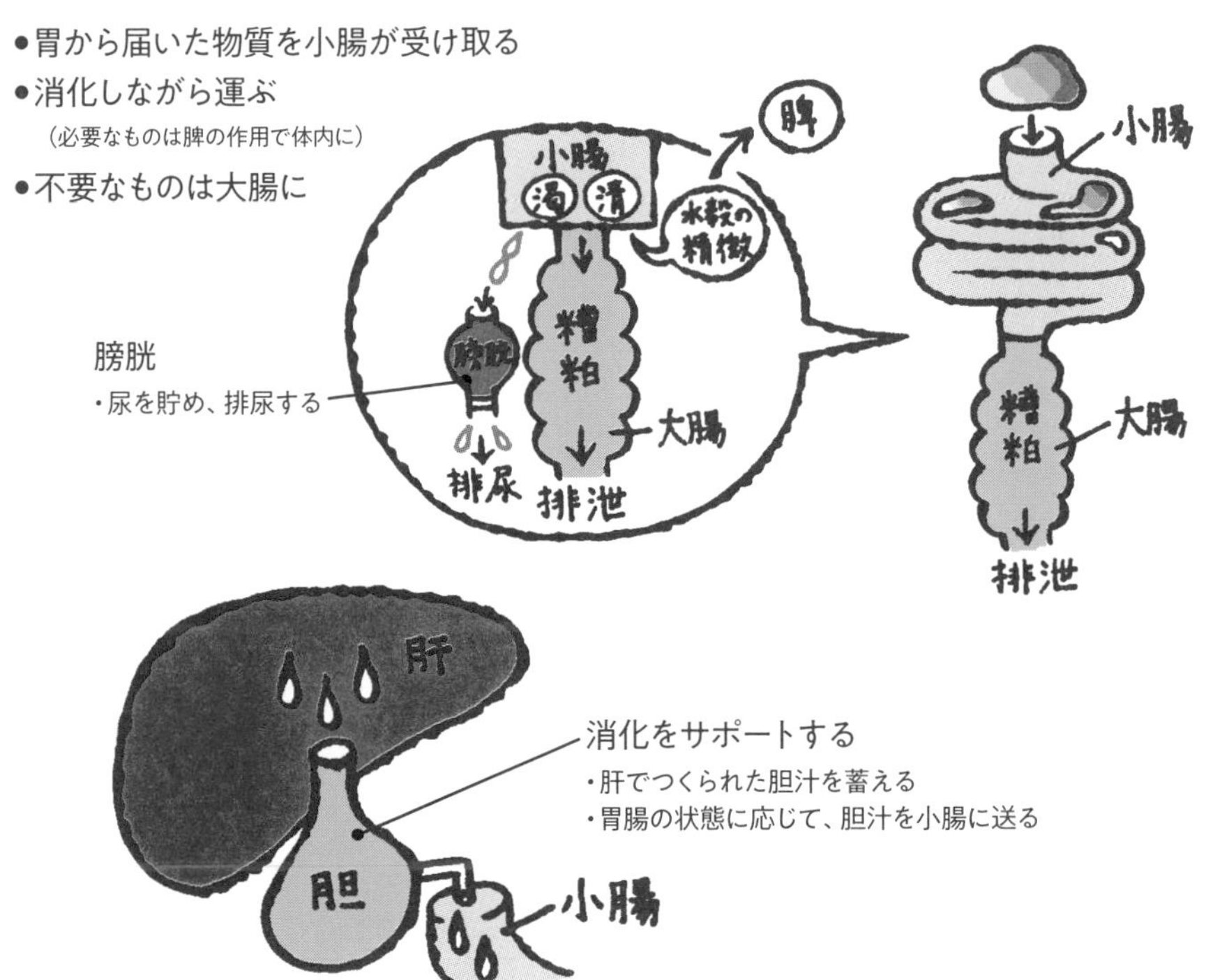

います。胆の腑としてのはたらきは、肝で作られた胆汁を蓄えること。胃腸の状態に合わせて、小腸に胆汁を分泌して消化をサポートします。

三焦のはたらき

三焦については諸説があり、その見解はまだ統一されていません。皮膚と臓腑の間にある三焦は、組織や器官の隙間に入りこんでいる水路のようなものと考えられています。体に取り込まれた水分を全身に送ったり、余った水を回収します。

　また、病気の原因から体を守る、体表近くにある衛気も同様に三焦を通って、体の深奥から体表面まで全身に広がっていきます。

消化吸収・排泄に関わる六腑の不調

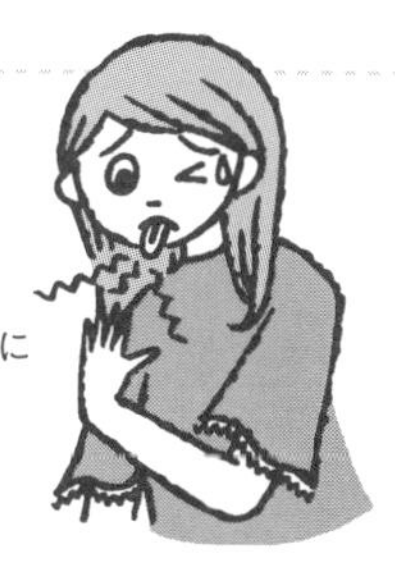

胆
口中が苦くなり、黄疸に

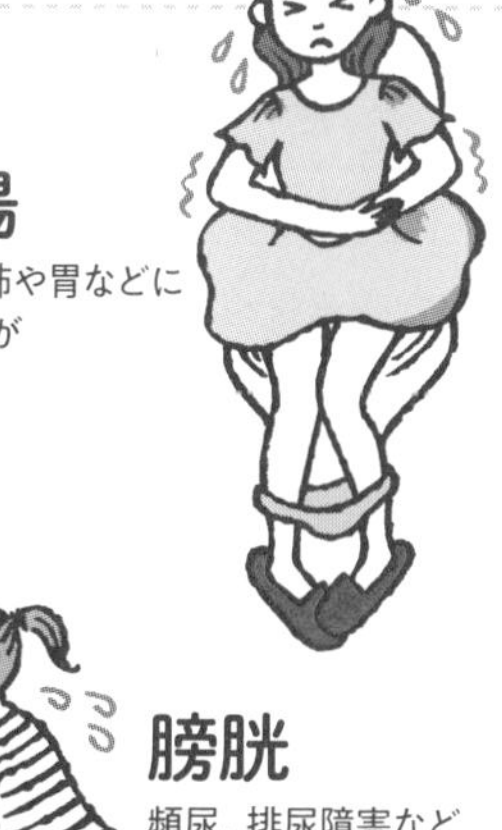

大腸
便秘、肺や胃などに悪影響が

胃
胃痛、不快感や吐き気など

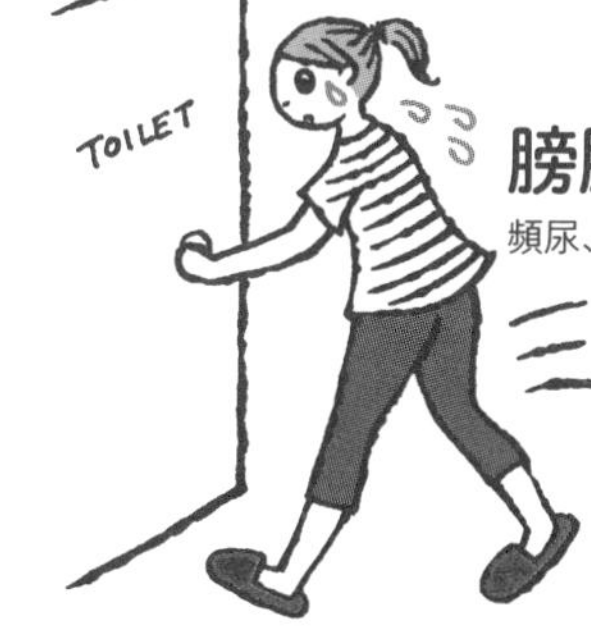

膀胱
頻尿、排尿障害など

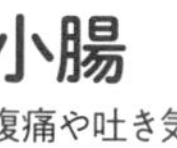

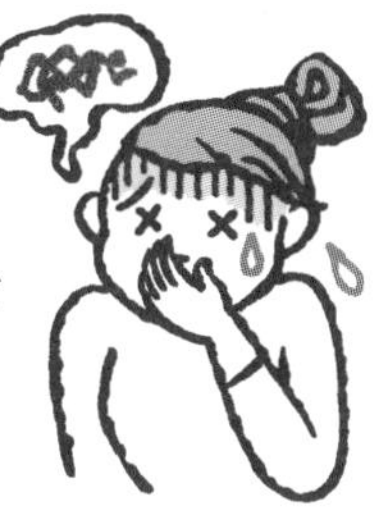

小腸
腹痛や吐き気、排尿時の熱など

三焦
全身に気が巡らなくなる

・**胃**　嘔吐や胸やけ、しゃっくり。慢性化すると食欲不振や全身のだるさにつながります。

・**小腸**　腹痛や吐き気、排尿障害などが起こります。

・**大腸**　細菌性の腸疾患や下痢。水が不足すると便秘症状に。

・**膀胱**　尿量減少などの排尿障害、頻尿や失禁、残尿などが起こります。

・**胆**　飲食物が胃から逆流する、耳鳴り、黄疸などの症状も。

・**三焦**　関連する臓腑―肺、脾、腎、腸、膀胱などの水分代謝のバランスが崩れて、全身に影響が及びます。

奇恒の腑の不調

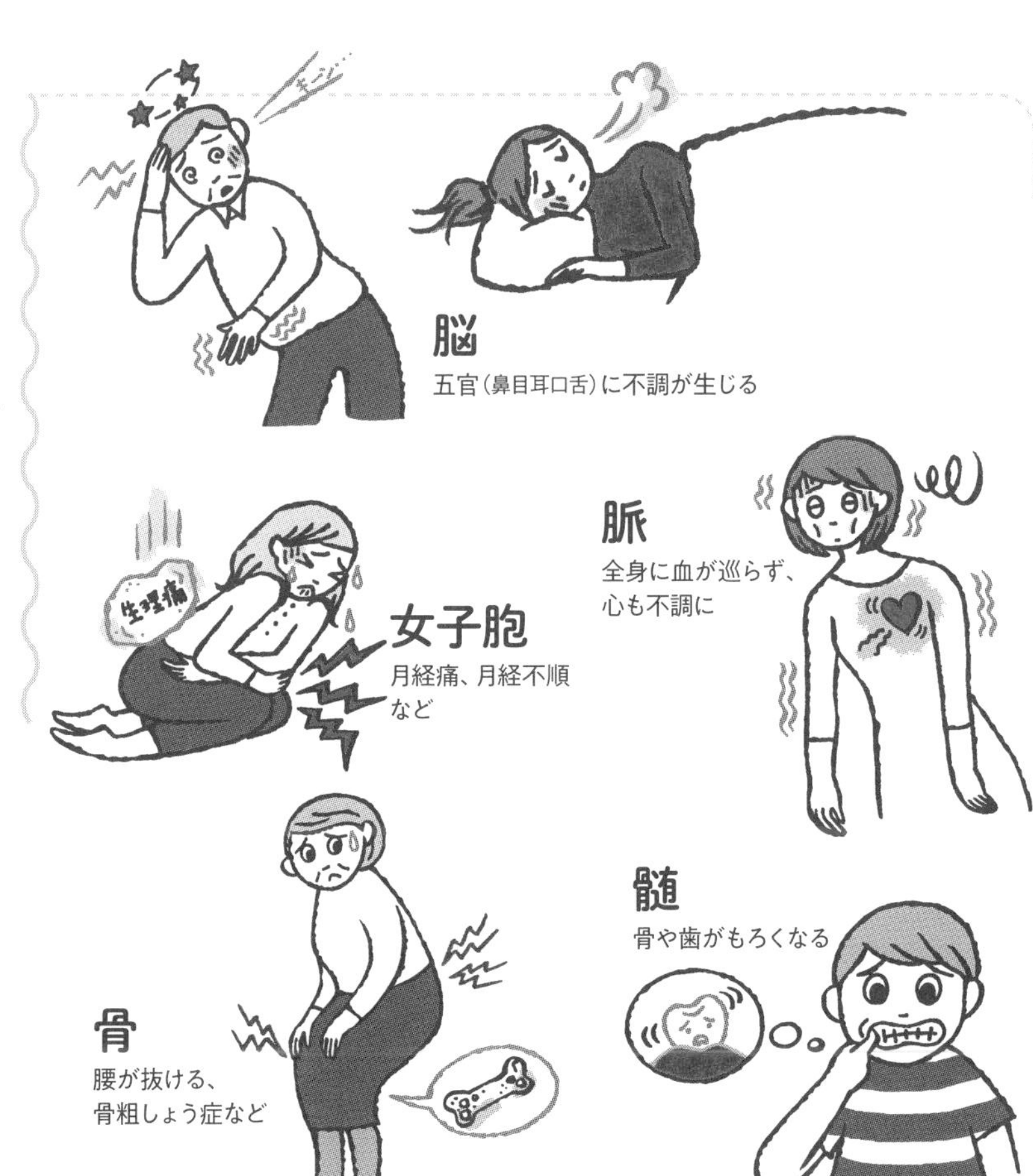

・**脳**　耳鳴り、めまい、物忘れ。五官の不調や運動感覚に症状が現れます。

・**女子胞**　月経不順、月経痛、不正出血などが起こります。妊娠中はつわり、胎児の成長不全などに影響が。出産時には微弱陣痛や流産につながる怖れもあります。

・**骨**　骨粗しょう症などにつながります。

・**髄**　骨格がもろくなります。足腰が弱くなり歩行困難に。また、歯のぐらつきなども生じます。

・**脈**　心の変調により、脈拍が異常に。血の巡りが悪くなります。

五臓六腑と五行説

古代中国の五行説に五臓六腑をあてはめて考えます。五行（木火土金水）それぞれに、五臓六腑の性質を合わせて関係をつかんでいきます。

五行相生説

五行の要素のどれかが、別のどれかを生み出す関係

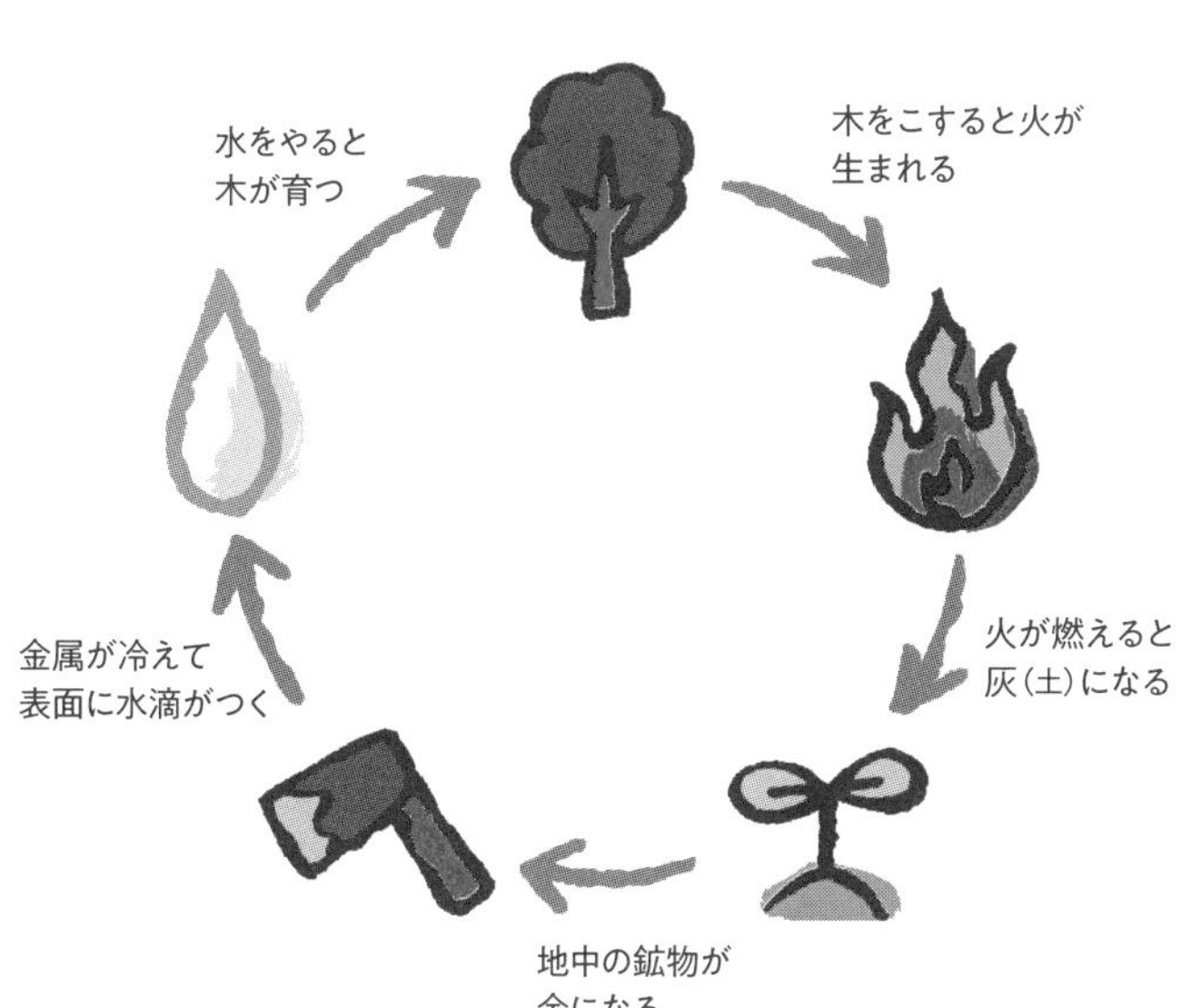

五臓六腑は五行説と関連づけて考えられることもあります。

五行説とは、古代中国で生まれた哲学の一つです。宇宙に存在するすべてのものを、木・火・土・金・水の5つの要素に分類します。

・**木**　上方へ、外方へと延びていく性質。五臓は肝。

・**火**　燃えて、ものを温める性質。五臓は心。

・**土**　物事を生み、変化させる性質。五臓は脾。

・**金**　堅牢で、収れん（引き締まる）する性質。五臓は肺。

・**水**　生命の源。下方向に流れ下る性質。五臓は腎。

相生説と相克説

五行相克説

五行同士を強弱の関係から見る

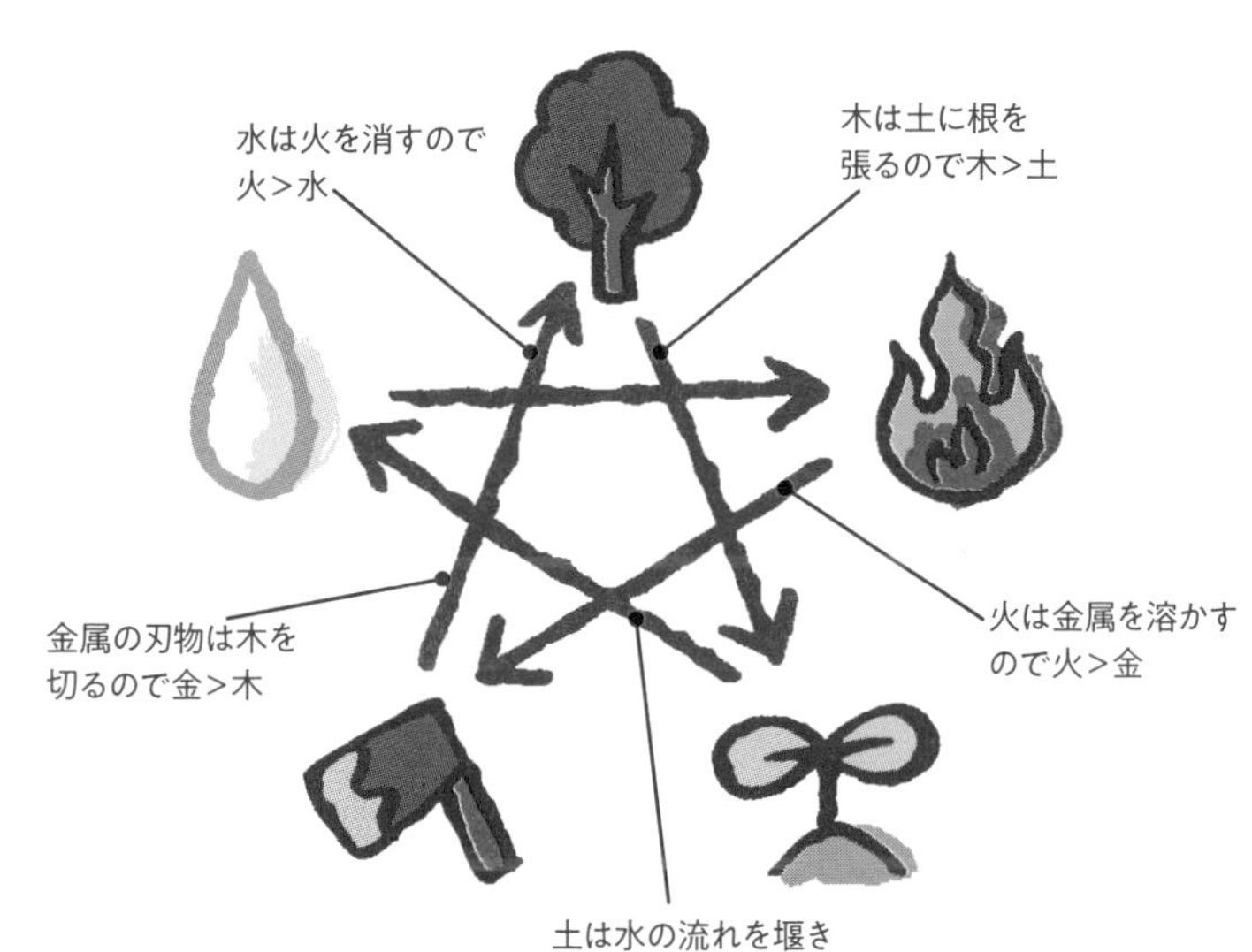

　五行説では、五行がそれぞれ関係し合っていると考えます。その関係には、五行相生説と五行相克説があります。

・五行相生説　母子関係のように、五行の一つが、別の五行を生み出す関係です。例「火」が母のときには、「土」（灰）が子どもです。

・五行相克説　五行同士のパワーバランスを見ます。例「土」は水を吸収し流れをせき止めるので「水」に勝つ。

　五臓六腑の関係性を五行説で捉え、病気の状態を理解し治療方針の決定に役立てることもあります。

五行色体表

さまざまなものを五行に分ける東洋思想。
体や病気に関係するものを見てみましょう。

東洋医学では、さらにいろいろなものを5つに分類した「五行色体表」というものがあります。

基本は五行の木・火・土・金・水。それに対応する臓腑、五臓と関連する体の部位、病気に関連する動作や気候、顔色や臭いなどの体の変化などをまとめています。

たとえば、「腎」が弱まる季節は「冬」。「耳」の聞こえが悪くなったり、「骨」がもろくなったりします。腎が変調すると「塩辛い」味つけを好みます。あくびがよく出るようになり、ちょっとしたことで怯えるようになります。

治療に応用する場合は、五行相生説と五行相克説を使います。

五行相生説で見ると、たとえば脾（土）の母は心（火）なので、心のはたらきをよくすると、その影響から脾も元気になると考えます。

五行相克説の場合、脾（土）が弱いのは、肝（木）が強すぎるため。肝のはたらきを抑制する治療を行うと、バランスがとれて脾が元気になると考えます。臓同士のバランスによって不調を改善していくのです。

五行色体表 ❶

	五行	木	火	土	金	水	
季節と臓腑	五季	春	夏	長夏	秋	冬	五臓が属する季節
	五臓	肝	心	脾	肺	腎	
	五腑	胆	小腸	胃	大腸	膀胱	
五臓に関連する体の部位と産物	五官	目	舌	口	鼻	耳	五臓がつかさどる感覚器官
	五主	筋	脈	肌肉	皮	骨	五臓がつかさどる器官
	五液	涙	汗	涎（よだれ）	涕（はなみず）	唾	変調した時に分泌される液
	五華	爪	面	唇	体毛	髪	変調が現れる体表面
	五精	魂	神	意	魄	志	五臓がつかさどる精神
五臓が変調した時の症状	五色	青	赤	黄	白	黒	変調した時の皮膚の色
	五志	怒	喜	思	悲	怖	変調の原因、変調後の感情
	五動	握（筋の緊張）	憂	噦（しゃっくり）	咳	慄（おびえ）	変調した時に多い症状
	五病	語（話過ぎ）	噫（げっぷ）	呑（つばをのむ）	咳	欠（あくび）	変調した時の動作
	五香	臊（あぶらくさい）	焦（こげくさい）	香（かんばしい）	腥	腐	変調した時の体臭や口臭
	五味	酸	苦	甘	辛	鹹（しおからい）	変調した時に好む味
	五声	呼（怒鳴る）	笑（力なく笑う）	歌（小声で歌う）	泣（大声で泣く）	呻（うなる）	変調した時の声の調子

養生にも活用しよう

五行色体表❷

	五行	木	火	土	金	水	
五臓に変調を招く原因	五悪	風	熱	湿	寒	燥	五臓が嫌う外気
	五労	歩	視	座	臥	立	やり過ぎると変調を招く動作
五臓を補う食物	五畜	鶏	羊	牛	馬	豚	五臓を補う肉類
	五菜	韮（にら）	薤（のびる）	葵（ふゆあおい）	葱	藿（大豆の葉）	五臓を補う野菜
	五穀	麦	黍（きび）	粟	稲	豆	五臓を補う穀類
	五果	李	杏	棗	桃	栗	変調した時に分泌される液
五臓の経絡	五経	足厥陰	手少陰	足太陰	手太陰	足少陰	五臓の属する経絡

五行色体表には、五臓によい食べ物や経絡も書かれています。

健康を維持したり、未病状態を改善するには、養生（P166）をすることがおすすめです。

理想的な食事（量や食べる時間）などを紹介していますので、第7章をぜひ参考にしてみてください。

自分が弱い臓、不調になっている臓がある場合は、上の表で効果のある食べ物を養生の中に取り入れてみるのもいいでしょう。第5章を参考に、不調な臓と関係する経絡を刺激するのもおすすめです。

3.

東洋医学の診断と治療

どうして病気になるの？

病気の原因は大きく分けて３つある

外因 気候の変化である六気（風・寒・暑・湿・燥・火）が体に悪影響を与える六邪に。

風邪
悪寒や発熱など、急に症状が起こる。寒邪や湿邪など、他の邪気と共に体に入ってくることもある。

暑邪
暑さによって、発汗・発熱が起こる。上半身に症状が現れやすい。汗と一緒に気も放出されるため疲れてしまう。

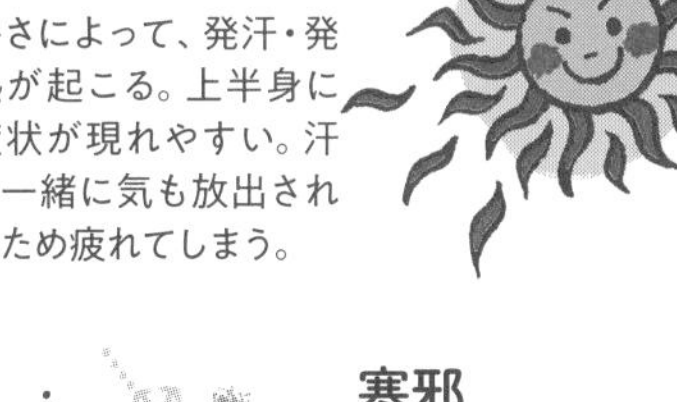

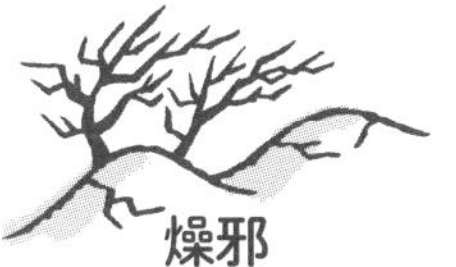

燥邪
乾燥による不調。肌や粘膜が乾く。水が不足して肺に症状が出やすく、せきや呼吸器系の病気につながることも。

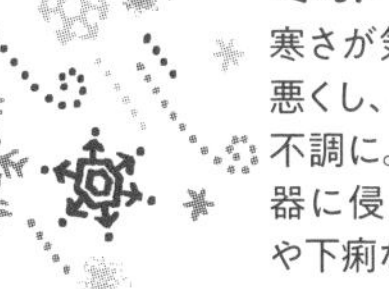

寒邪
寒さが気血水の循環を悪くし、停滞した部分が不調に。寒邪が直接臓器に侵入すると、嘔吐や下痢などが起こる。

湿邪
湿気の影響で、気血水が停滞、湿邪が滞った部分が痛み、だるくなる。粘る性質があるので病気も長引く。

火邪
火が燃えるような急な高熱などの症状。水が不足することから、筋肉や組織が損傷し、出血することもある。

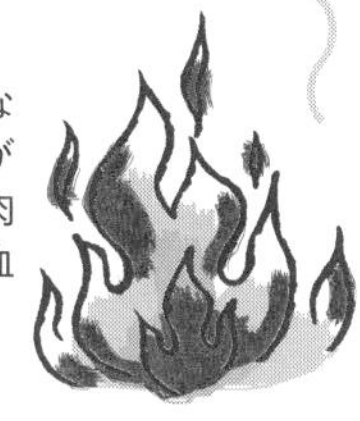

病気を引き起こすメカニズムについては、東洋医学ではさまざまな説があります。

①陰陽のバランスが崩れ、陰陽失調が起こる。
②五臓六腑の働きが悪くなる。
③気・血・水のバランスが崩れたり、巡りが滞る。

①によって、「正気」が衰え、病気の原因が侵入した時に防御できなくなると病気になります。経絡の機能が不調になっても、その部分に関係する臓器に影響が及び、病気になる危険性もあります。

病気の原因も大きく3つに分類されます。

①**外因** 気候の変化を六気（風・寒・暑・湿・燥・火）と呼び

ます。これらが体に悪影響を与えると六邪へと転化します。六邪は鼻、口、皮膚から体内に侵入。正気が弱いと病気が起こります。また、病原菌感染や薬物中毒も外因による病気とされます。

②内因　七情（喜、怒、思、悲、憂、恐、驚）が過剰になると、臓腑を痛める病気につながります。

③不内外因　節度のない飲食、過労、性生活の乱れなども病気の原因となります。

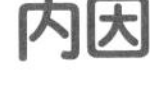

七情（喜、怒、思、悲、憂、恐、驚）が過剰になると病気の原因に。

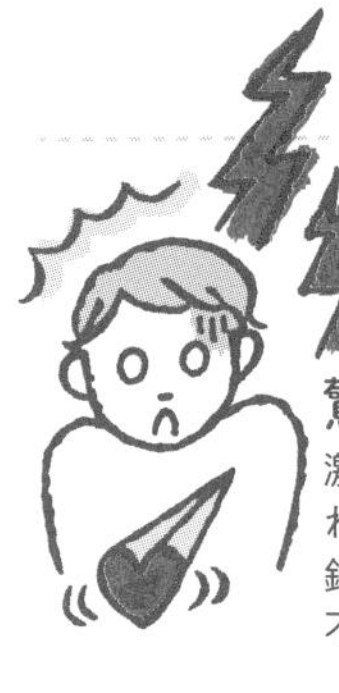

驚

激しく驚くと、気が乱れて腎が傷つく。精神錯乱、物忘れ、動悸や不眠などが起こる。

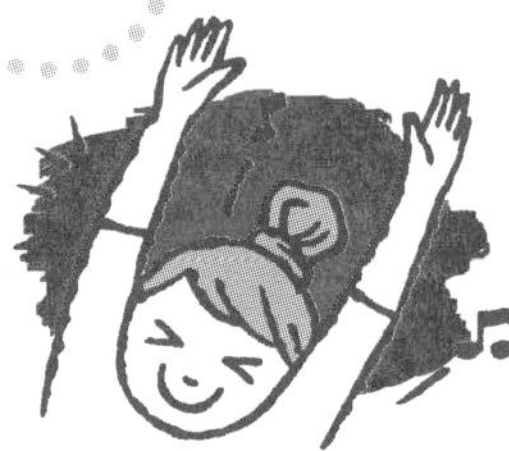

喜

喜びすぎると気がゆるみ、心が制御できなくなる。不眠や集中力の低下などが起こる。

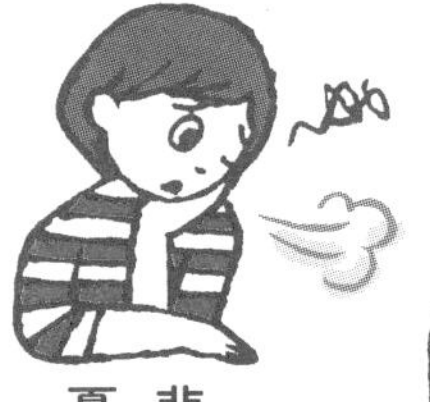

憂・悲

悲しみや憂いが多くなると気と水が停滞。肺が傷つき、せきや息切れ、胸苦しさに。

怒

怒りすぎると気が血と一緒に頭に上昇する。頭痛やめまい、脳卒中、動悸、不眠など。

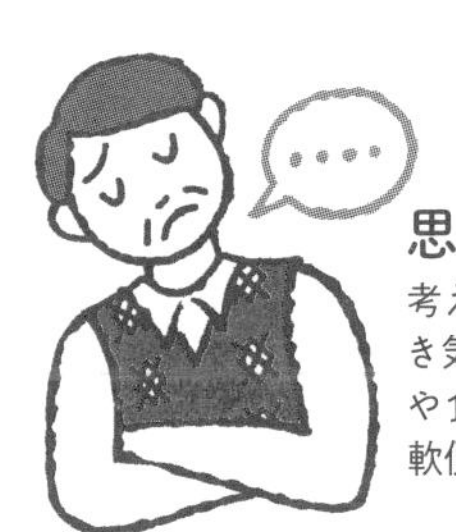

思

考えすぎると脾が傷つき気が停滞する。腹痛や食欲不振、膨満感、軟便につながる。

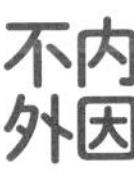

過労やストレス、暴飲暴食、性生活の乱れなども病気の原因に。

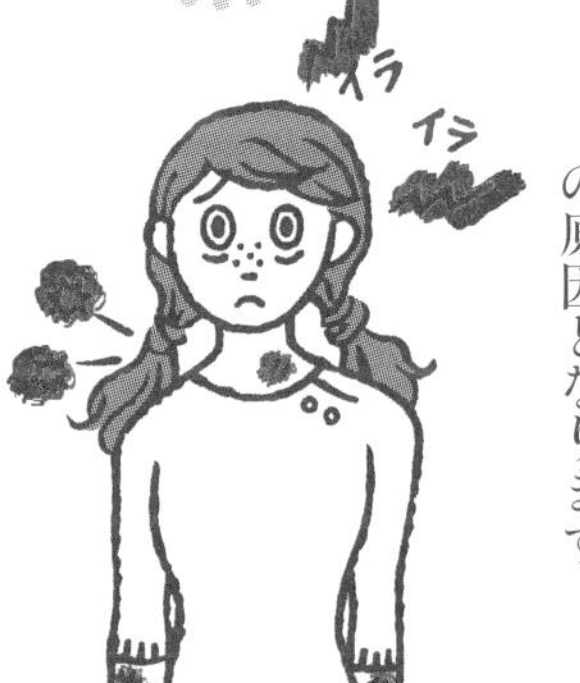

証を立てて、治療方針を決める

症状が起こっている患部だけではなく、
体のほかの部位の異変、肌の状態や吹き出物など、
刻々と変化する病態を統合して判断し、「証」を立てる。

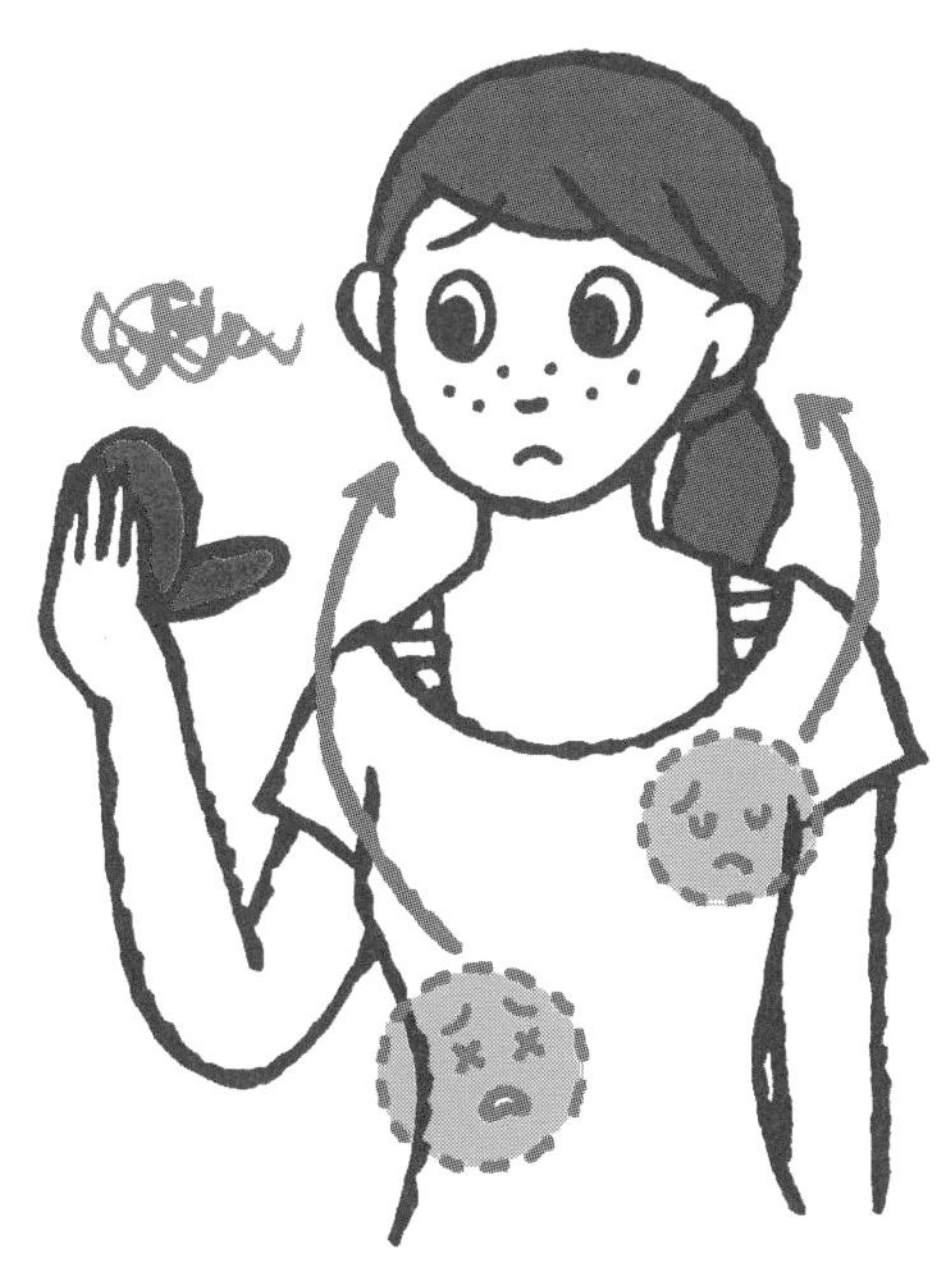

患者にとって最適な処方を探し出すことに患者の現在の「証」を立てなければなりません。

証とは、そのとき現れている病気の症状を、気血水や陰陽をはじめ、さまざまな東洋医学の概念で認識し「病態」の示す兆候を捉えた結果を総合して行う診断です。そこで証も患者の症状の経過とともに変化していきます。科学的な検査データの数値をもとに治療を行う西洋医学とは異なり、東洋医学では、診断を行い、証を立て、治療方法を決定します。

「未病」から治すことができる

西洋医学では、検査データが域を越えない状態では
病気と診断されないので、体の不調があっても積極的に治療しない。
東洋医学の場合、体のバランスが崩れはじめた状態を「未病」とし、
バランスを整えることで不調を改善。病気になる前に防ぐ。

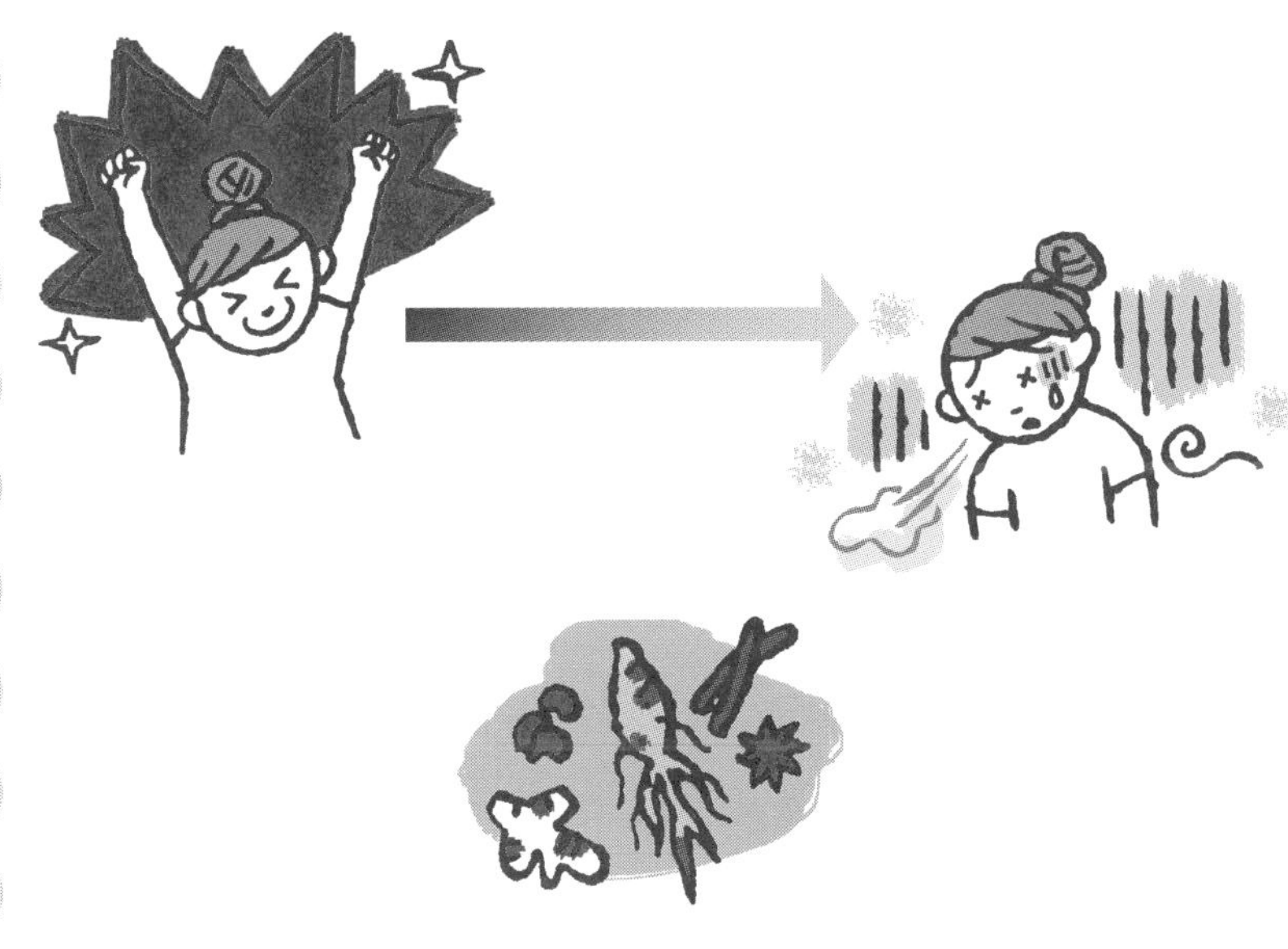

東洋医学用語の中でも「未病」はよく知られている言葉です。

未病とは、病気ではないけれども、体内のバランスが崩れ始めている状態のこと。そのままにしていると、症状が悪化し、病気になってしまう危険性が高いです。

しかし、未病のような不調で一般の病院に行っても、検査データ上では異常は発見されません。東洋医学の場合は、病態を見れば、バランスの乱れが分かります。未病の段階で体のバランスを整え、病気を防ぐことができるのです。

診断方法は4つ

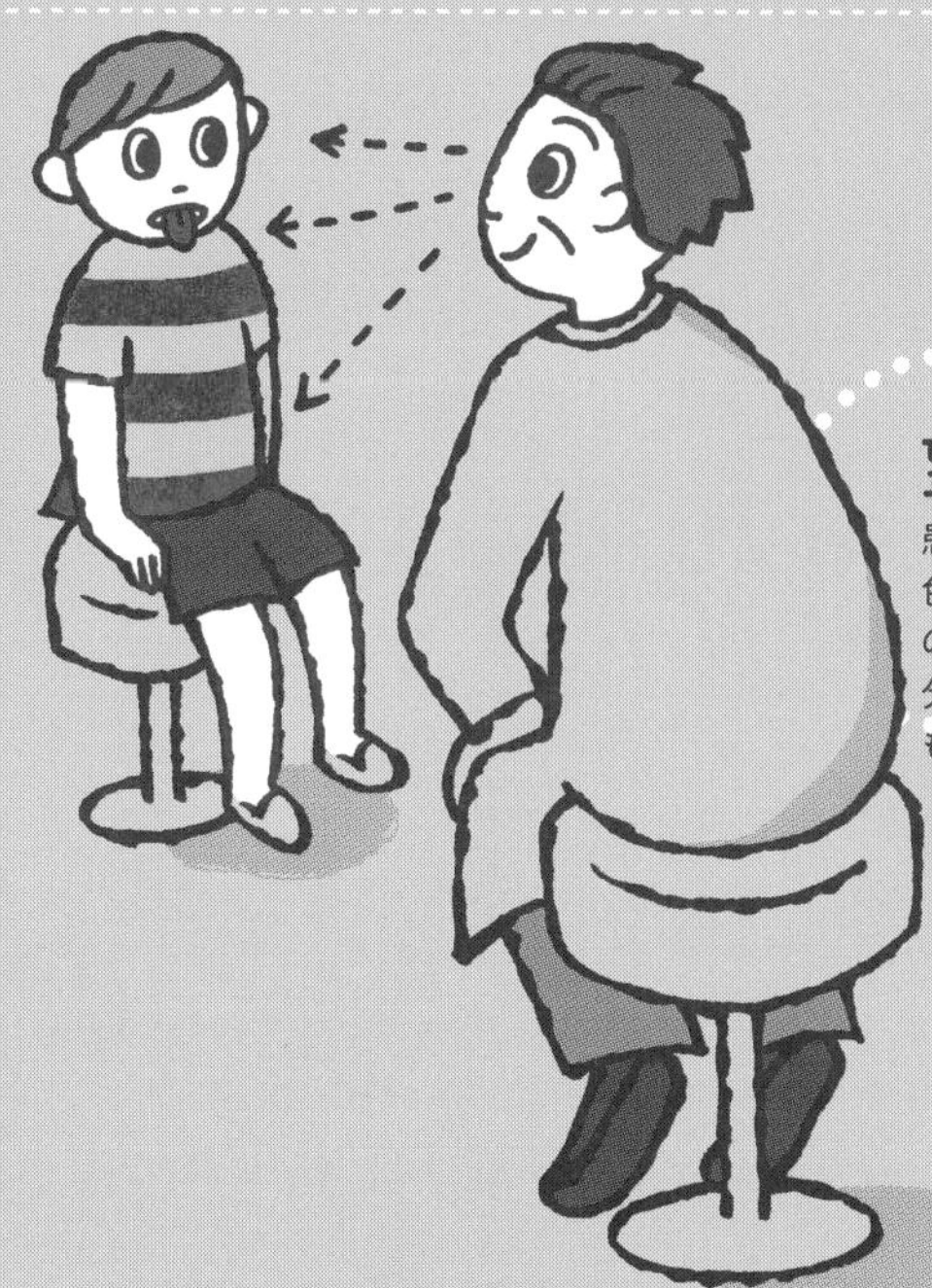

望診

患者さんの体型・動作、顔色などを目で見て診察。舌の色や状態を見る「舌診」、分泌物や排泄物を見ることもあります。

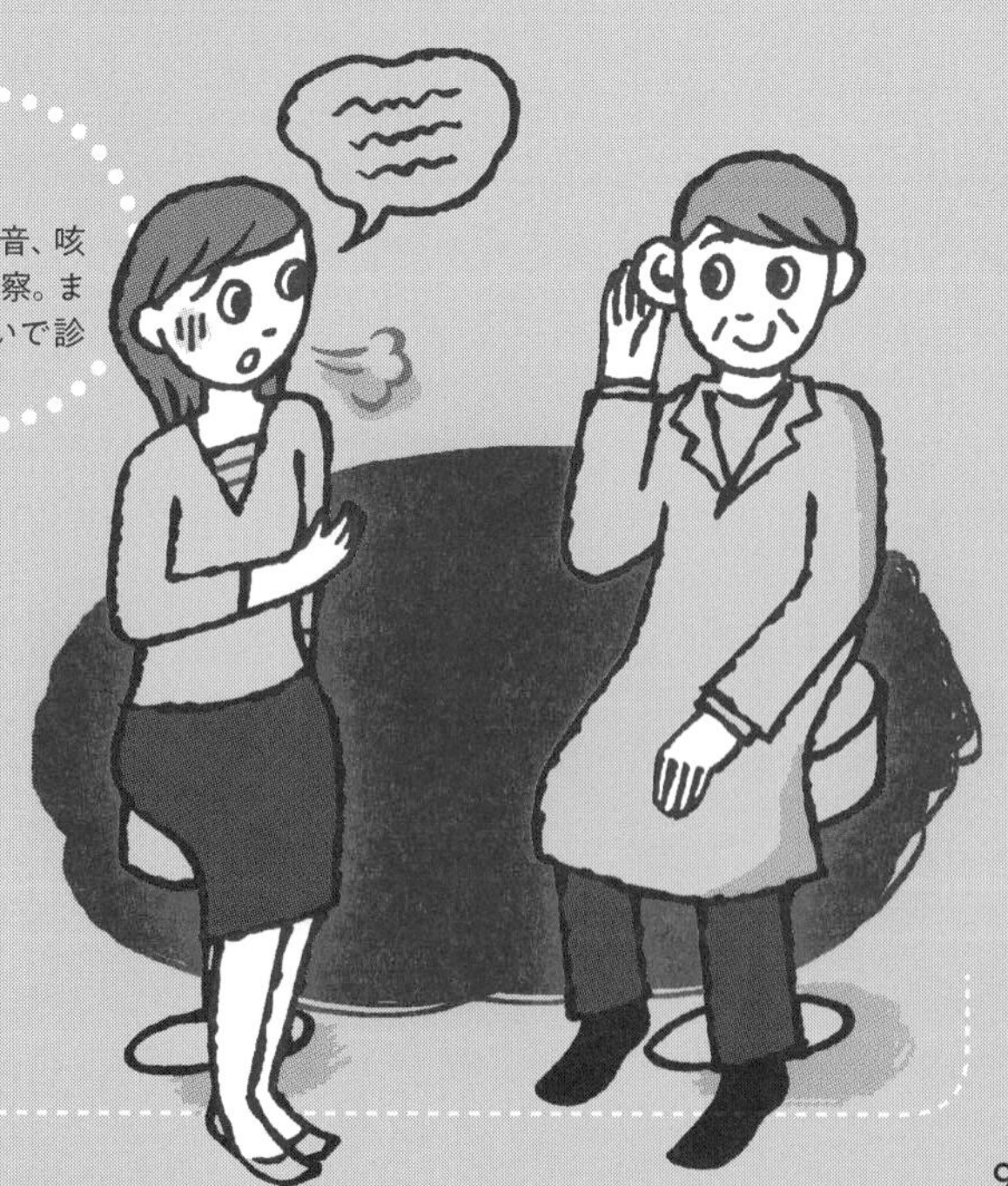

聞診

患者さんの声や呼吸音、咳や話し方を聞いて診察。また、口臭や体臭を嗅いで診察を行います。

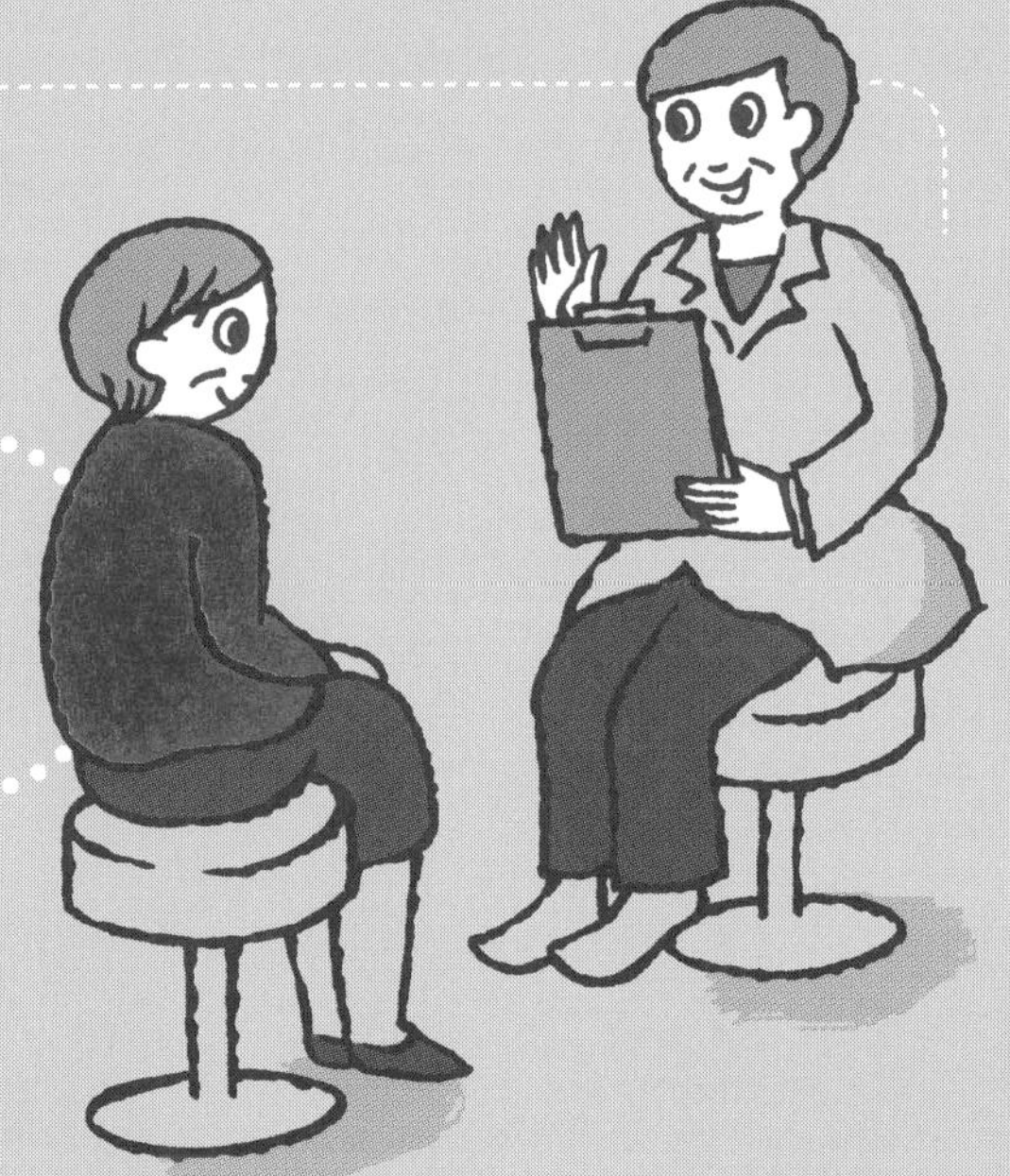

問診

痛み、熱の有無など患者さんの自覚症状、既往歴、家族歴、生活習慣などを質問して情報を集めます。患者のつらい症状を特にくわしく聞くのがポイント。現代医療の問診と同様です。

切診

患者に触れる診断。お腹に触れる「腹診」と脈に触れる「脈診」があります。

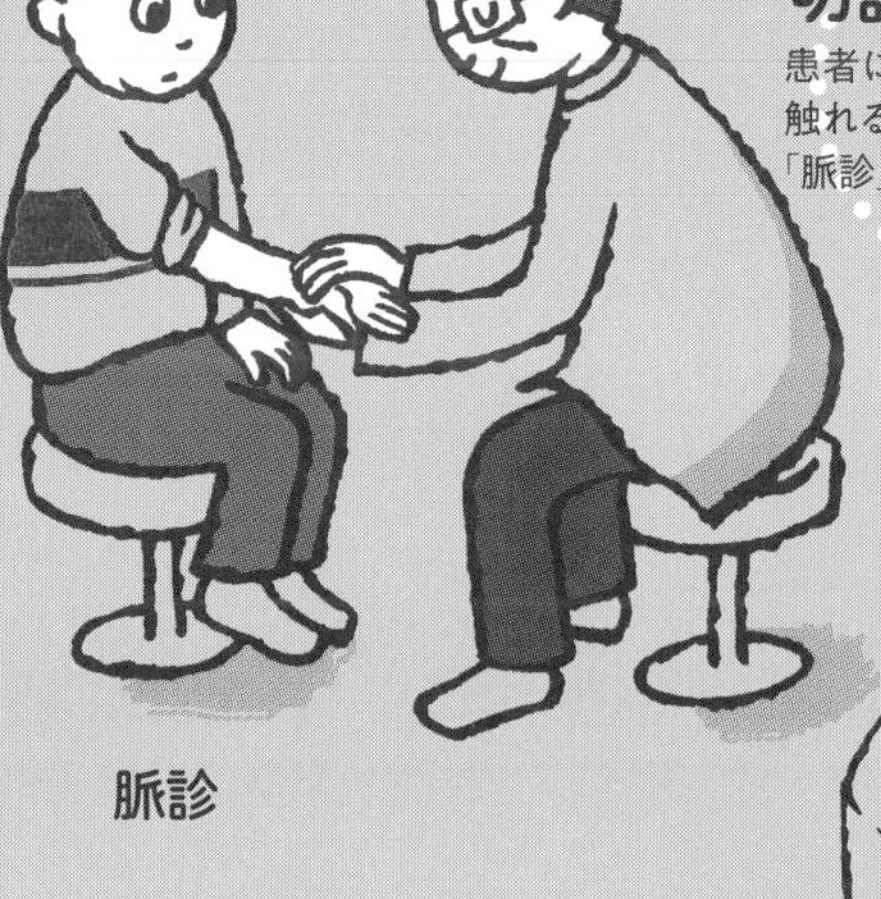

脈診

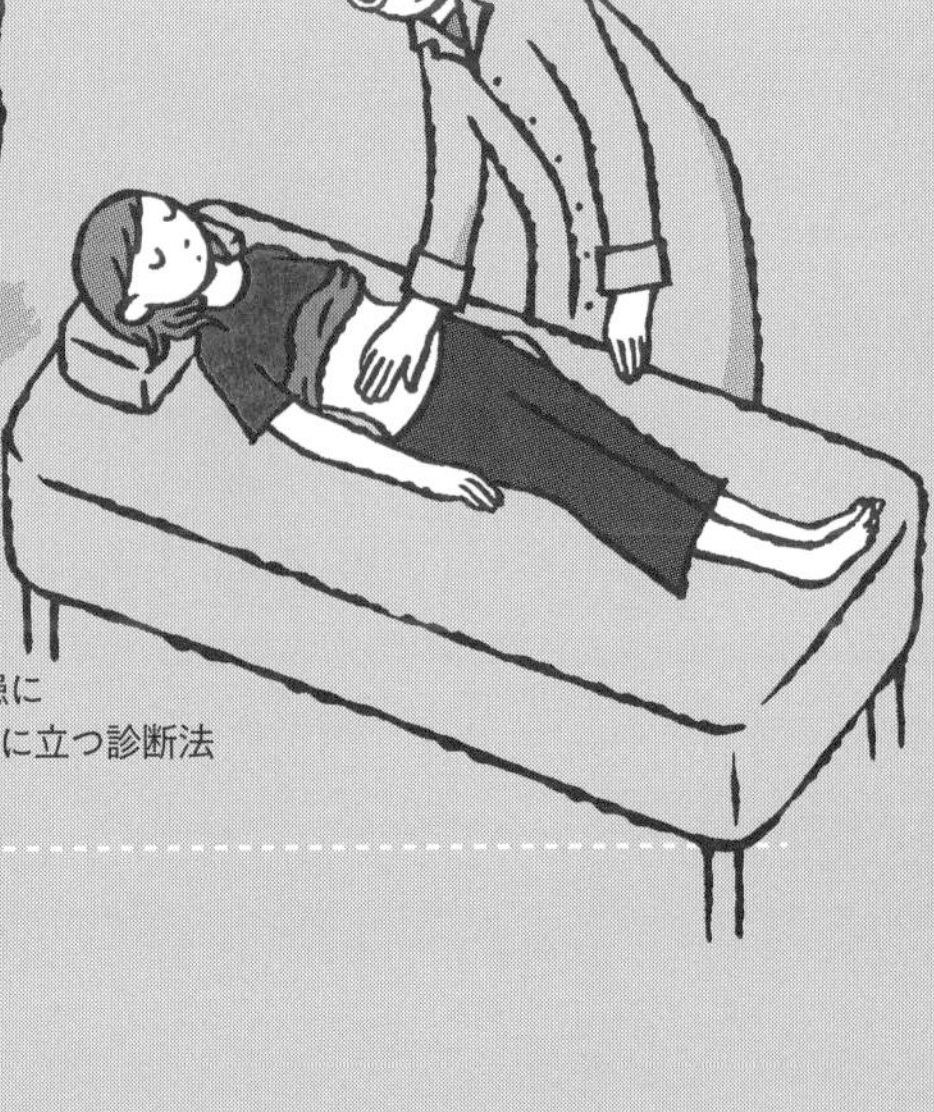

腹診

慢性疾患に
とても役に立つ診断法

腹診について

〈従来の腹診〉

胸脇苦満

肋骨の下からみぞおちに張り感があり、押すと痛い。湿熱体質、ストレスを感じている人に多くみられる。

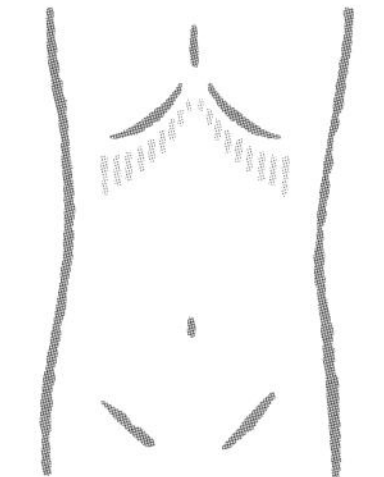

心下痞硬

みぞおちのあたりがつかえた感じで、押すと痛みや不快感がある。消化器系の病気に多い。

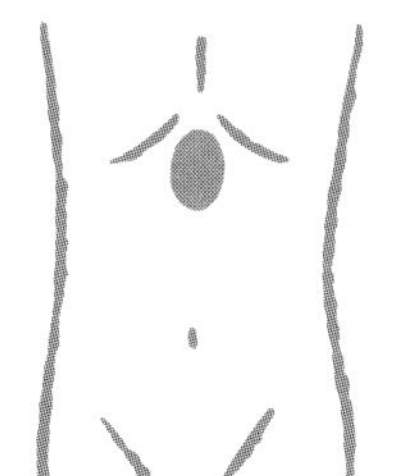

胃内停水

みぞおち付近をたたくと、胃の中でぽちゃぽちゃと水音がする。水分代謝が悪く、胃に水が溜まっている。

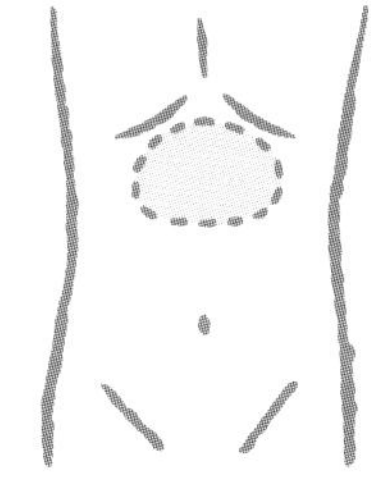

小腹不仁

下腹部の筋肉が弱く、押すとやわらかくへこむ。腎の精が不足した腎虚でみられる。

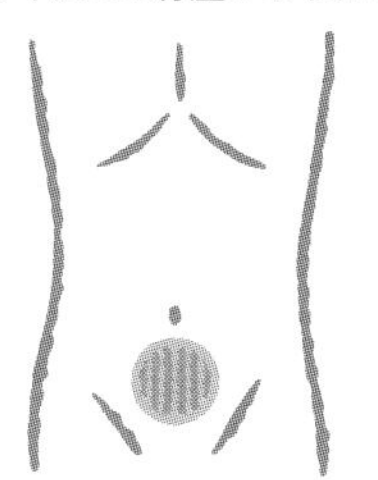

少腹急結

左の下腹部を押すと痛み、瘀血がある婦人科系の病気でみられる。

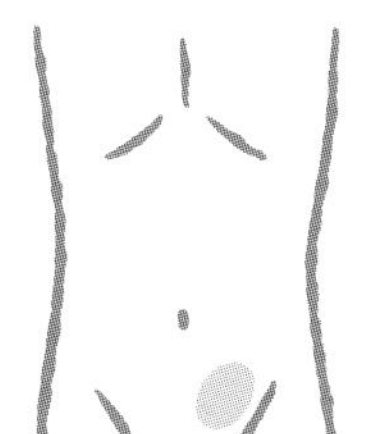

動脈の拍動を触れる

心下悸：みぞおちあたりで拍動を感じる。
臍上悸：へその上で拍動を感じる。
臍下悸　へその下で拍動を感じる。

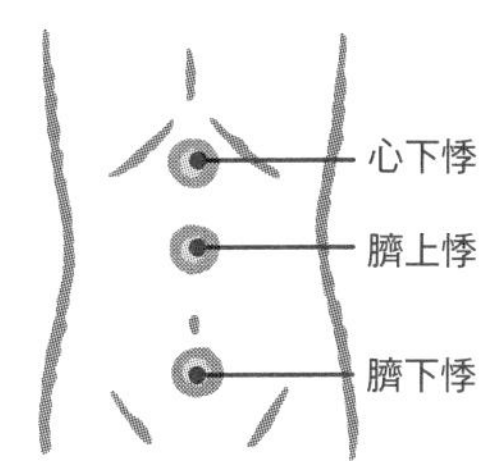

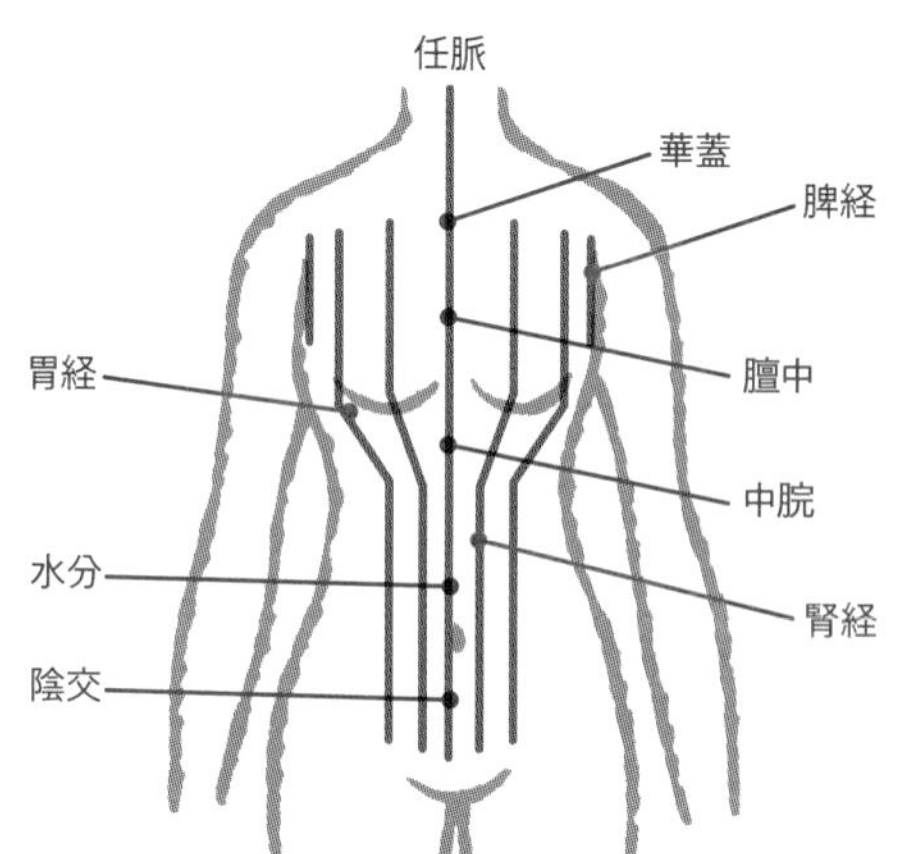

〈経絡腹診〉

従来の腹診＋経絡に沿ってツボの圧痛点も診る

腹診から得られる情報

私は20数年間に亘って、東洋医学と西洋医学のそれぞれの強みを最大限に引き出そうと努力してきました。各々の患者さんの適合性やニーズに合わせた治療を心がけてきたのです。

その臨床経験から生まれたのが現在の私の診療スタイルです。

四診の中でも、慢性疾患などは特に腹診を重視。既往生活の積み重ねは必ずお腹の状態に現れます。腹診によって、患者さんの体質と現在の不調の原因を探ります。

昭和から平成時代までに広く行われていた腹診では、圧痛「点」から、「証」を立てました。

しかし、この方法は情報量の収集が少なく、患者さんの病態分析には活用しにくいものでした。そこで、もっと立体的に「線」や「面」に広げて病態を分析できないかと考え、日々の臨床実践と工夫を行った結果、「経絡腹診」にたどり着きました。経絡腹診によると、病態がより詳細にとらえ、的確な診断がより可能となります。

経絡腹診から得た情報をもとに、不調を取り除くため「漢方養生」の生活指導を行います。重症の場合は、漢方投薬、鍼の施術を併用して、病気の治癒や免疫力を高めていきます。また、さらに必要な場合は、西洋医学的な検査と投薬の併用も必ず行っています。

西洋と東洋という二つの視点を持ち、それぞれの長所を生かした診察や治療法を習得し、実践することができれば、患者さんの病気を治す確率は一方の視点からだけよりも高まると考えています。

病気はどのように進行する?

東洋医学では、病気は6つのステージで進行すると考えます。
病気の移行は、陽から陰へ。体力のある陽の状態から、
体力が衰える陰の状態に変化していきます。

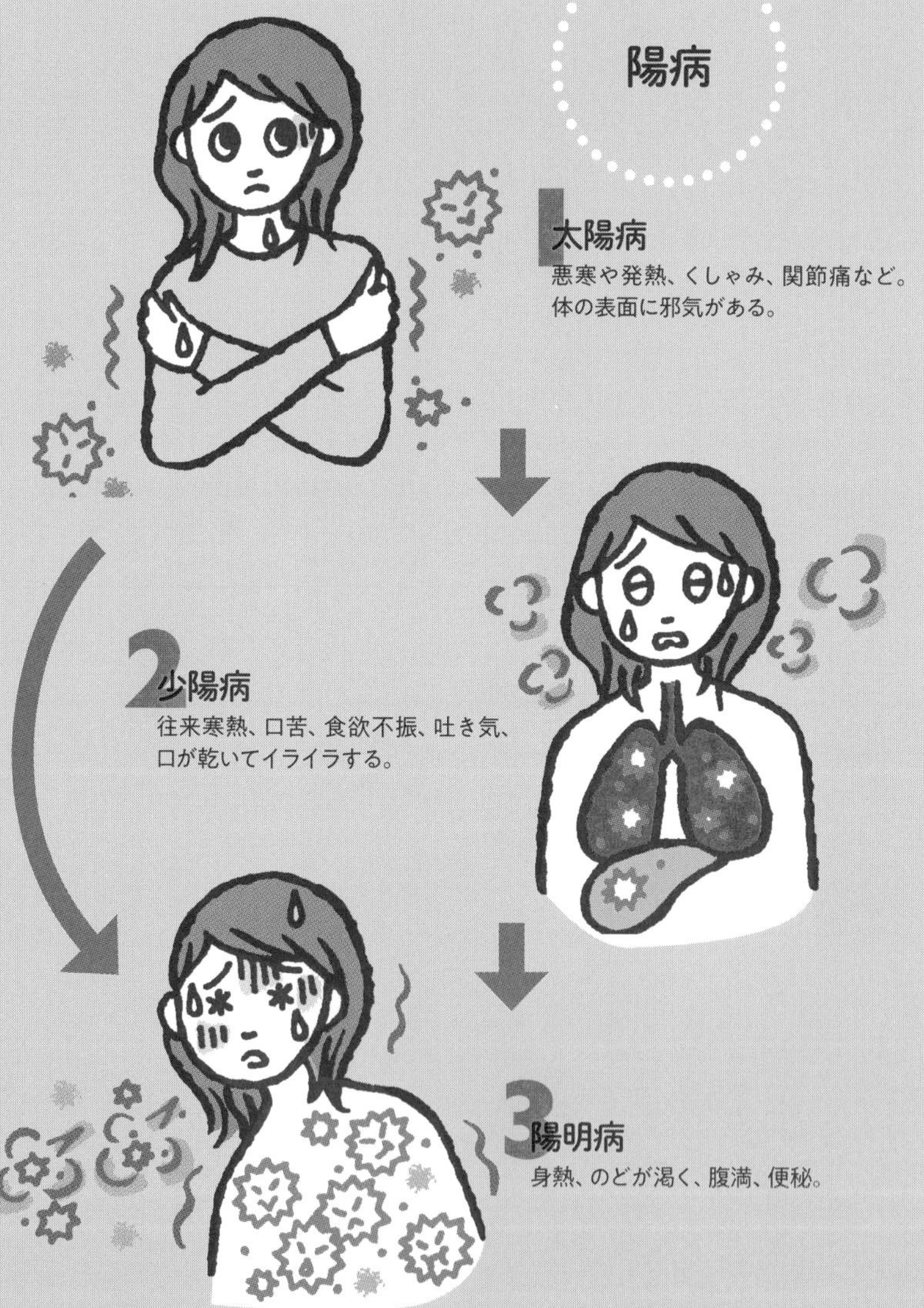

陽病
1 太陽病
悪寒や発熱、くしゃみ、関節痛など。
体の表面に邪気がある。
2 少陽病
往来寒熱、口苦、食欲不振、吐き気、
口が乾いてイライラする。
3 陽明病
身熱、のどが渇く、腹満、便秘。

陰病

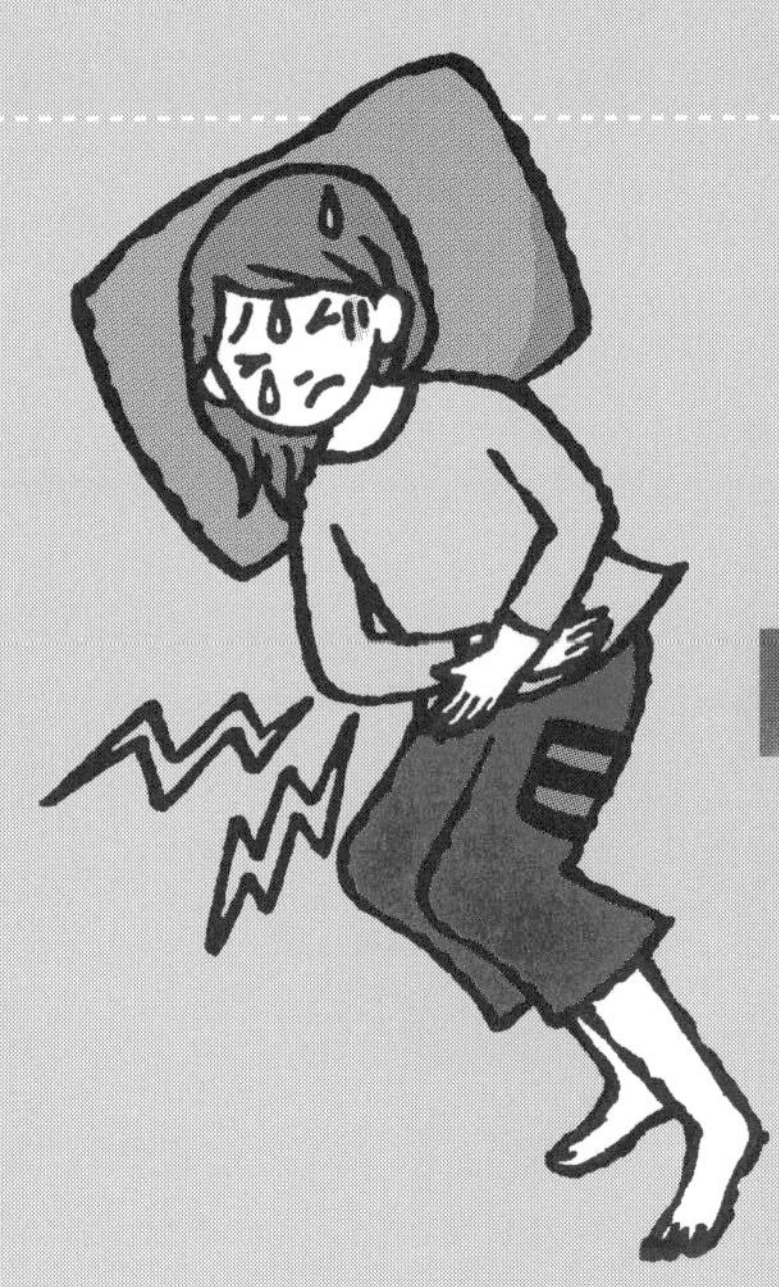

1 太陰病

陰病の初期。熱さを感じなくなり、冷えからくる腹痛、下痢、吐き気などが起こる。

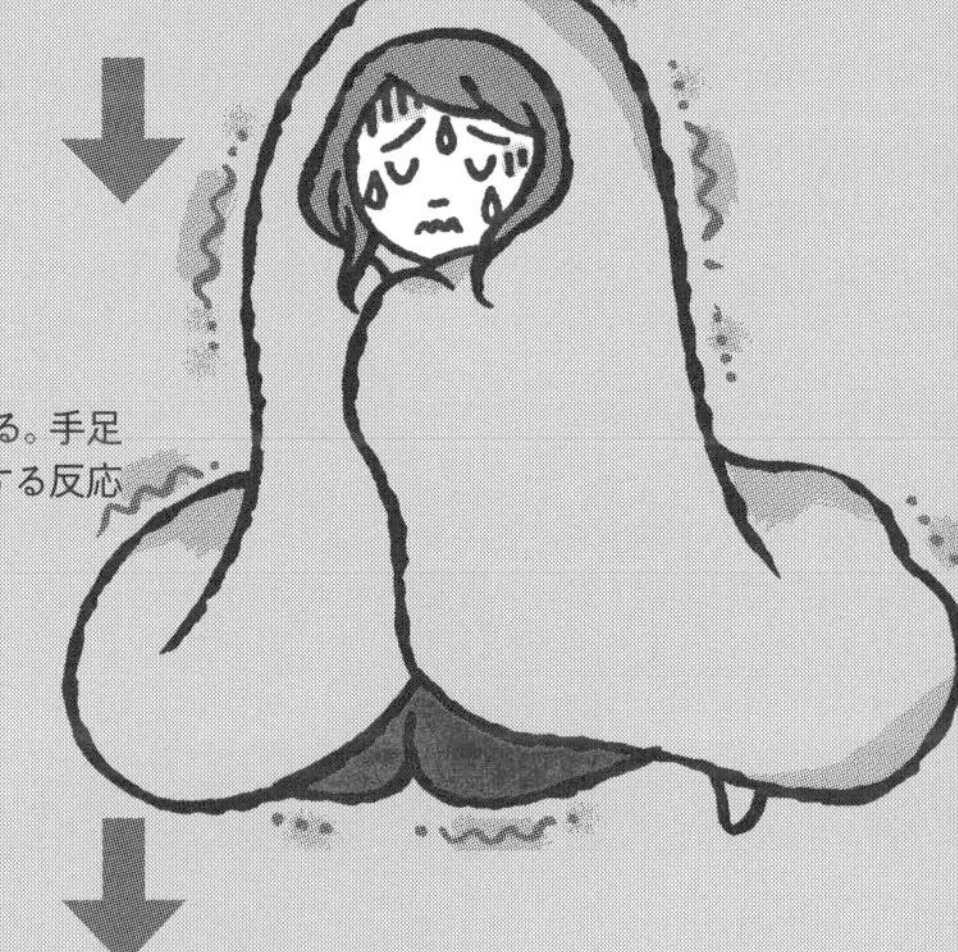

2 少陰病

陰の勢力が増し、体力が落ちる。手足の冷え、寒気など。邪気に対する反応が鈍くなる。

3 厥陰病

生死の境。突然熱が出たり、冷えたり、寒と熱が混ざり合っている状態。

証を立てる

①不足（虚証）と過剰（実証）

虚証

正気が弱くなり、邪気に負けそうになっているのが「虚証」。
正気を強くして、邪気を打ち負かせるように治療を行う。

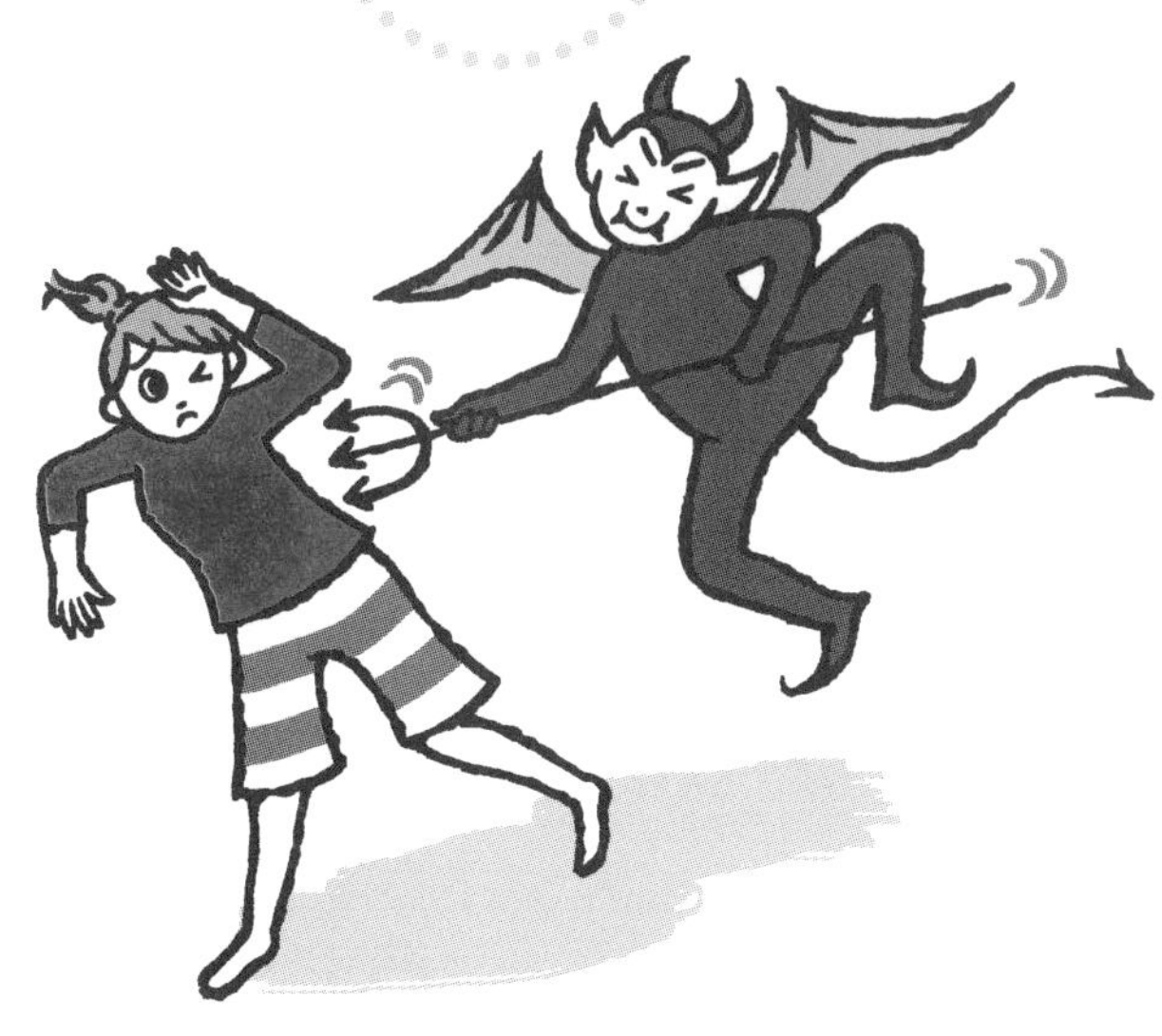

体内での正気と邪気の闘い—という視点で病気の状態を見ることを「虚証と実証」といいます。

気・血・水などが不足している状態が「虚証」です。

その影響で五臓六腑の働きが落ちて正気が弱くなります。血が不足すると「血虚」、気の不足は「気虚」と呼びます。疲れやすく体力がない状態。病気が治る前や慢性病に見られます。

「実証」は正気は充実していますが、邪気や有害なもの（気滞、瘀血、痰飲など）で臓腑の機能が衰えたり、有害物が過剰になった状態をいいます。

病気の初期から中期、飲食物や水、血の停滞による病気で起こる症状です。

実証

正気が強いので、邪気と激しく戦っている状態が「実証」。邪気や不調の原因を取り除く治療を行うと、正気が勝って病気が収束する。

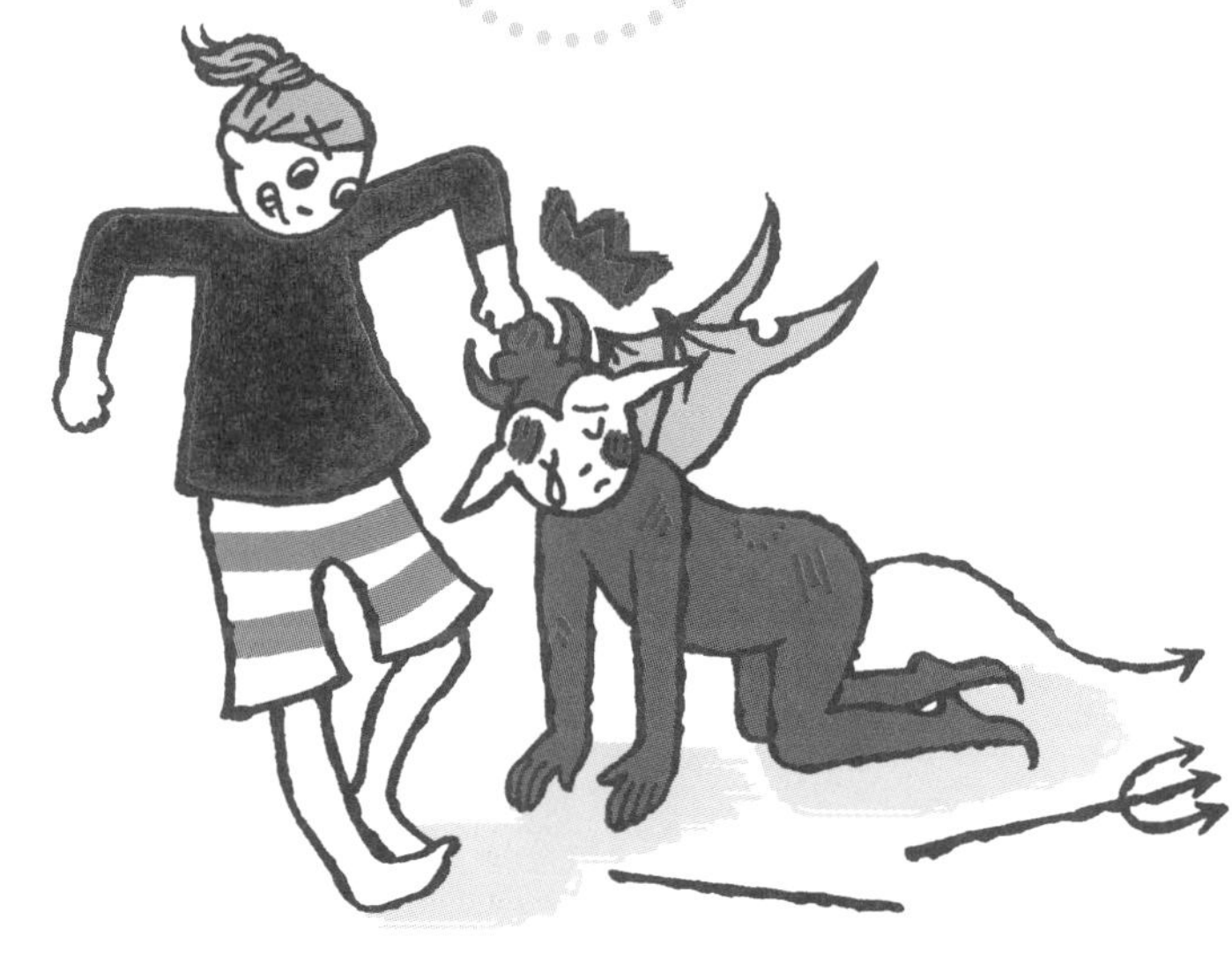

虚証の治療

不足しているものを補う治療をします。血が足りない場合は、原因となっている臓腑を探り出し、その臓器の機能を高めるように治療を行います。

虚証とは、正気が弱くなり邪気に負けている状態なので、正気を強くして邪気に勝つことを目指します。

実証の治療

過剰や変調の原因を探り出し、それらを退治する治療を行います。

実証とは、正気が充実して邪気との闘いが激しくなっている状態。原因である邪気や有害物を取り除く治療を行います。

虚証と実証はその時々で変化するため、病態を観察して適切な治療を行います。

証を立てる

②寒証と熱証

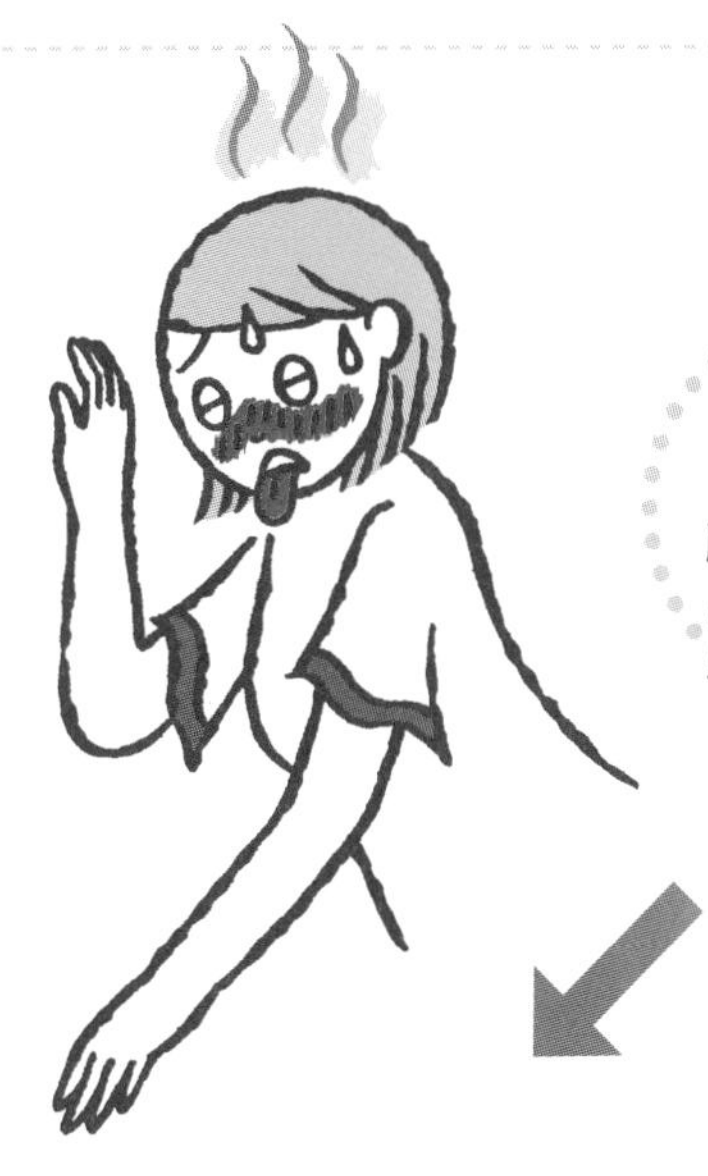

熱証

顔が紅潮している。
あるいはほてる。
舌や口が乾いている。

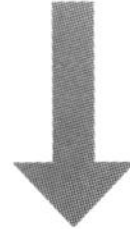

実熱（熱邪の影響）

発熱、発汗。目が充血したり、口が乾く。熱っぽい感じが続く。

虚熱（水や血の不足）

手のひらや足の裏がほてり、かゆくなる。寝汗をかきやすい。

病気の性質を、寒・熱で判断するのが「寒証と熱証」です。

寒さを感じ、手足が冷えるのは「寒証」。体が熱っぽく、ほてる状態なら「熱証」です。

どちらかというと実証の人は、熱さを感じる熱証になりやすく、虚証の人は手足が冷える寒証になりやすいです。

・寒証

悪寒や手足の冷え、寒さを感じます。顔色は青白く、舌や口はあまり乾いていません。尿は透き通っています。

冷房や冷たい飲み物を避け、温かいものを好みます。

気の衰えによる「虚寒」は、手足の冷え、尿が増え、下痢に。

寒邪が原因の「実寒」は、悪寒や頭痛、せき、鼻水にはじまり、腹部の冷えや腹痛が起こります。

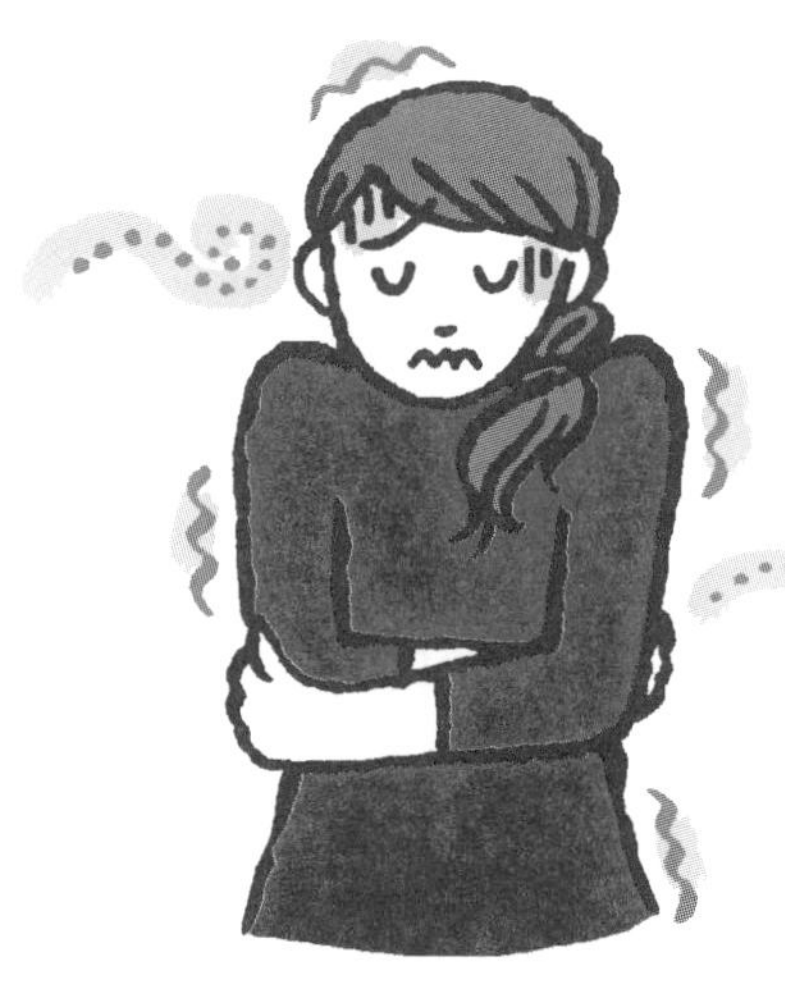

寒症

顔色が青白い。
いつも寒さや冷えを感じていて、冷房を避けたがる。

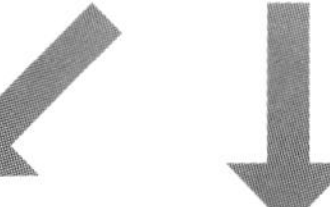

実寒（寒邪の影響）

悪寒、頭痛、せき、鼻水。体内が冷えると、腹痛が起こる。

虚寒（気の不足）

手足が冷える。尿が増え、下痢になる。疲れやすい。

・熱証

顔色が赤く、熱っぽくほてっているのが熱証です。舌や口が乾き、尿の色が濃く、便秘気味で便が臭い、あるいは臭い下痢に。冷房や冷たい飲食物を欲しがり、温かいものを避けます。

水や血の不足で体内に熱がたまる「虚熱」は、午後になると熱くなり、手のひらや足の裏がほてり、イライラしたり寝汗をかきます。熱邪が原因の「実熱」は、熱さ、目の充血にはじまり、発汗、口中の渇きが起こります。

寒証と熱証は、体温や体質は関係ありません。今、自分の体を冷たく感じるか、それとも熱っぽく感じるのか。患者本人の感覚をもとに診断されます。

女性に多い「上熱下寒」

上熱下寒とは

顔や頭がほてったり、胸やけしたり…
でも、足先は常に冷たく、下痢や腹痛を
起こしやすい。1人の体の中で
熱証と寒証が同時に現れることが
「上熱下寒」。比較的
現代女性に多い症状です。

上半身

のぼせやほてり、発汗。胸やけなど
が起こりやすい熱証。

下半身

冷えからくる下半身のむくみ、足先
が冷たいなど。ひどい時は腹痛や
下痢を起こす寒証。

上半身は熱くて汗をかいているのに、下半身は冷えている。これは寒証と熱証が入り混じっている状態で「上熱下寒」と呼びます。現代人に多い症状で、特に女性に顕著です。上半身は、熱証の症状である、発熱や胸やけのような症状があり、下半身は末端の冷えや腹痛、下痢が起こります。温めると上半身がさらに熱くなり、冷やすと腹痛や下痢がひどくなる。室温調節などで不調に陥りやすい、やっかいな症状です。

本書の序章で紹介した、「腸熱こもり症候群」が、上熱下寒の原因となっていることも少なくありません。日々の生活で漢方養生を実践して、腸管の熱を取り除くことが必要です。

病因を表す「表証と裏証」

表証と裏証とは

病気の原因となる「邪気」が、体のどの辺にあるかを、表・裏で表します。表にある時は表証、裏ならば裏証。病気が進行するとともにその場所は、表→半表半裏→裏と移動することが多くみられます。陽病の裏証は「陽明病」であり、消化管に熱のある状態です。

表
頭、鼻、のど、皮膚、筋肉、骨など、体の表面やそれに近い部分。

半表半裏
横隔膜の上下にある表と裏の中間の部分。

裏
消化管など、体の奥深い部分にある臓器。

病気の原因がどこに存在するかを表すものが「表・裏」です。

「表」とは体の表面（皮膚、筋肉、骨、頭、鼻、のど）。「裏」とは体の奥深い部分、臓器です。その中間（横隔膜の下にある臓器）は「半表半裏」です。

病気の原因が表にある場合は「表証」、裏の場合は「裏証」です。

病気の原因となるものは、表から裏に移動します。94、95ページで説明した「病気の進行」では、太陽病では表、少陽病では半表半裏、陽明病以降は裏に存在します。

表証は風邪の引き始めのような状態。陰病の裏証は臓腑の機能が衰えた状態です。一般的な病気は半表半裏、または裏証がほとんどです。表証の段階で治療を行えば重症化しないで済むのです。

日本漢方の診療方法

東洋医学の証の立て方の、ほんのさわりを紹介してきました。

実は、同じ東洋医学でも、日本漢方と中医学では、証の立て方に違いがあります。

日本漢方は「随証治療」という方法をとります。それは、張仲景が著した「傷寒論」という東洋医学の古典に基づいた治療法。

患者が現時点で現わしている症状を「陰陽」「気血水」「虚実」「寒熱」「表裏」などの基本概念を通して理解し、四診から得られた情報を統合して、証を立てます。

患者の症状は、時間（朝昼晩、季節や異常気象の影響）や空間（地域や風土）によって変化するものです。

たとえば、急性の病気の場合は、現在いる場所の気象条件（天気や気温、気圧、湿度など）によって症状が変わることもあります。

あるいは、慢性の病気の場合は、住んでいる環境（海岸や盆地、内陸部）の影響を受けます。何よりも患者の生活習慣に大きく左右されるものです。

日本漢方では、それぞれの患者本来の体質や体調に配慮した、病態治療を行います。これは心と体を一つと考える治療です。

また、患者の証と重なる薬を数種類組み合わせる「方証相対」という投薬方法を行います。

これらの治療は、人間の治癒力を最大限に引き出すことができます。治療のプロセスでも、症状の変化に合わせて治療を微妙に調整することで、患者のQOLの向上を目指しています。

4.

漢方薬のきほん

漢方薬ってなに？

東洋医学といえば、鍼灸と並んで知られているのが漢方薬。近年では一般の病院でも、西洋医学の薬と併用して漢方薬を処方することが増えています。

診断によって証が立てられたら、それに従って漢方薬を処方します。

西洋医学の薬は、化学的に合成して作られたもの。漢方薬は、複数の「生薬」を組み合わせたものです。

生薬とは、自然界の動植物が原料。東洋医学の長い歴史の中で、薬効があると判明した素材を用いています。それらを保存するために、乾燥したり、焼く、蒸す、酒に漬けるなどの加工を施して、薬効を強めたり、毒性を弱めたりしたものです。

漢方薬は、2～10種類の生薬を組み合わせて作られます。複数の生薬の力が働くことで、薬効が強くなったり、複数の症状に効くことが可能です。また、生薬同士の関係から副作用を抑制することもできるのです。

かつては、細かく砕いたり（散剤）、練ったり（丸薬）した薬を服用していました。

しかし、「傷寒論」の中に、生薬を煎じる方法が紹介されて以来、その方法（湯液療法）が主流となりました。

今は煎じ薬を濃縮し、乳糖などと粗乾燥させ顆粒にしたエキス製剤が多く利用されています。しかし、煎じ薬（湯液）の方が病状に合わせて生薬を調整するなどカスタマイズができ、高い薬効が期待できます。

どうやってつくられる？

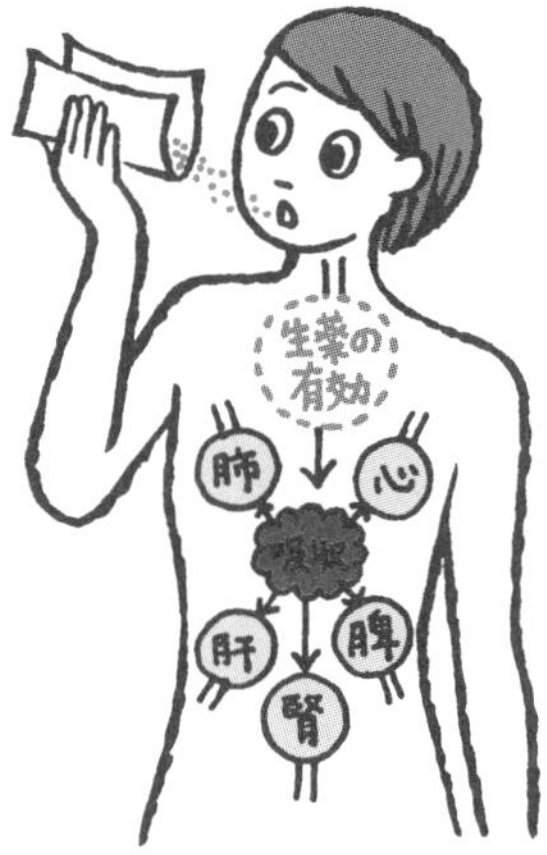

漢方薬は、生薬を組み合わせて作られます。生薬はその性質やはたらきの強さによって、上薬、中薬、下薬の3つに分けられます。

上薬（**上品**）：おだやかにはたらき、全身の状態を整えます。副作用がないので長い期間服用できます。

中薬（**中品**）：新陳代謝や体質改善を促進する薬。上薬よりは強いですが、服用期間と量に注意すれば副作用はありません。

下薬（**下品**）：作用が強いので、即効性に優れます。副作用が出やすいので、長期間の服用には不向きです。

　また、漢方薬の処方は、「君臣佐使」という考え方によって組み合わされます。「治病の君臣佐使」と上記の「三品の君臣佐使」とは別のことです。

君薬：君主、つまり処方の中心となる生薬で、治病の主役をなす薬です。必ずしも上薬ではありません。

臣薬：臣下のように、君薬をサポートする生薬です。

佐使薬：臣薬の用に応ずる生薬です。

　病によって薬の君臣佐使が決定されるもので、一処方の佐使薬は、ほかの処方においては君薬にもなり得ます。

　薬効の強さや性質によって分類された生薬を組み合わせ、患者の体質や病態に合わせて処方します。気や血などが足りない時には、補剤を使います。また、余分なものを取り去る時には瀉剤を使います。瘀血を解消する、体を温める、水分の代謝をよくするなど、さまざまな目的に合わせた生薬を使って、全身の状態を整えることを目指します。

生薬ってなに？

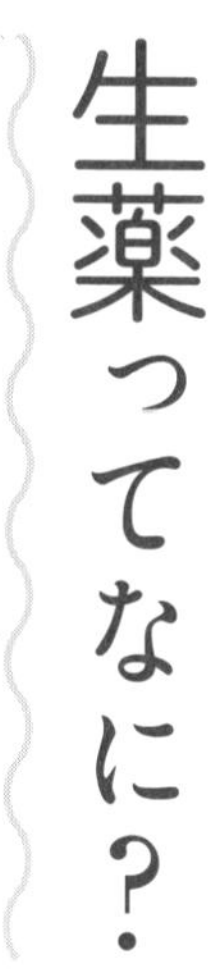

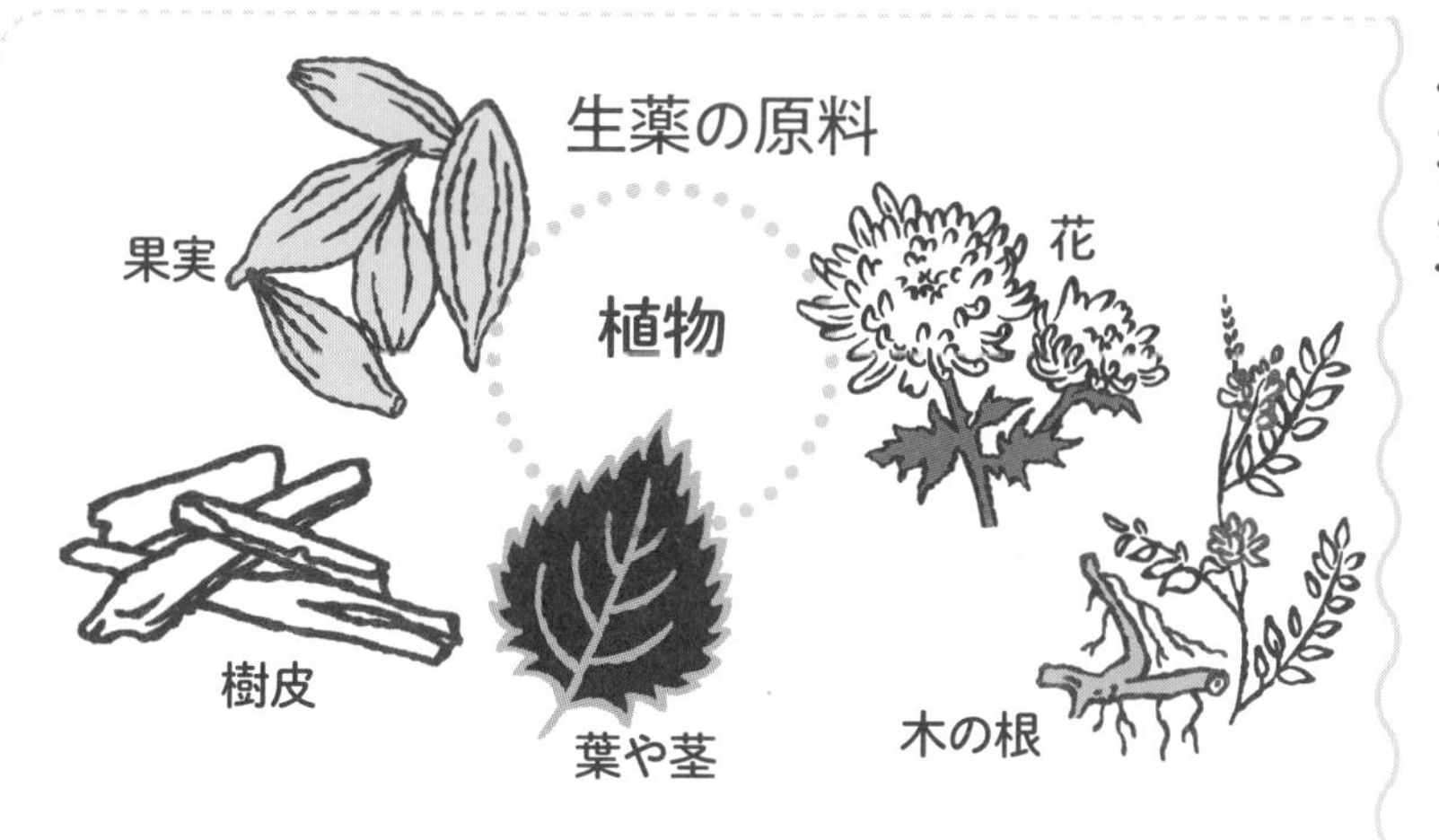

鉱物

石膏

動物

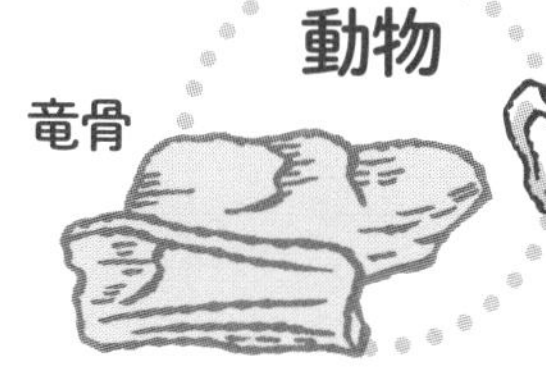

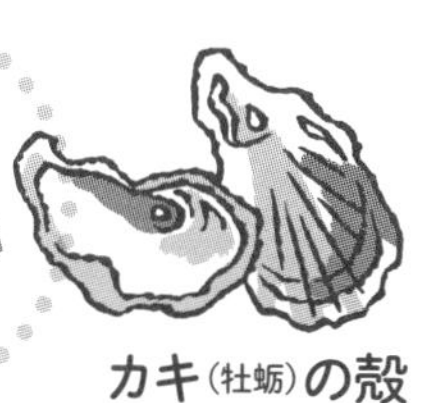

中国最古の薬物学の本「神農本草経（しんのうほんぞうきょう）」には、３６５種類の生薬が記載されています。それらは神農が自ら草木を毒味して集めたデータで、１日に70もの毒に当たったという逸話も残されています。

長い歴史の中で、東洋医学の医師が、それらの生薬を患者に処方。その経験と叡智から、数々の生薬の効果効能が実証され、現在の処方理論が築かれたのです。

生薬のほとんどは植物。葉や茎、根や花、種子、果実といったすべての部分が薬になります。同じ植物でも部分によって効果効能が異なり、名称も違うことがあります。

そのほか、昆虫や貝類、動物の骨といった動物性生薬。あるいは、岩石や化石などの鉱物性生薬などもあります。

生薬の性質

五性の特徴と生薬

冷 ↑↓ 温

性質	作用	生薬
寒	体を最も冷やし、水分を補う。解熱、鎮静がある。	黄連、石膏、柴胡(微寒)など
涼	体を冷やし、解熱、鎮静効果をもたらす。	芍薬、葛根、牡丹皮など
平	穏やかに作用し、温めることも冷やすこともない。	甘草、桃仁、茯苓など
温	体の冷を温めて、新陳代謝を活発にする。	当帰、桂皮、麻黄など
熱	体を最も温める。経絡を温めたり、発汗したりする。	山椒、乾姜、呉茱萸など

五味の特徴と五臓

五味	五臓	特徴	生薬
辛	肺	滞っていた気や血を巡らせ、発散する働きがある。	生姜、薄荷、麻黄など
酸	肝	引き締める作用、固める働きがあるので排出するものを留める。	山茱萸、芍薬、五味子など
甘	脾	筋肉の緊張をゆるめる、中和する。痛みをとる働きもある。	甘草、人参、麦門冬など
苦	心	余分な熱を冷ます、停滞している水分を排出する。	黄柏、山梔子、大黄など
鹹	腎	しこりなどを柔らかくして、下ろす働きがある。	牡蛎、芒硝など

それぞれの生薬の基本的な性質の分類法のひとつに「五性」と「五味」があります。

五性とは、温度による分類です。寒・涼・平・温・熱の5種類があります。たとえば、のぼせたりほてったりした時は、「寒」や「涼」に分類される生薬を処方すると、体の熱が収まり、血や水の循環も改善します。

五味とは、味による分類で、辛・酸・甘・苦・鹹の5つ。

味といっても味覚だけでなく、味が効能を示しています。体に対する作用や、臓腑を整える効果もあります。

たとえば、酸には引き締める作用があります。そこで、汗や出血、下痢などを止めたい時には、酸に分類される生薬が処方されます。

処方してもらうには？

	診療	処方薬	保険
病院（一般外来）	西洋医学的検査と診察	西洋薬、漢方薬（医療用エキス製剤）	保険適用可
病院（漢方外来）	四診と西洋医学的な検査と診察	漢方薬（医療用エキス製剤、煎じ薬）	保険適用だが、漢方薬によっては適用外
漢方薬局	四診（切診を除く）	漢方薬（エキス製剤、煎じ薬）	保険適用外

漢方薬には、医療用漢方薬と一般用漢方製剤があります。医療用漢方薬は、漢方専門クリニック、漢方外来、そして西洋医学の病院で処方されます。保険適用の漢方薬は、エキス剤や煎じ薬を含む１４８処方。漢方薬は高価なイメージがありますが、保険適用だと費用負担が少ないので、長期的な治療に適しています。

漢方専門クリニックでは、自由診療を行うこともあります。患者の体質や病態に合わせて、生薬の配合や量を調節するオーダーメイドです。

一般用漢方製剤とは、漢方薬局やドラッグストアで入手できる漢方薬。医師の処方箋がなくても購入できます。医療用のものよりは効き目が軽く作られています。

漢方薬の服用方法

煎じ薬の作り方
1 耐熱ガラスやほうろうのポット、土瓶、土鍋を用意する（金属製容器はNG）
2 1日分の漢方薬と指定された水を容器に入れる。
3 容器を強火にかけ、沸騰したら弱火に。半分ぐらいになるまで煮詰める。
4 熱いうちに、ガーゼやさらしで濾す。
5 冷暗所で保存するか、冷蔵庫に入れる。飲むときは必ず温め直しましょう。
Refrigerator

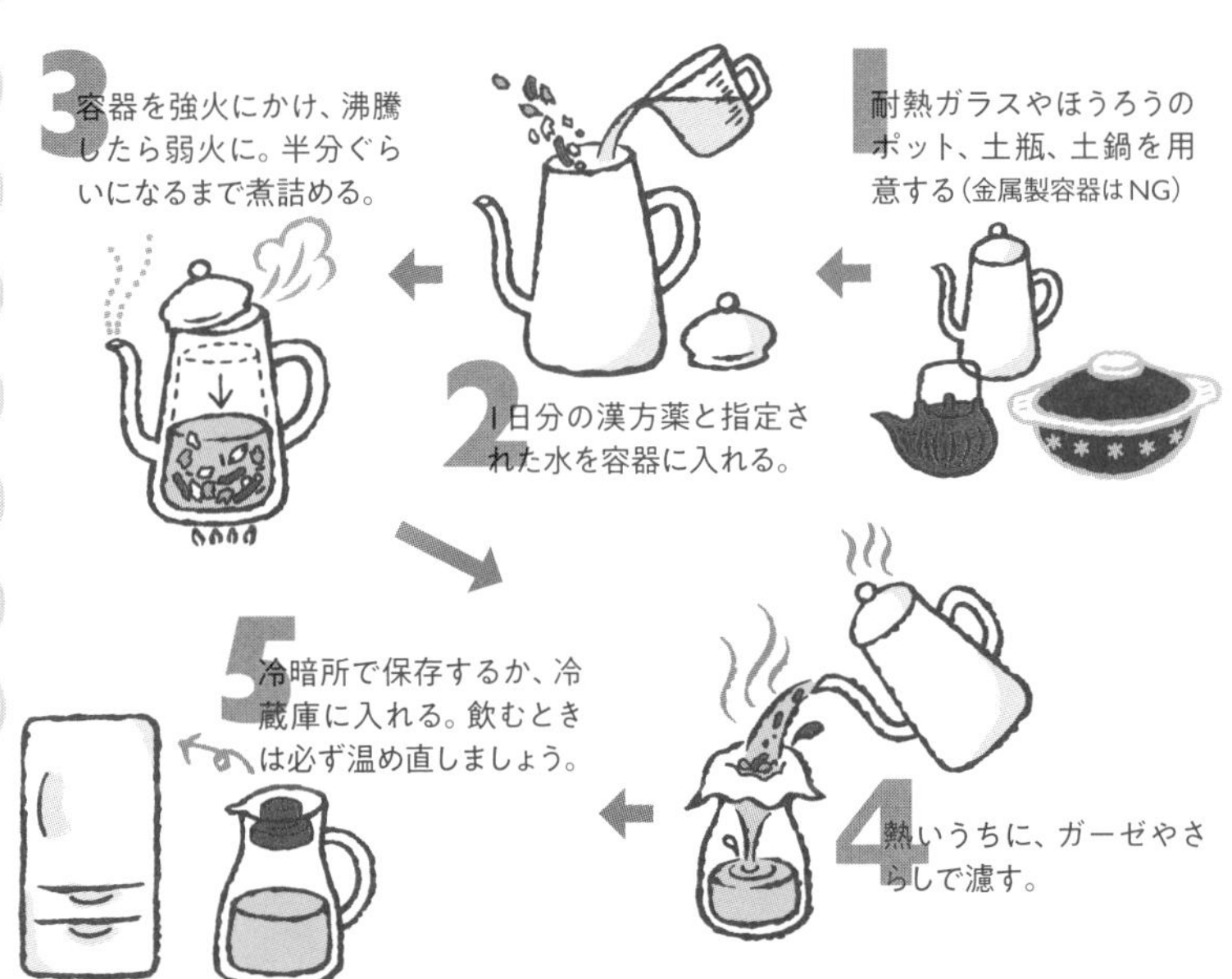

伝統的なスタイルのものは「○○丸」なら丸薬、「○○湯」は煎じ薬、「○○散」は散剤、「○○膏」は軟膏など。そのほかにエキス製剤があります。

煎じ薬は、1日分ずつ袋に入っているので、指定された量の水を入れて、沸騰したら弱火にして、半分ぐらいになるまで煮詰めます。1日分を2、3回に分けて飲み切ります。作り置きの場合は2日分の量を作り、冷蔵庫で保存します。冷蔵した煎じ薬は、温めた方がより飲みやすいでしょう。ただし、炎症や口内炎がある場合は、冷たいまま飲んだ方がいい場合もあります（薬剤師さんに確認してください）。

西洋医学の薬と併用すると、まれに副作用が出ることがあります。お薬手帳などを持参して、薬剤師さんに現在処方されている薬の情報を伝えておくと安心です。

入手しやすい市販の漢方薬

婦人科系

漢方薬名	入っている生薬	概要	適応症
桂枝茯苓丸（けいしぶくりょうがん）	桂皮、茯苓、芍薬、桃仁、牡丹皮	血行の滞りによる手足の冷え、上半身のほてりなどを改善します。婦人科系の病気・症状に処方されることが多いです。	月経異常、更年期障害、不妊症、冷え性、自律神経失調症、慢性肝炎、高血圧症など
当帰芍薬散（とうきしゃくやくさん）	当帰、芍薬、川芎、茯苓、朮、沢瀉、	疲れやすい、朝がだるくて起きられない。虚証で冷えが強い女性の不調を改善。血行をよくして、体力を回復させます。	冷え性、自律神経失調症、月経不順、更年期障害、つわり、不妊症、子宮内膜症など
加味逍遥散（かみしょうようさん）	柴胡、芍薬、朮、当帰、茯苓、山梔子、牡丹皮、甘草、生姜、薄荷	疲れやすく、のぼせる。肩こり、便秘。精神的に不安定で、イライラするなどの症状に。体力がほどほどにある女性に向いています。	月経異常、更年期障害、冷え性、神経症、不眠症、虚弱体質、慢性肝炎など
桃核承気湯（とうかくじょうきとう）	桃仁、桂皮、甘草、大黄、芒硝	血の滞りによる月経前後の不調を改善。気を巡らせて、便秘解消、精神状態を安定させます。高血圧による頭痛やめまいにも効果的。	月経不順、月経前後や産後の精神不安、頭痛、腰痛、めまい、肩こり、便秘など

風邪

漢方薬名	入っている生薬	概要	適応症
葛根湯（かっこんとう）	葛根、麻黄、桂皮、芍薬、大棗、甘草、生姜	風邪の初期症状に処方されます。発汗を促し、熱を下げる効果があります。体力のない人、発汗している場合には不向きな薬です。	鼻風邪、感冒、扁桃腺炎、気管支炎、リンパ腺炎、耳下腺炎、片頭痛、蕁麻疹、湿疹など
桂枝湯（けいしとう）	桂皮、芍薬、大棗、甘草、生姜	寒気、頭痛、微熱など、風邪の初期に処方されます。体力がない、胃弱などの「虚証」の人、高齢の人などに向いている薬です。	感冒、頭痛、寒さによる腹痛、神経痛、神経衰弱、虚弱児の体質改善など

むくみ

漢方薬名	入っている生薬	概要	適応症
五苓散（ごれいさん）	沢瀉、猪苓、茯苓、朮、桂皮	水の滞りによるむくみを改善します。頭痛、吐き気、急性胃腸炎に処方されます。二日酔いやお酒の飲みすぎによるむくみに効果あり。	めまい、吐き気、嘔吐、腹痛、頭痛、むくみ、下痢、急性胃腸炎、熱中症、二日酔いなど
防己黄耆湯（ぼういおうぎとう）	黄耆、防已、朮、大棗、甘草、生姜	夕方足がむくむ、下半身のむくみなど、水分代謝の不調による症状を改善。水太り体質で疲れやすい、汗をかきやすい人に処方します。	肥満症（水太り）、多汗症、月経不順、慢性関節炎、むくみ、じんま疹、慢性腎炎など

入手しやすい市販の漢方薬

頭痛

漢方薬名	入っている生薬	概要	適応症
呉茱萸湯（ごしゅゆとう）	呉茱萸、大棗、人参、生姜	冷えによる気血の滞りからくる片頭痛、吐き気に処方します。胃腸を温め、気血の巡りを改善して頭痛などの諸症状を改善します。	片頭痛、吐き気、肩こりなど。
五苓散（ごれいさん）	沢瀉、猪苓、朮、茯苓、桂皮	雨の日、気圧の変化、天気が悪くなる前に特に悪化する頭痛に処方します。水分代謝を改善し、余分な水を排出します。	口の渇き、むくみ、下痢、めまい、吐き気、暑気あたりなど。

便秘

漢方薬名	入っている生薬	概要	適応症
大黄甘草湯（だいおうかんぞうとう）	大黄、甘草	常習的な便秘で、他には症状がない場合に処方します。生活習慣上、意識的に便意を我慢したことによる便秘症に効果があります。	常習的な便秘、肩こり、乾燥肌、胃腸虚弱、動悸など
防風通聖散（ぼうふうつうしょうさん）	滑石、黄芩、甘草、桔梗、石膏、白朮、大黄、荊芥、山梔子、芍薬、川芎、当帰、薄荷、防風、麻黄、連翹、芒硝、生姜	ポッコリお腹で便秘がちな人に処方します。水の巡りをよくして症状を改善。便秘や高血圧に伴う諸症状にも効果があります。	便秘、肥満症、高血圧症、むくみ、のぼせ、肩こり、動脈硬化症、糖尿病など

※必ずしも、漢方専門クリニックの選定基準というわけではありません。

5.

鍼灸のきほん

鍼灸ってなに？

人間の体の表面には無数の感覚神経があります。特定の部位に刺激を与えると、病気の治療に効果的な反応につながる―それを病気の治療や予防に利用したのが鍼灸治療です。

鍼治療

非常に細い鍼でツボから経絡を刺激。その経絡が関係する臓腑、気血水のバランスを整えて、不調を改善します。鍼が筋肉に直接刺激を与えると、緊張や張りを緩めて、筋肉痛などを改善します。また、間接的に神経の刺激により、神経痛などの痛みを緩和。交感神経と副交感神経のバランスも調整します。

灸治療

もぐさによって温熱的刺激を与えて、ツボや経絡に関係する臓腑や気血水のバランスを整えます。

灸治療には、赤血球を増やし血流をよくする「増血作用」、血小板の働きを促進する「止血作用」、心機能を亢進し血管の収縮力をアップする「免疫作用」があります。

欧米の医療機関も採用

鍼灸治療は、中国や韓国、日本といったアジアだけでなく、近年では欧米でも採用されています。

ＷＨＯ（世界保健機関）では、神経系疾患（神経痛、自律神経失調症、頭痛、ノイローゼ他）、運動器系疾患（リウマチ、五十肩、関節炎他）をはじめ、循環器系や消化器系、代謝内分泌系、小児科系疾患など、多くの適応疾患を挙げています。

日本では、神経痛やリウマチなど、一部の症状に対して鍼灸治療や指圧マッサージが保険適用されています。

経絡ってなに？

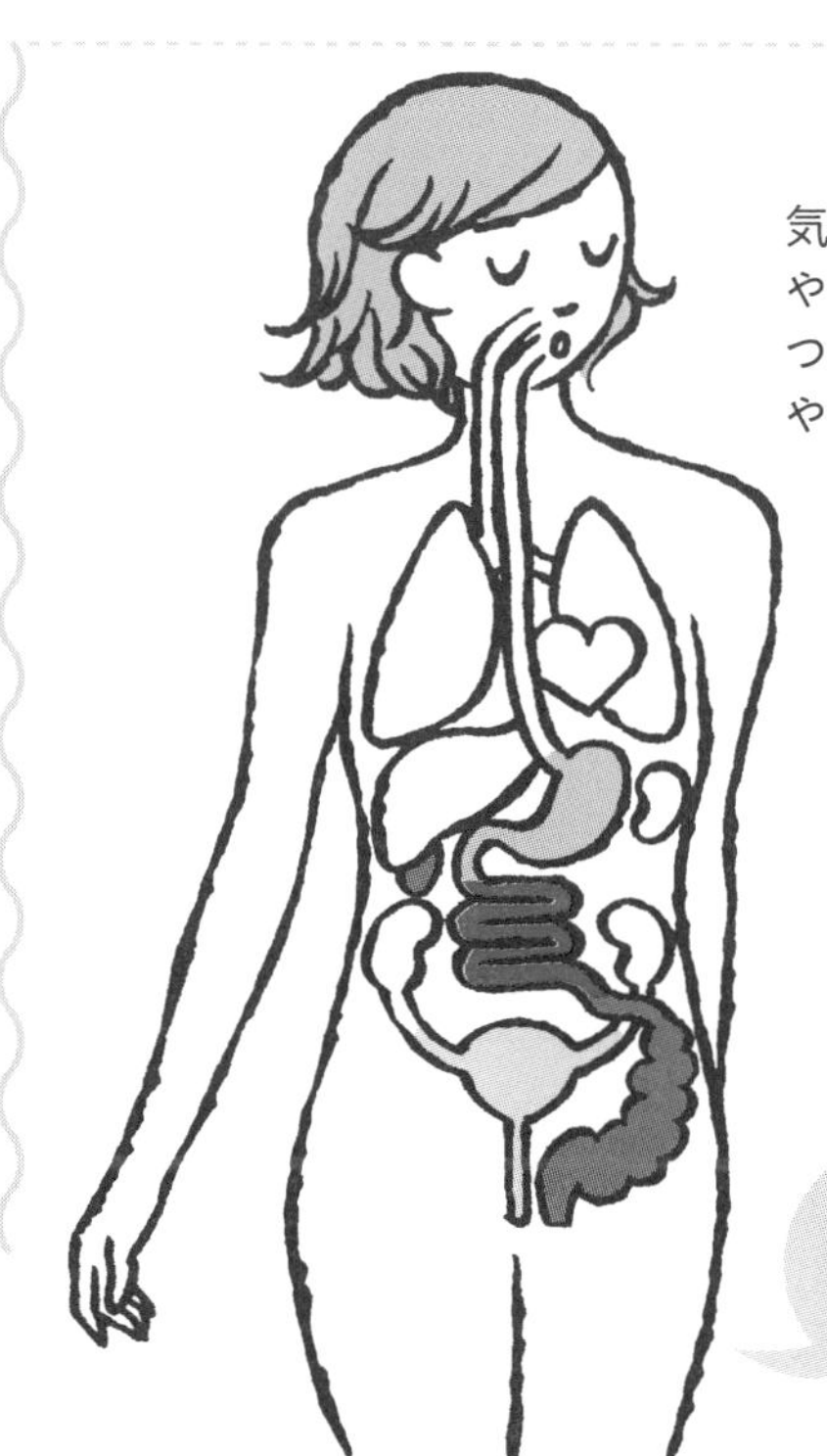

気や血が流れる通路が「経絡」。臓腑や組織、筋肉や皮膚などをそれぞれつないでいる。経絡がつまると、気や血が滞り、臓腑に不調が起こる。

経絡（けいらく）とは、気や血が流れる通路。体の外（皮膚、頭、体幹、四肢）と内（臓腑）をつないでいるのが経絡です。体を縦に通る「経脈」と、経脈から枝のように伸びる「絡脈」から構成されています。ツボ（経穴）は、経絡上にあるスポットで、臓腑の不調が初期に現れる場所でもあります。

気血水は、経絡を通って、臓腑や組織、筋肉や皮膚など、体のすみずみまで巡り、栄養を与え、その機能を調整していきます。

経絡がつまると、気や血が停滞し、臓腑に悪い影響を与えます。体の奥にある臓腑に直接刺激を与えることはできません。そこで不調な臓腑とつながっている経絡を刺激することで、臓腑の働きを活性化することができるのです。

経絡のおもなはたらき

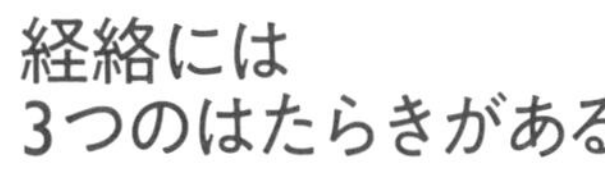

経絡名

手の太陰肺経
手の陽明大腸経
手の厥陰心包経
手の少陽三焦経
手の少陰心経
手の太陽小腸経

任脈（腹側）

督脈（背側）

足の陽明胃経
足の太陰脾経
足の少陽胆経
足の厥陰肝経
足の太陽膀胱経
足の少陰腎経

経絡には3つのはたらきがある

1 体の活動を維持する

2 外邪が侵入すると病気に関与

3 変調が分かるので治療できる。このはたらきを活用して不調を改善し病気の予防ができる。

経絡にはさまざまなはたらきがあります。

体の活動を維持する

気血水を、臓腑や組織、皮膚、筋肉、骨など全身に巡らせて、必要な栄養を届けます。絡脈には防御作用のある衛気が集まり、外邪の侵入を防ぎます。

外邪の侵入、病気に関与

体に外邪が侵入した場合は、経絡を通って体の奥に入り込みます。この場合、病気の発生に関与します。経絡内での気血水の停滞も、臓腑などの不調につながります。

変調を推測し治療できる

こりや痛みなど体表部の異常から臓腑の変調が推測できます。また、経絡やツボを刺激すれば、臓腑などの体内の不調を改善することができます。

経絡とツボ（経穴）

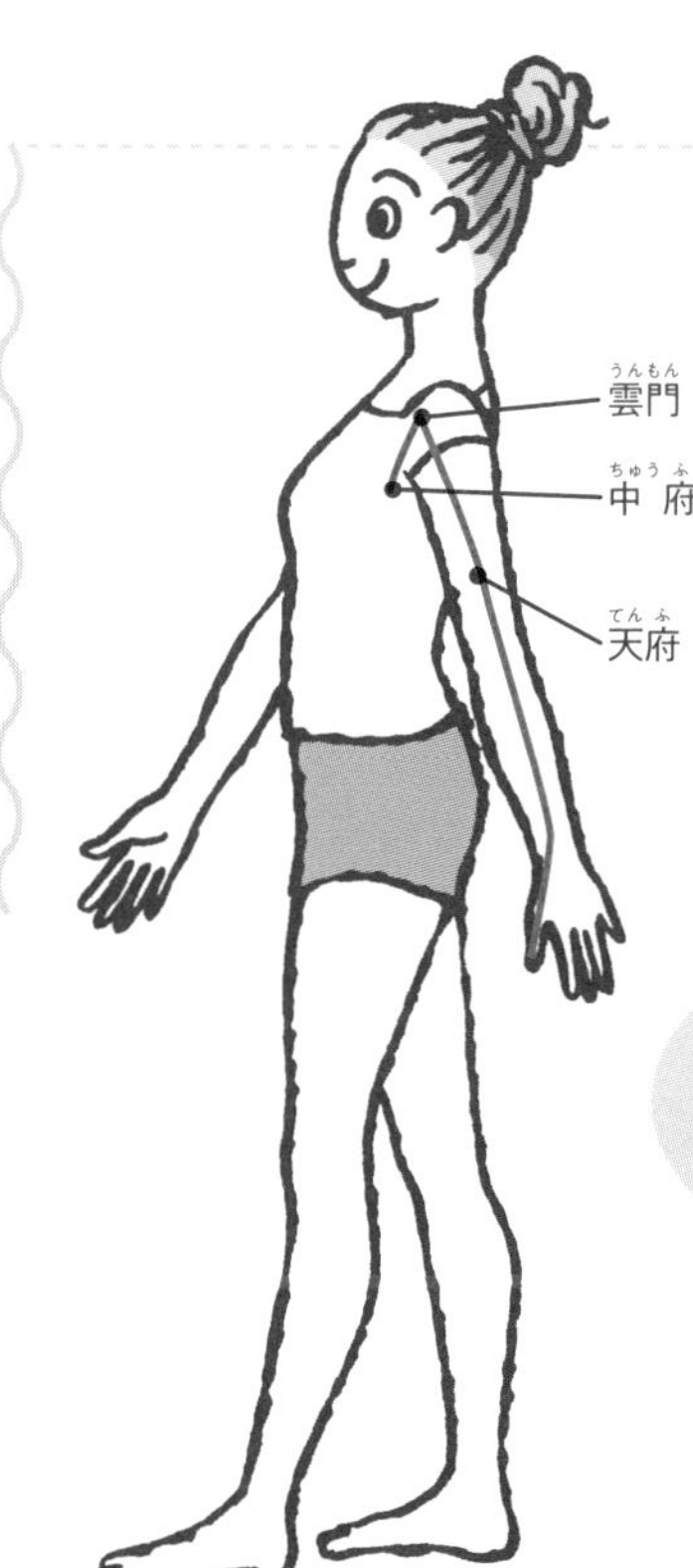

ツボは経脈の上にある

経脈は臓腑や体の表面を通り、手足や顔面につながっている。皮膚の表面を走る経脈の上にツボがあるので、そこを刺激すると臓腑に伝えることができる。

気血水の通路が経絡。その要所にあるツボ（経穴）を刺激するのが鍼灸治療

おもな経脈には、１本１本が臓腑につながっている「正経十二経脈」があります。経脈は臓腑や体の表面を通り、手足や顔面、体の奥で次の経脈につながっています。陰経と陽経の二種類があります。12本の経脈は、それぞれ「手または足・陰経または陽経・臓腑」を表して名づけられています。

臓腑とつながっていない経脈に「奇経八脈」があります。正経十二経脈を横切るように走っていて経脈内の気を調節します。おもなものに督脈と任脈があります。

皮膚の表面近くの経脈の上にツボがあり、刺激すると経絡を通って体の奥にある臓腑や組織に伝わります。ツボは、正経十二経脈と督脈、任脈にあり、ＷＨＯでは、３６１個のツボを認定しています。

正経十二経脈① 手の太陰肺経

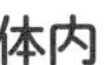

体表

中府というツボから始まり、腕の内側を通って、親指のツボ少商で終わります。

体内

肺・胃・大腸・横隔膜・気管

効果

腕の神経痛や肩こり、せきやぜんそくなど。

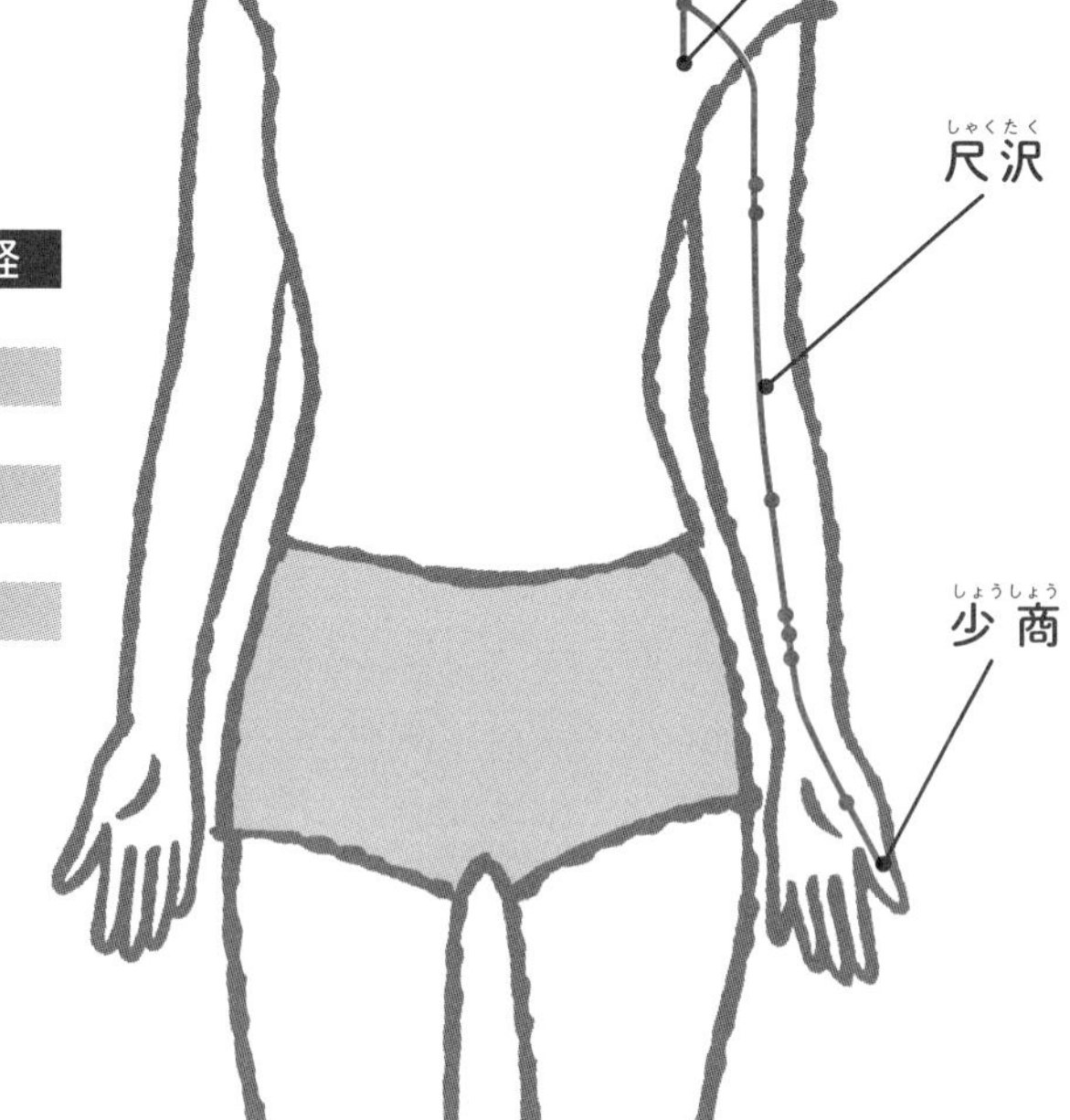

手の太陰肺経	
原穴	太淵
井穴	少商
滎穴	魚際
兪穴	太淵
経穴	経渠
合穴	尺沢

正経十二経脈② 手の陽明大腸経

手の陽明大腸経	
原穴	合谷
井穴	商陽
滎穴	二間
兪穴	三間
経穴	陽谿
合穴	曲池

体表

人差し指にある商陽というツボから始まり、腕を通って、鼻の横にあるツボ迎香で終わります。

体内

大腸・肺

効果

大腸に作用するため下痢や便秘。五十肩、耳鳴り、歯痛や頭痛など。

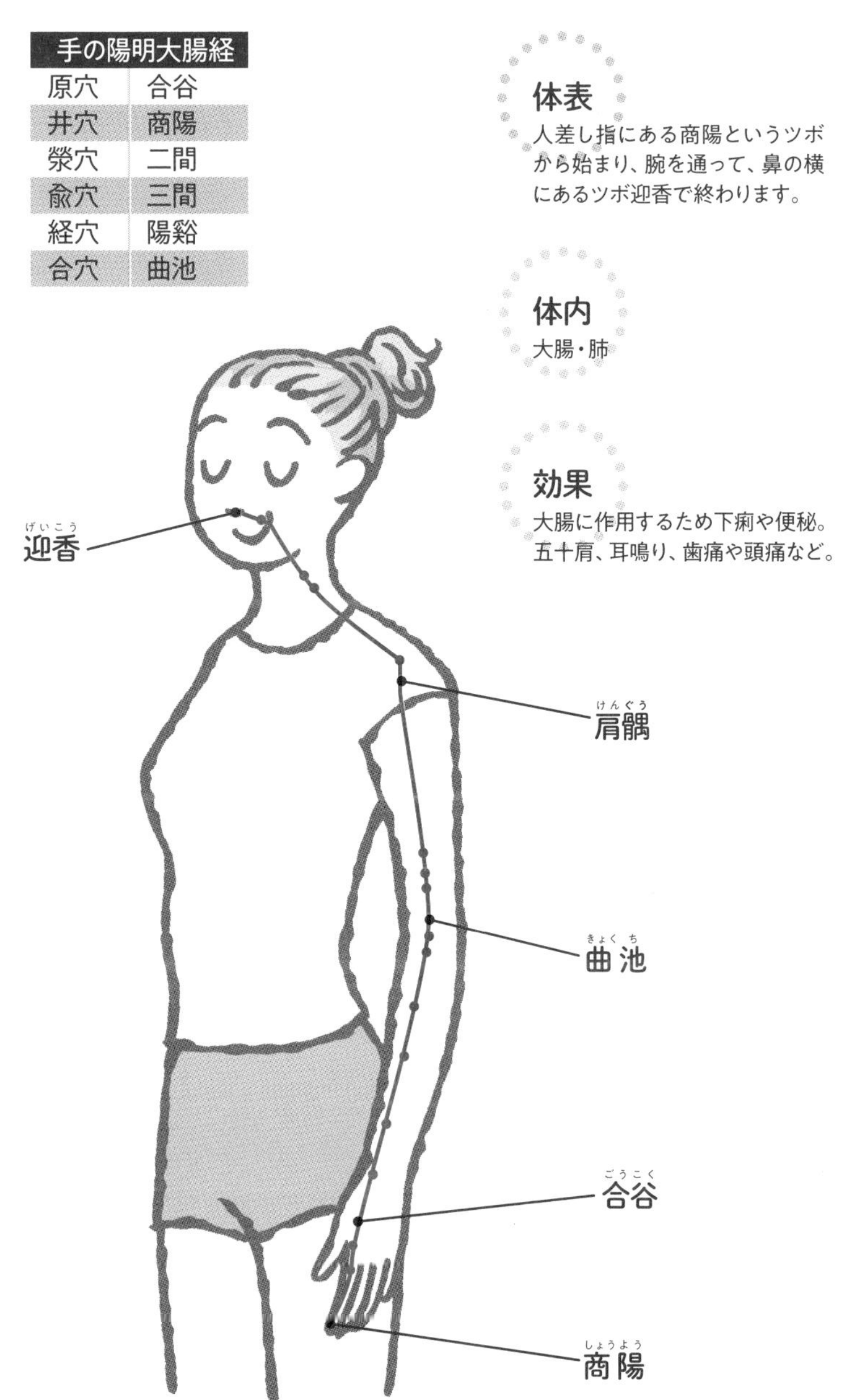

正経十二経脈③ 足の陽明胃経

足の陽明胃経	
原穴	衝陽
井穴	厲兌
滎穴	内庭
兪穴	陥谷
経穴	解谿
合穴	足三里

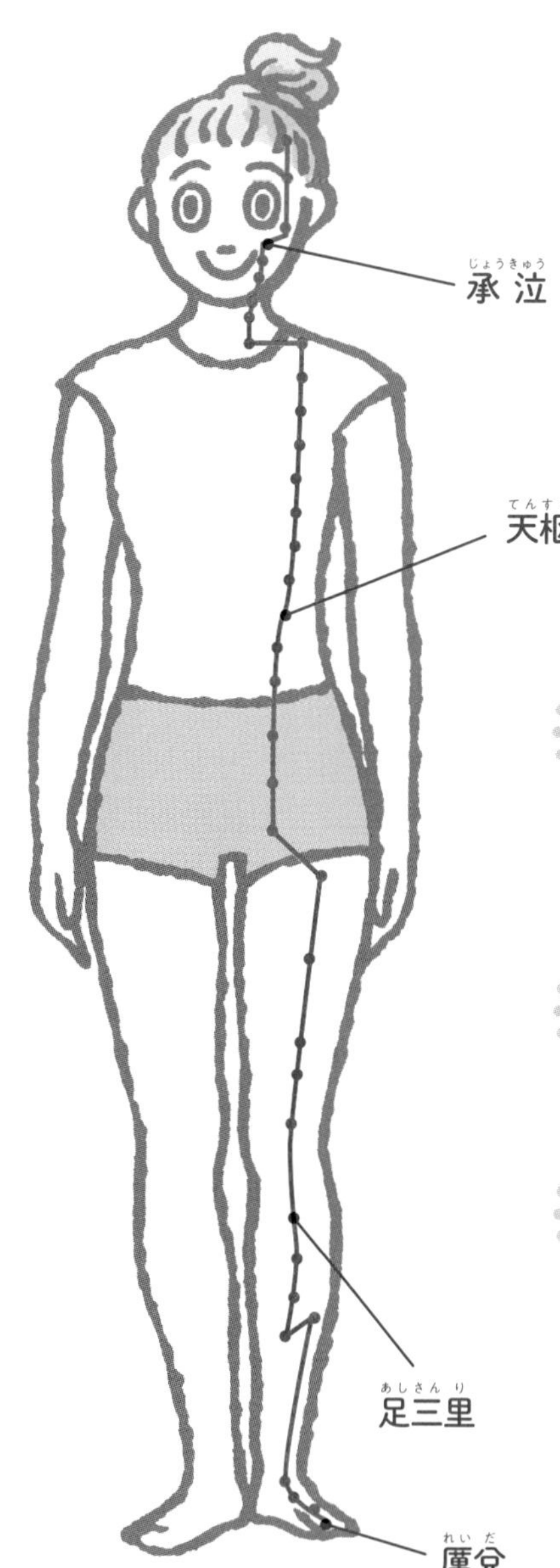

体表

目の下にある承泣というツボから始まり、頭の上へのルート、目の下から足の第二指にある厲兌で終わるルートがあります。

体内

胃・脾

効果

胃腸をはじめとする消化器の症状。顔面の痛み、健康維持にも。

正経十二経脈④

足の太陰脾経

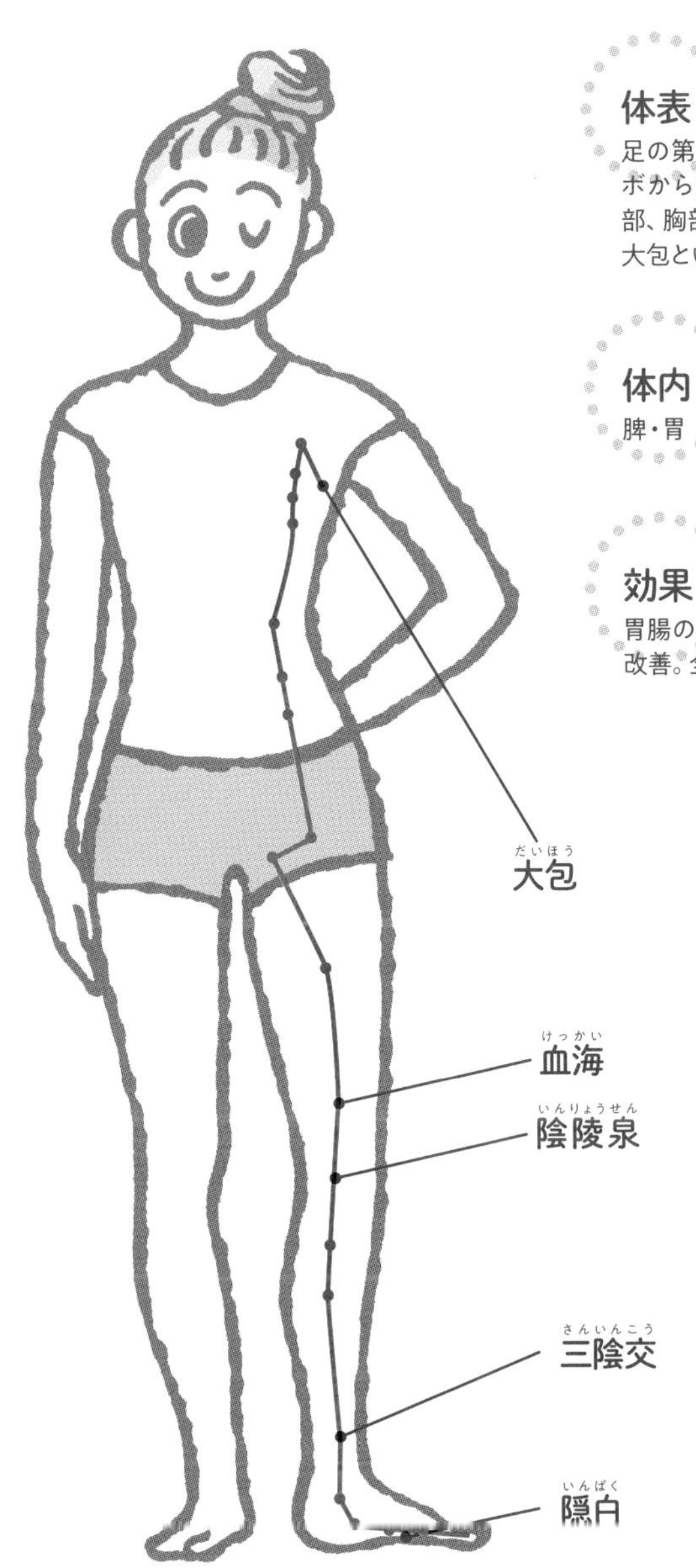

体表

足の第一指にある隠白というツボから始まり、足の内側から腹部、胸部を通り、わきの下にある大包というツボで終わります。

体内

脾・胃

効果

胃腸の不調、女性特有の症状の改善。全身の倦怠感の解消など。

足の陽明胃経	
原穴	太白
井穴	隠白
滎穴	大都
兪穴	太白
経穴	商丘
合穴	陰陵泉

正経十二経脈⑤ 手の少陰心経

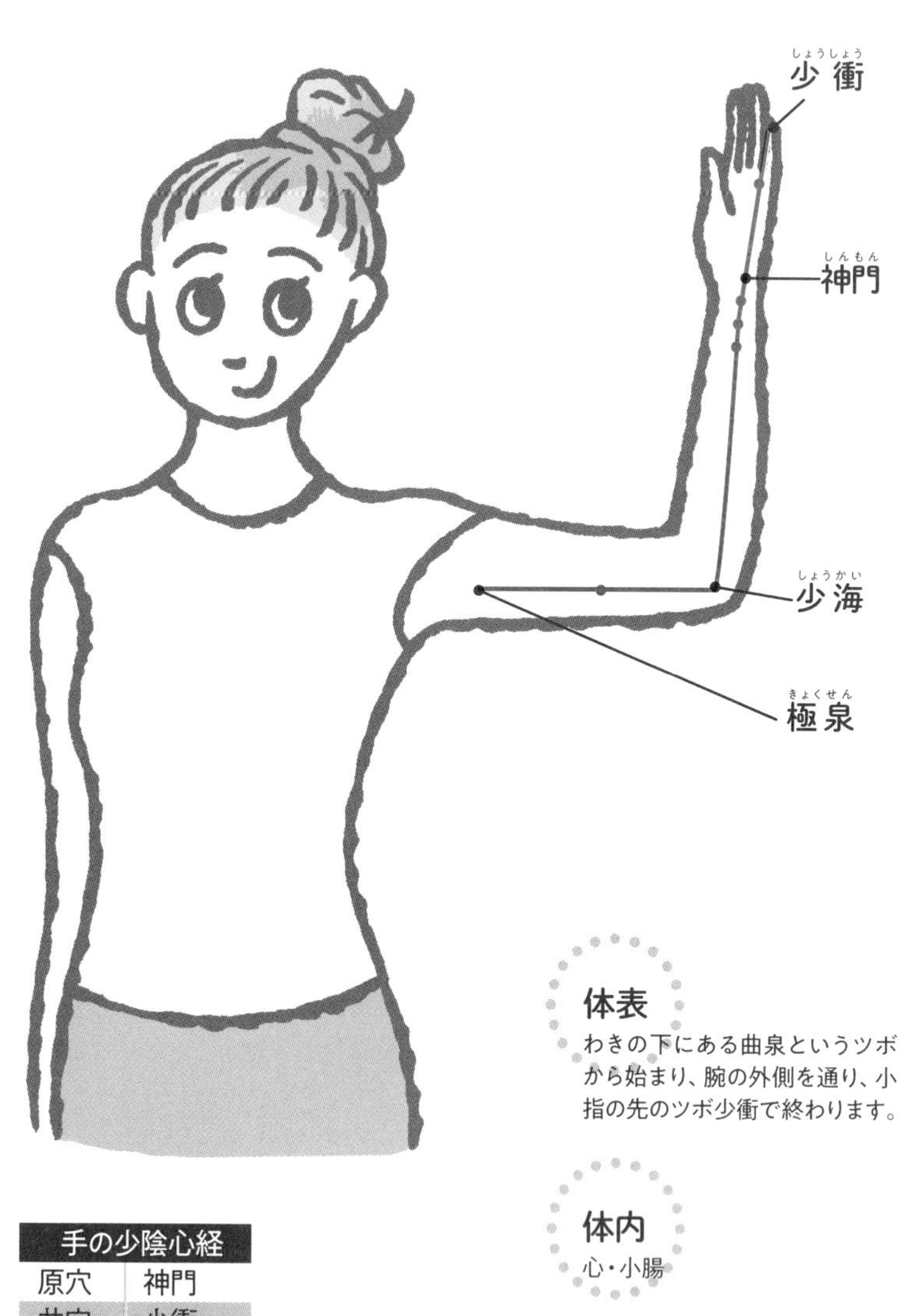

手の少陰心経	
原穴	神門
井穴	少衝
滎穴	少府
兪穴	神門
経穴	霊道
合穴	少海

体表

わきの下にある曲泉というツボから始まり、腕の外側を通り、小指の先のツボ少衝で終わります。

体内

心・小腸

効果

心臓の症状（息切れ、動悸）など。リラックス効果も得られる。

正経十二経脈⑥

手の太陽小腸経

体表

小指の先にある少沢というツボから始まり、腕の外側、肩甲骨、ほお、耳のツボ聴宮で終わります。

体内

心・胃・小腸

効果

胃腸の不調を改善。腕、肩、首の痛みやしびれなどに効果があり。

手の太陽小腸経	
原穴	腕骨
井穴	少沢
滎穴	前谷
兪穴	後谿
経穴	陽谷
合穴	小海

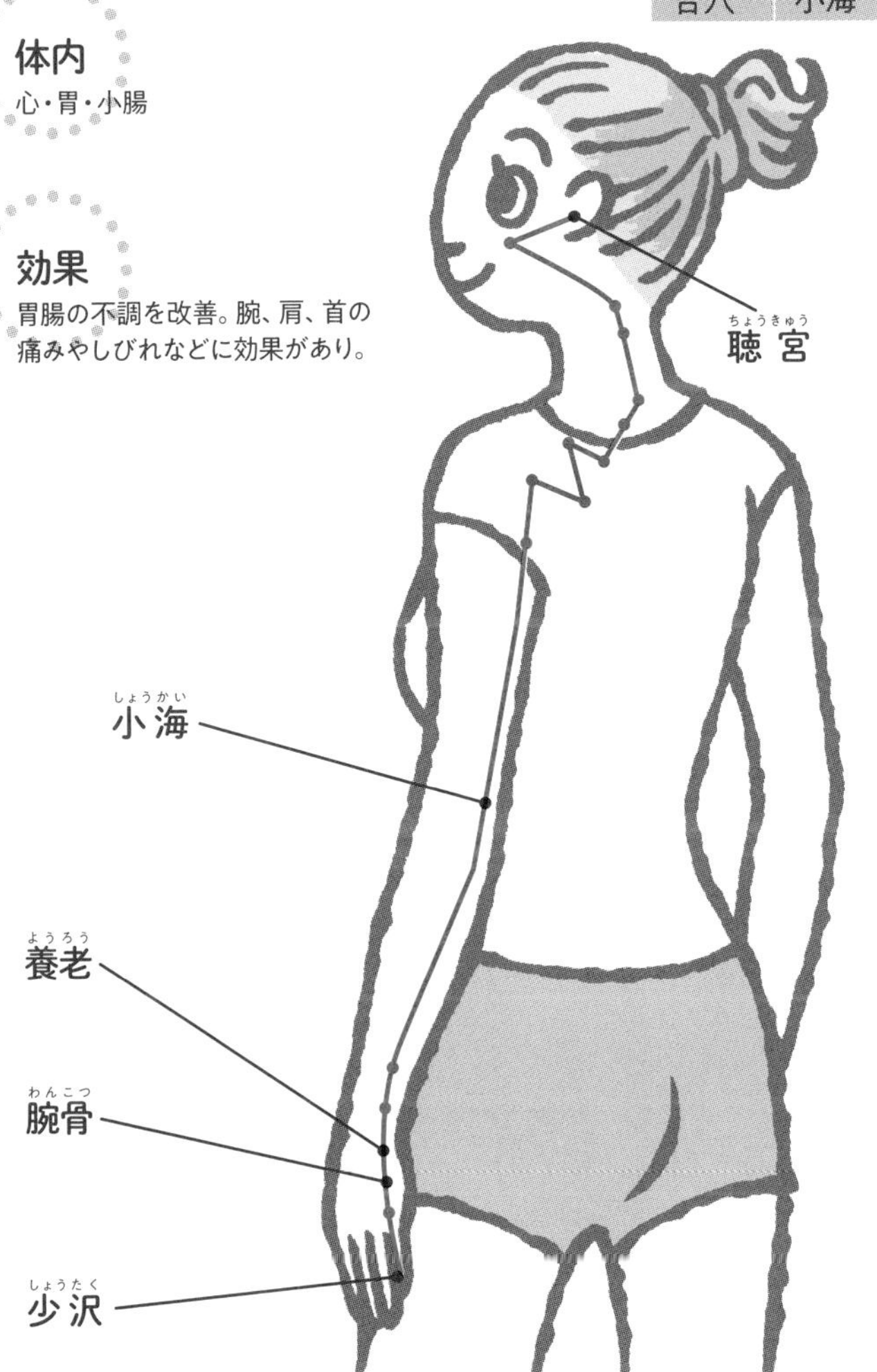

正経十二経脈⑦ 足の太陽膀胱経

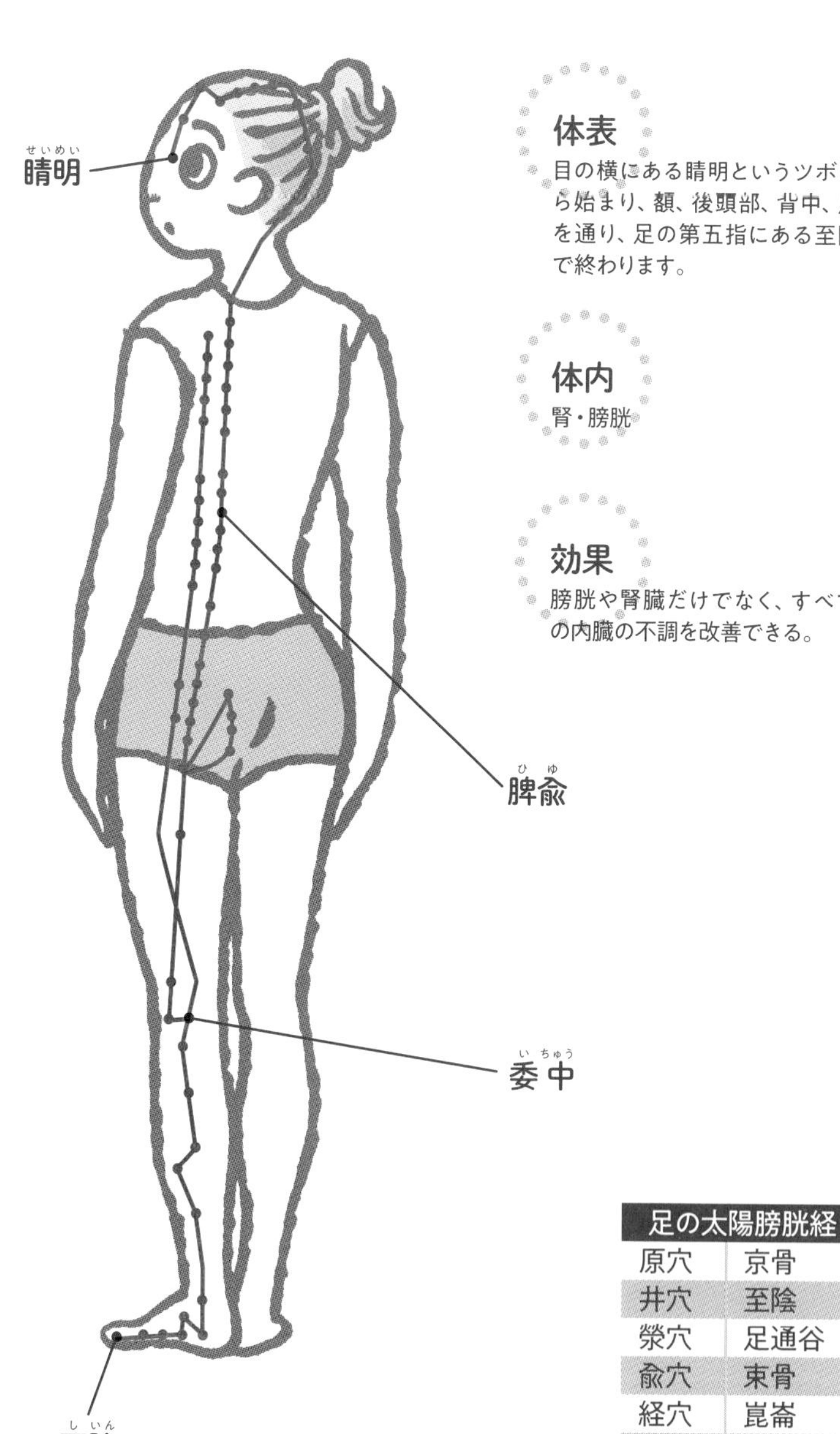

体表

目の横にある睛明というツボから始まり、額、後頭部、背中、足を通り、足の第五指にある至陰で終わります。

体内

腎・膀胱

効果

膀胱や腎臓だけでなく、すべての内臓の不調を改善できる。

足の太陽膀胱経	
原穴	京骨
井穴	至陰
滎穴	足通谷
兪穴	束骨
経穴	崑崙
合穴	委中

正経十二経脈⑧

足の少陰腎経

足の少陰腎経	
原穴	太谿
井穴	湧泉
滎穴	然谷
兪穴	太谿
経穴	復溜
合穴	陰谷

体表

足の裏の湧泉というツボから、足の裏側を通り、腹部、胸部、鎖骨付近にある兪府というツボで終わります。

体内

腎・膀胱

効果

腎と膀胱を通るので、腎が強くなり精がつくられ、体調がよくなる。

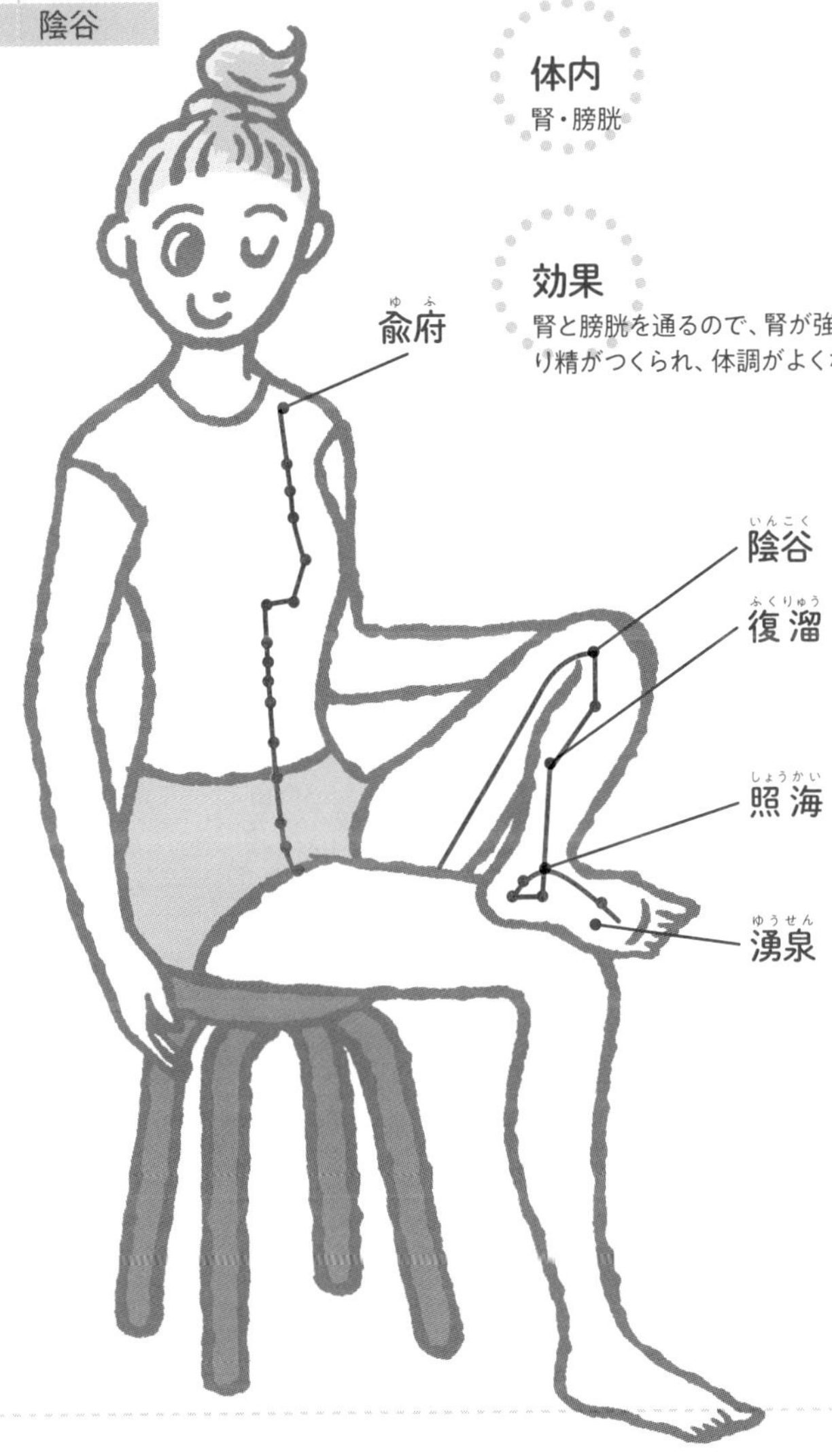

兪府（ゆふ）

陰谷（いんこく）

復溜（ふくりゅう）

照海（しょうかい）

湧泉（ゆうせん）

正経十二経脈⑨ 手の厥陰心包経

手の厥陰心包経	
原穴	大陵
井穴	中衝
滎穴	労宮
兪穴	大陵
経穴	間使
合穴	曲沢

体表

胸の天池というツボから、腕の内側を通って、手のひら、中指の先にあるツボ中衝で終わります。

体内

心包・三焦

効果

息切れ、動悸など心の不調を改善。ストレスの緩和にも。

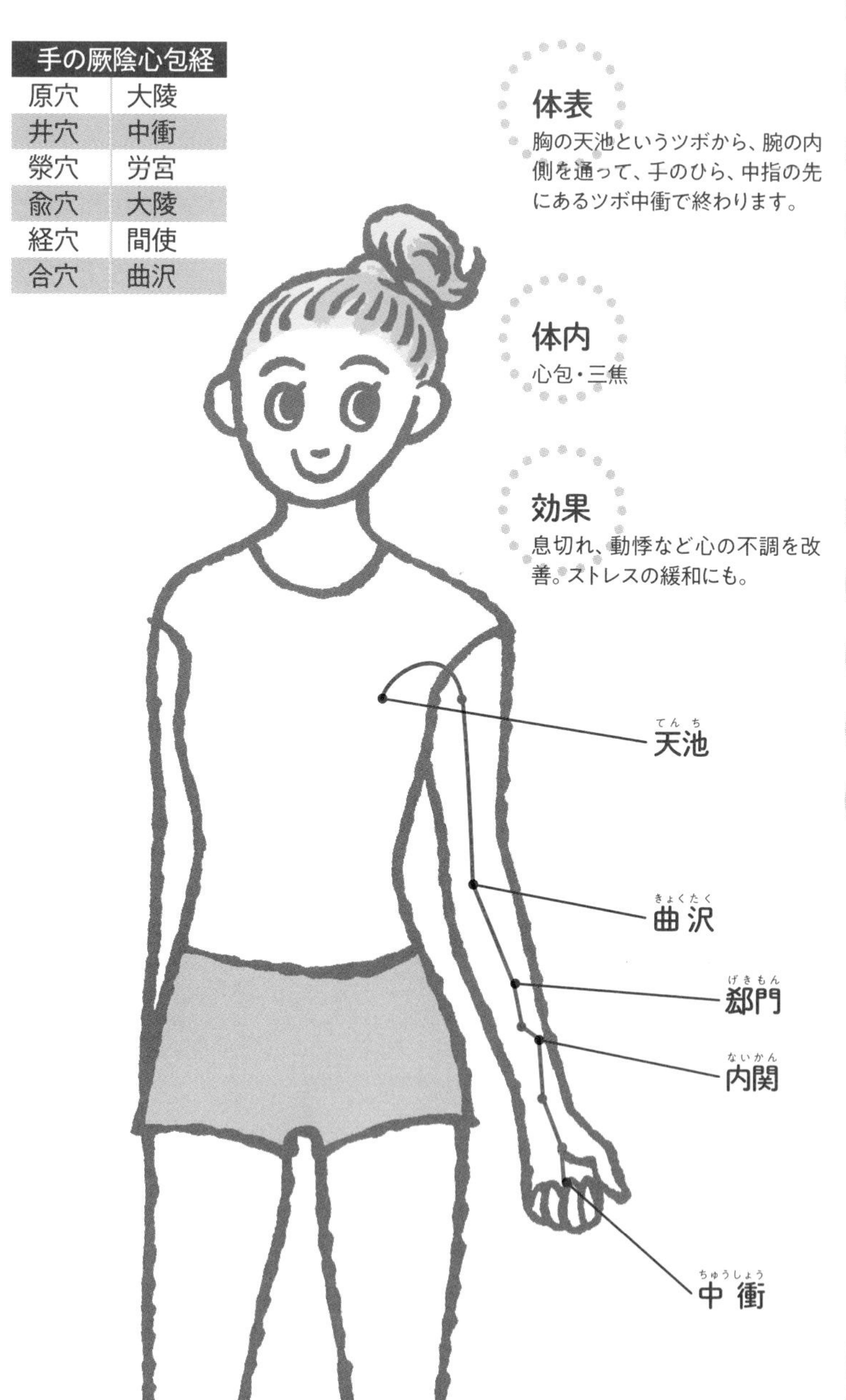

正経十二経脈⑩ 手の少陽三焦経

手の少陽三焦経	
原穴	陽池
井穴	関衝
滎穴	液門
兪穴	中渚
経穴	支溝
合穴	天井

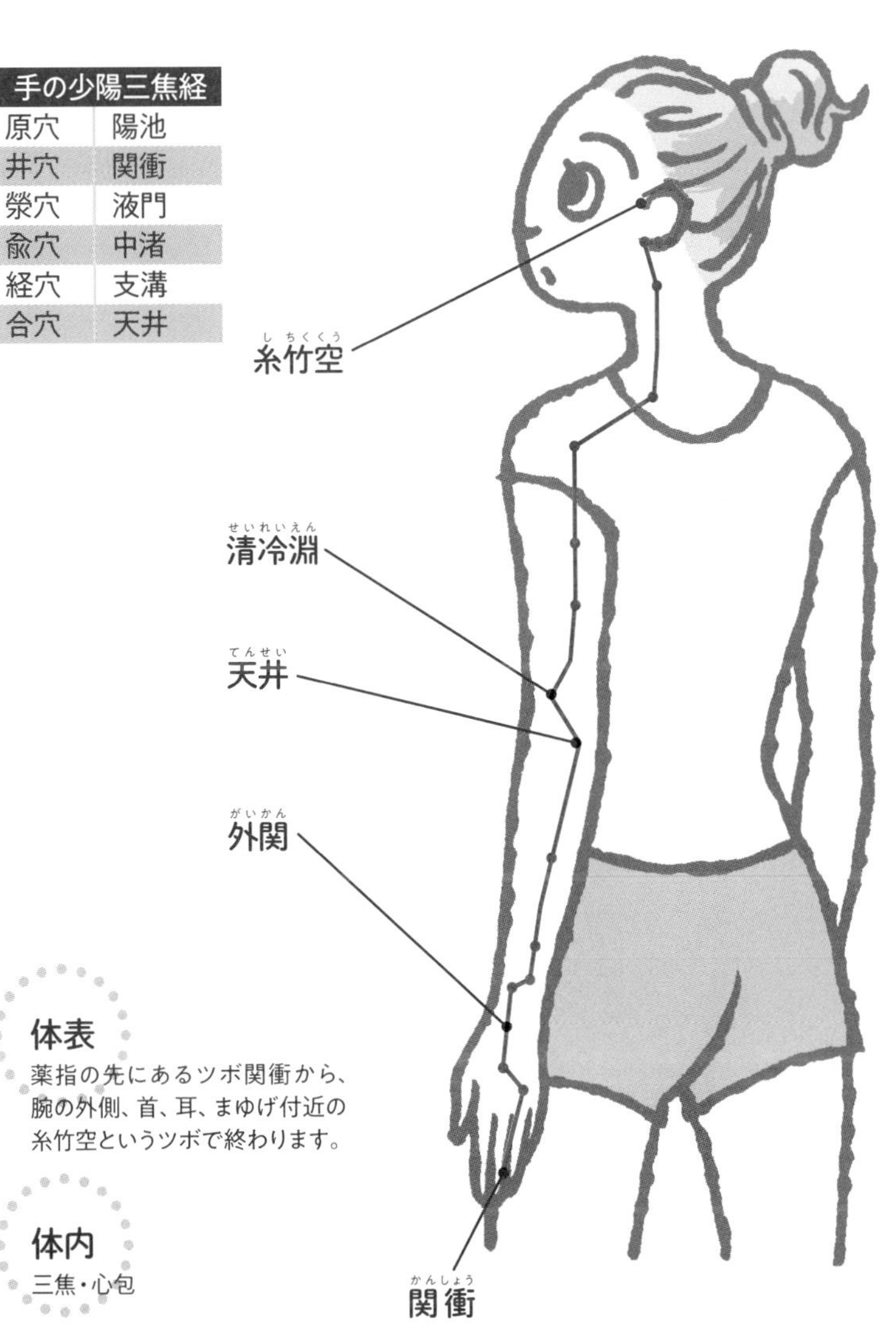

体表

薬指の先にあるツボ関衝から、腕の外側、首、耳、まゆげ付近の糸竹空というツボで終わります。

体内

三焦・心包

効果

水の通路である三焦・心包に関わる経絡なので、むくみに効果あり。

正経十二経脈⑪ 足の少陽胆経

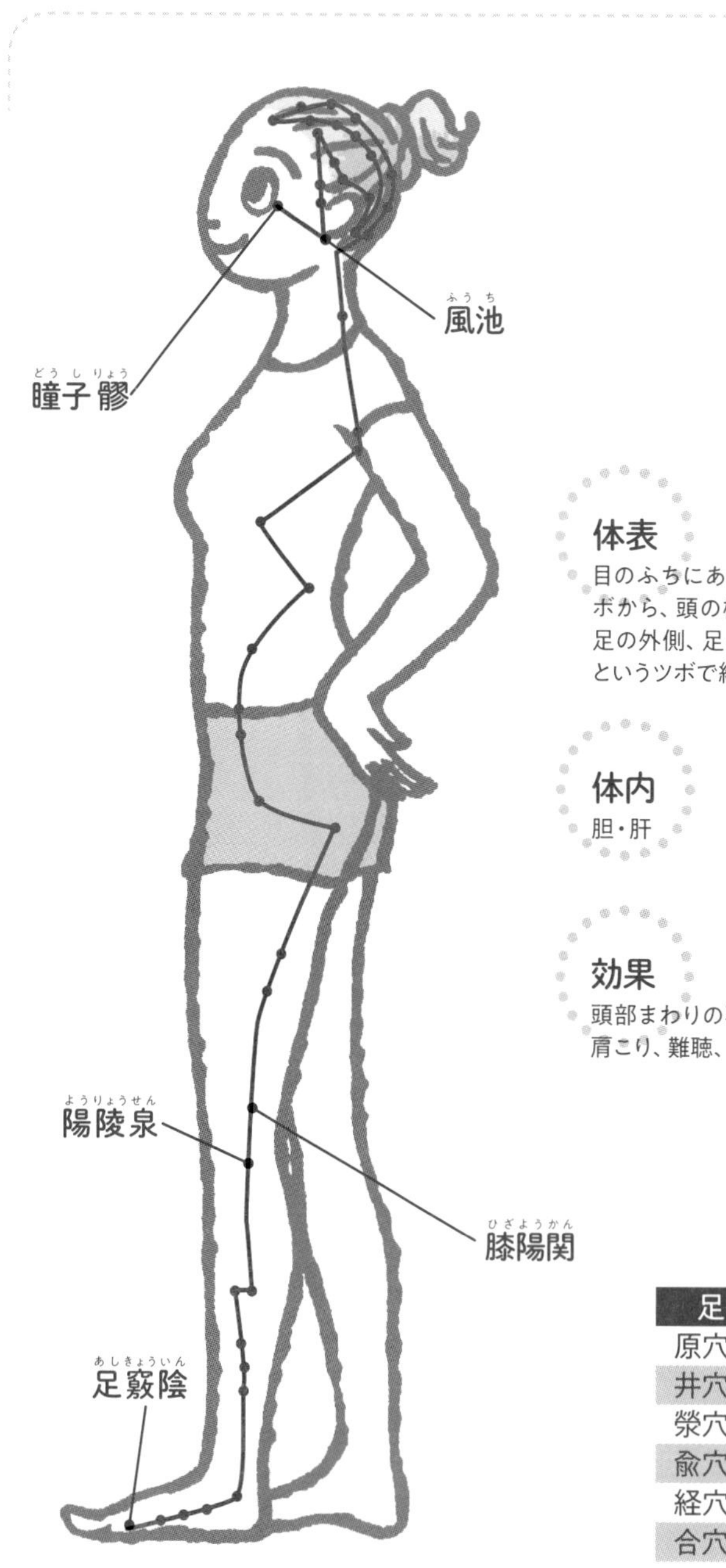

体表

目のふちにある瞳子髎というツボから、頭の横、からだの側面、足の外側、足の指にある足竅陰というツボで終わります。

体内

胆・肝

効果

頭部まわりの不調、頭痛、歯痛、肩こり、難聴、耳鳴りに効果的。

足の少陽胆経	
原穴	丘墟
井穴	足竅陰
滎穴	侠谿
兪穴	足臨泣
経穴	陽輔
合穴	陽陵泉

正経十二経脈⑫

足の厥陰肝経

足の厥陰肝経	
原穴	太衝
井穴	大敦
滎穴	行間
兪穴	太衝
経穴	中封
合穴	曲泉

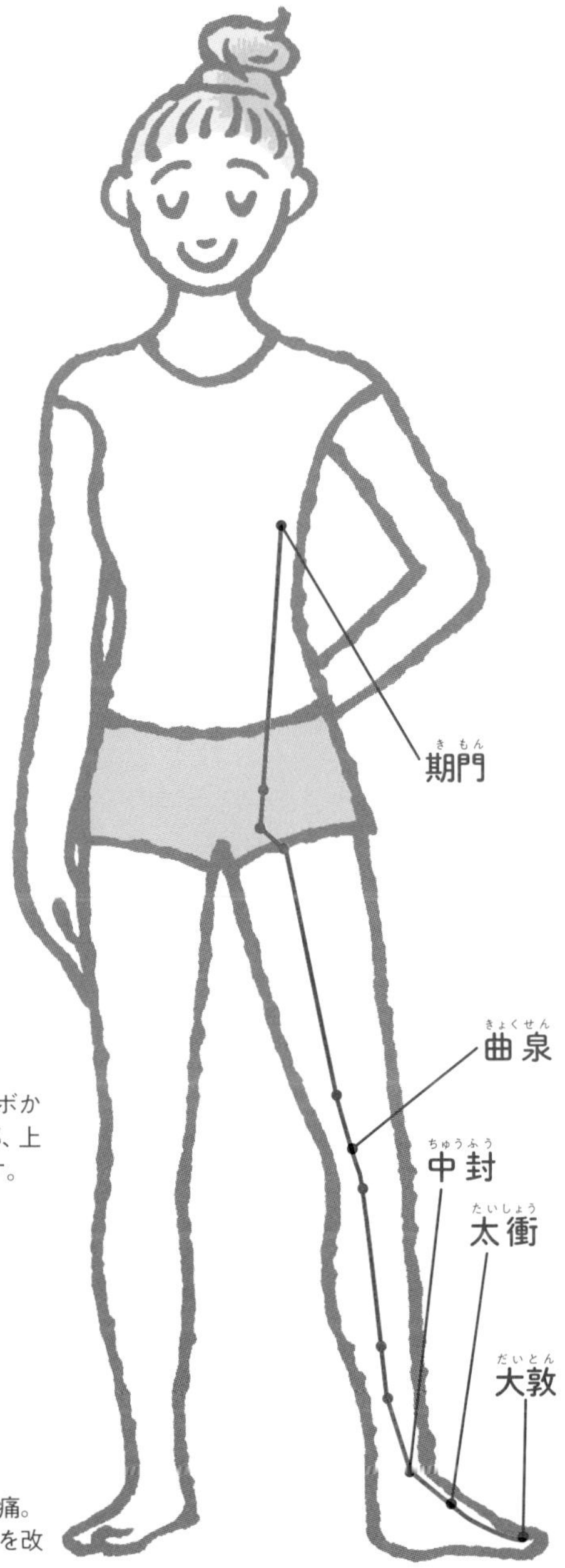

期門（きもん）

曲泉（きょくせん）

中封（ちゅうふう）

太衝（たいしょう）

大敦（だいとん）

体表

足の第一指の大敦というツボから、足の内側、股関節、腹部、上半身のツボ期門で終わります。

体内

胆・肝

効果

頭部まわりの不調、頭痛や歯痛。肝が原因となる内臓の不調を改善。

奇経八脈 任脈

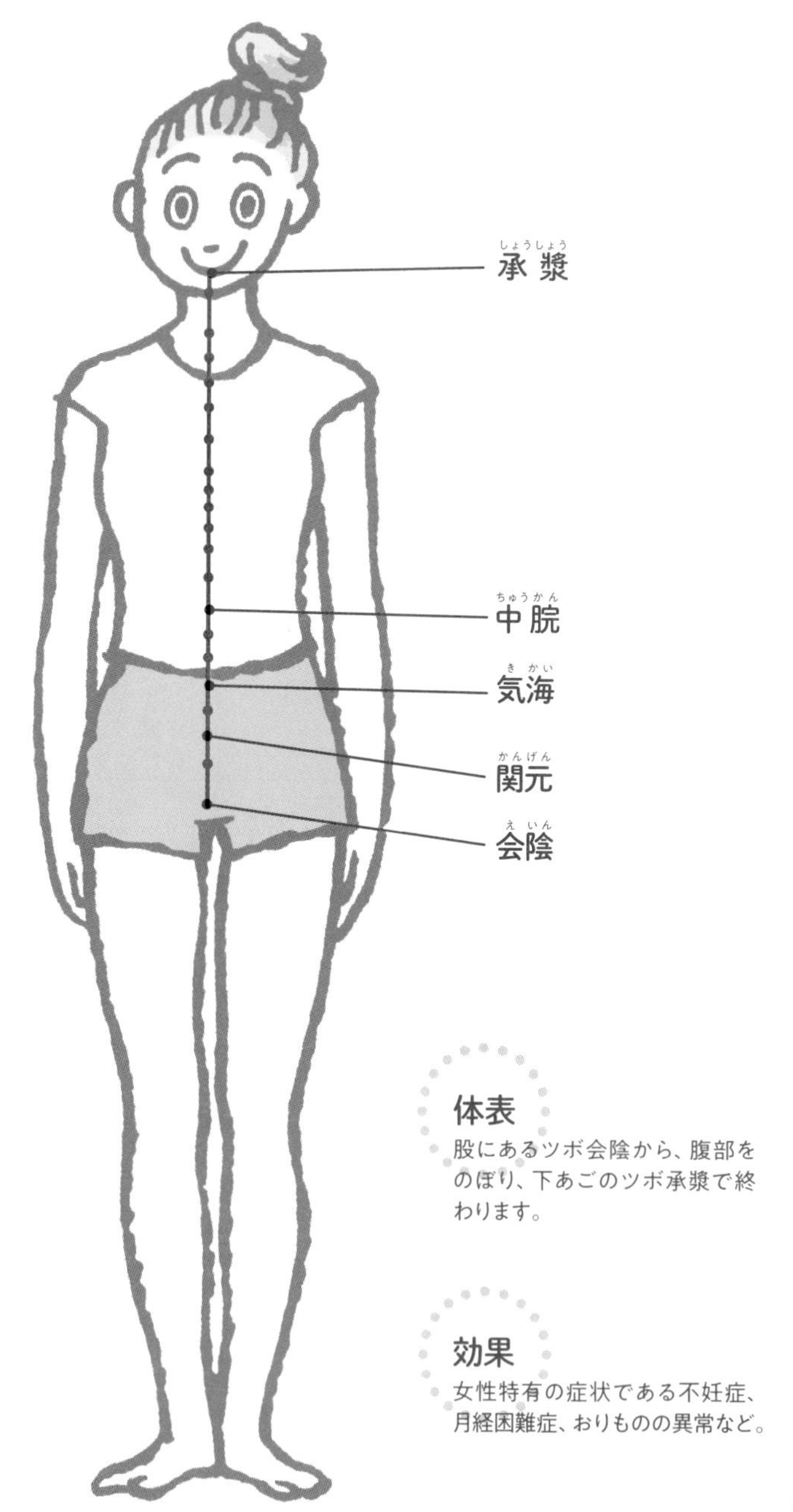

体表

股にあるツボ会陰から、腹部をのぼり、下あごのツボ承漿で終わります。

効果

女性特有の症状である不妊症、月経困難症、おりものの異常など。

奇経八脈

督脈

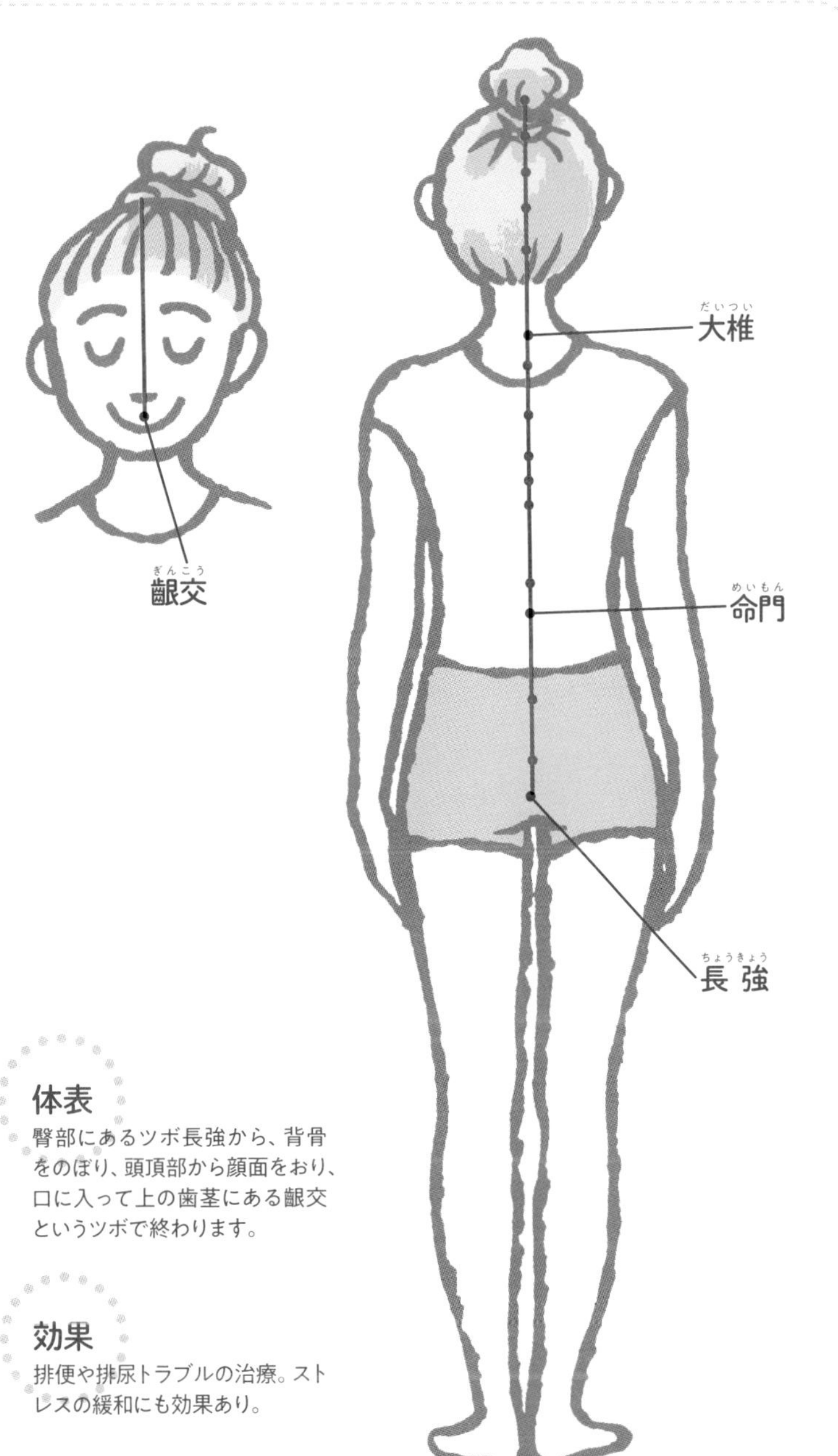

体表

臀部にあるツボ長強から、背骨をのぼり、頭頂部から顔面をおり、口に入って上の歯茎にある齦交というツボで終わります。

効果

排便や排尿トラブルの治療。ストレスの緩和にも効果あり。

セルフケアできるツボ

頭部

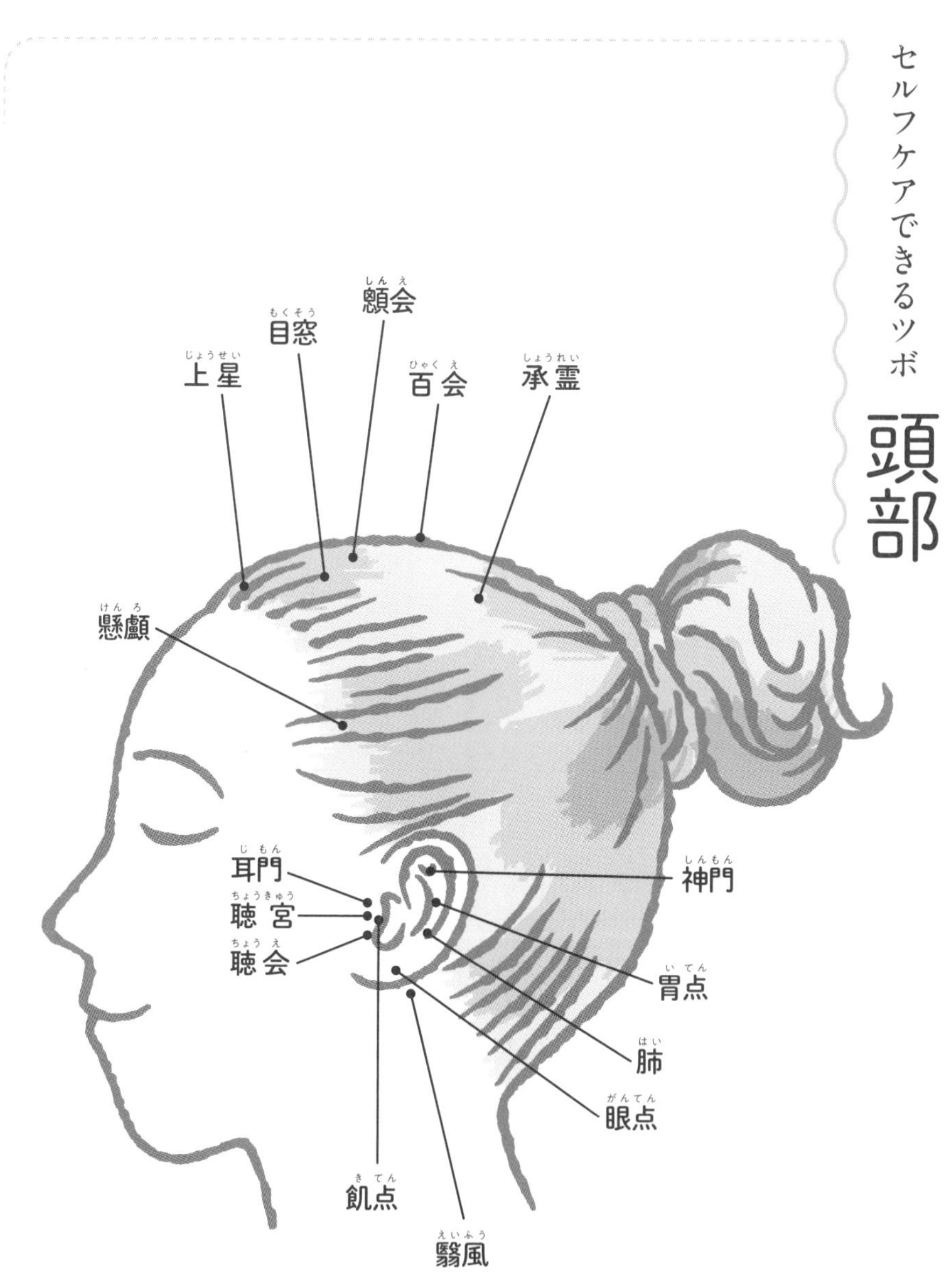

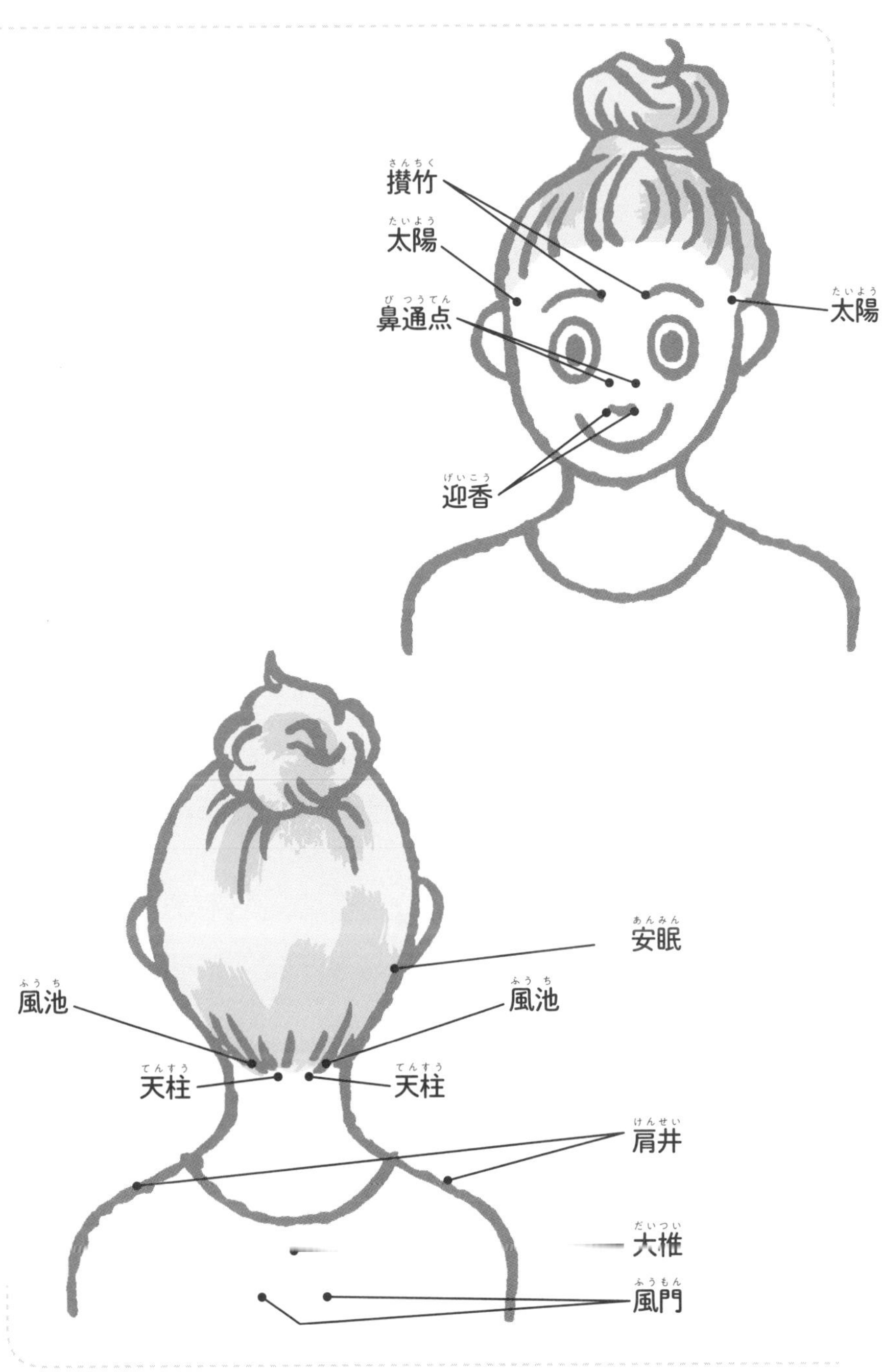
攅竹
太陽
鼻通点
太陽
迎香
安眠
風池
風池
天柱
天柱
肩井
大椎
風門

セルフケアできるツボ
腕・手

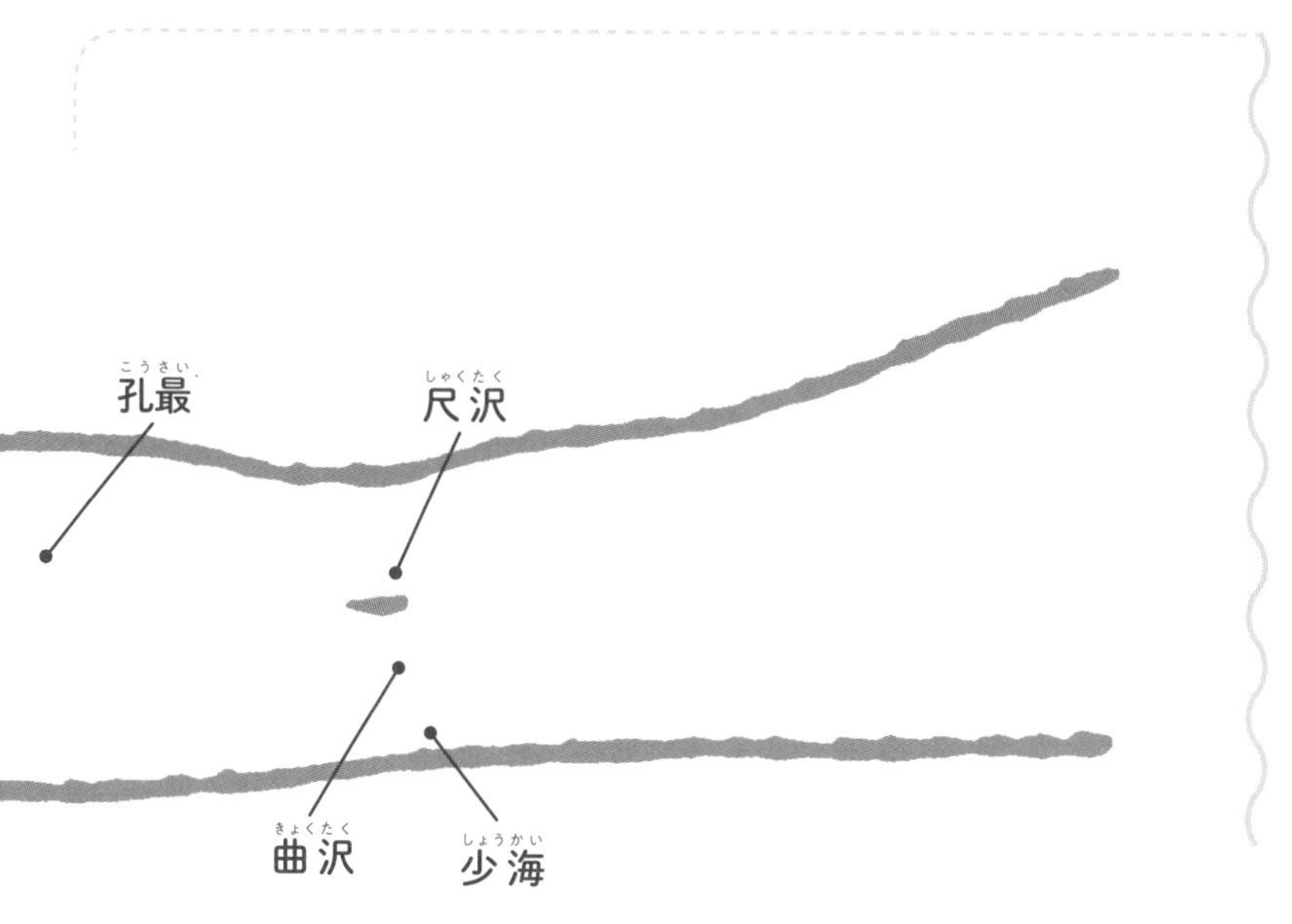

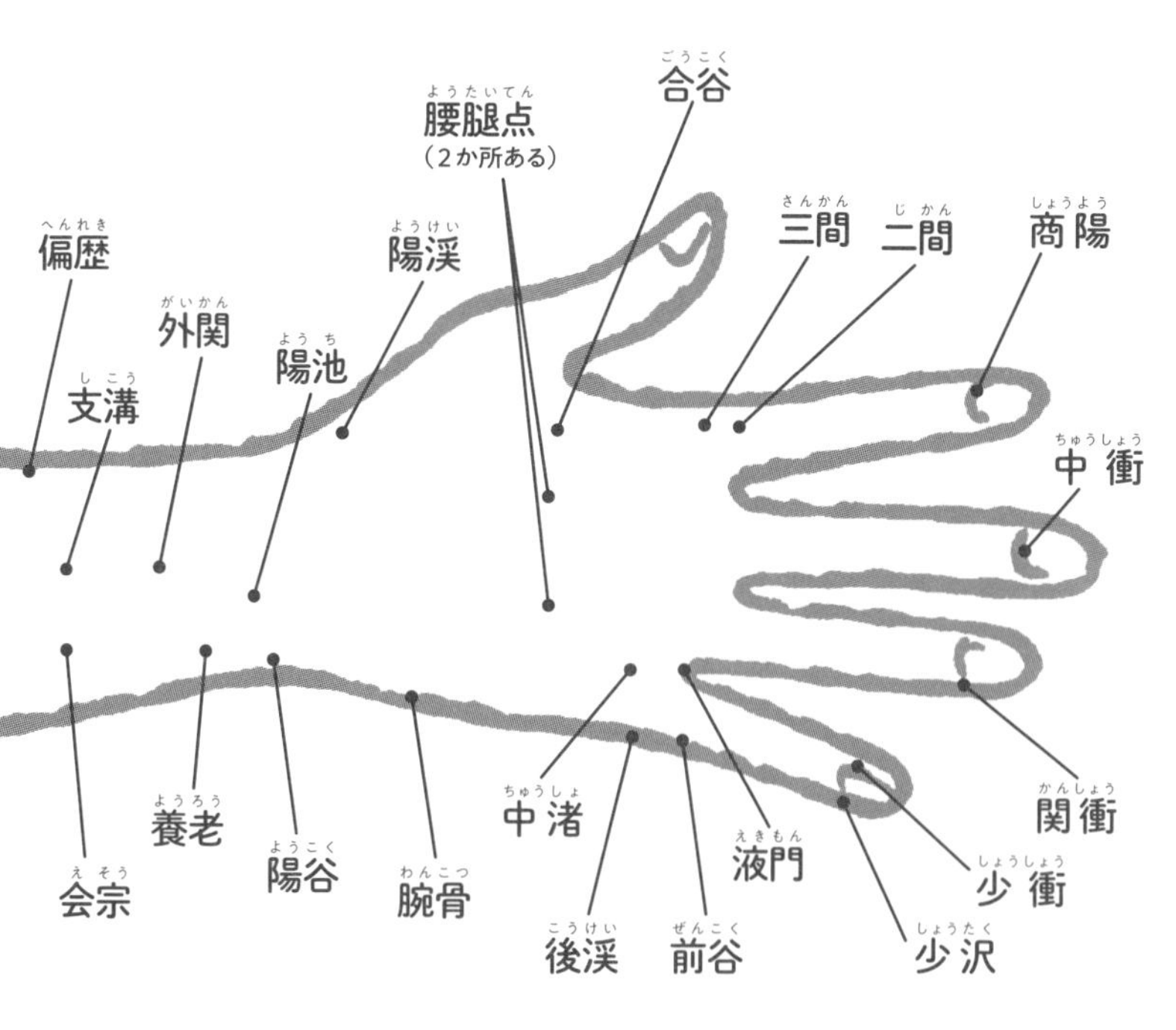

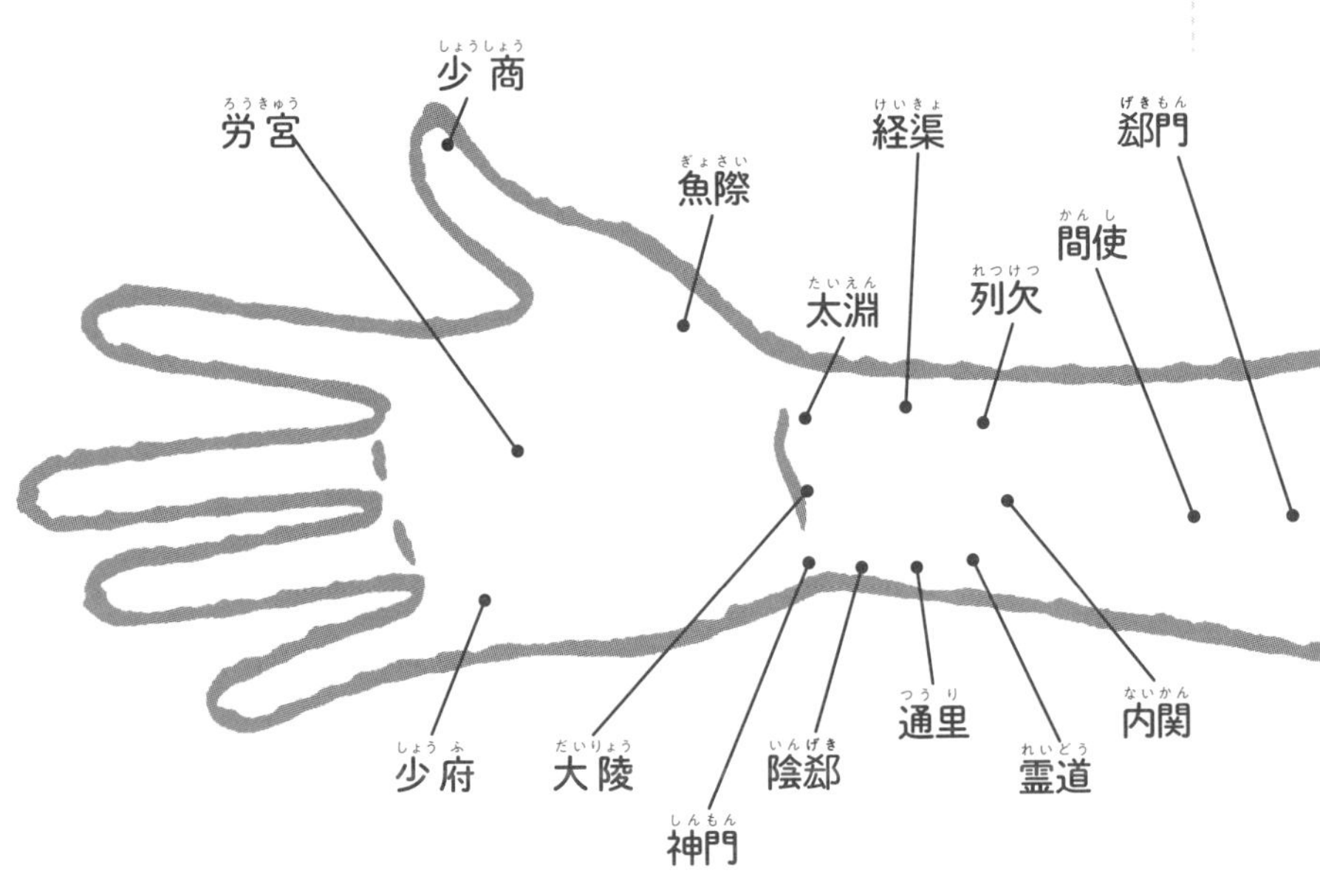
少商 しょうしょう
労宮 ろうきゅう
魚際 ぎょさい
経渠 けいきょ
郄門 げきもん
間使 かんし
太淵 たいえん
列欠 れつけつ
少府 しょうふ
大陵 だいりょう
神門 しんもん
陰郄 いんげき
通里 つうり
霊道 れいどう
内関 ないかん

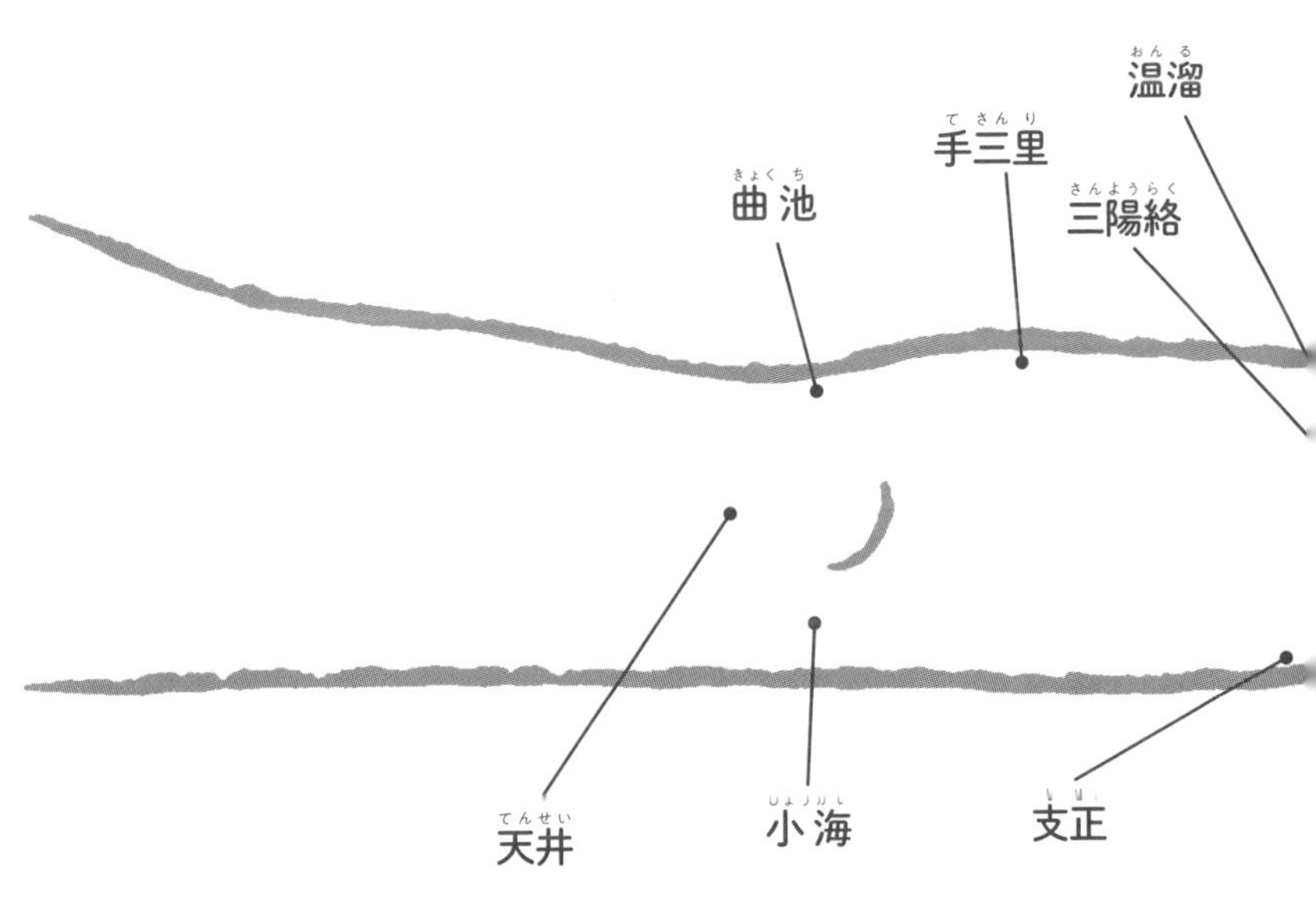
温溜 おんる
手三里 てさんり
曲池 きょくち
三陽絡 さんようらく
天井 てんせい
小海
支正

セルフケアできるツボ

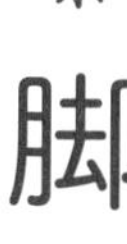

血海（けっかい）
梁丘（りょうきゅう）
曲泉（きょくせん）
膝陽関（ひざようかん）
陰陵泉（いんりょうせん）
足三里（あしさんり）
地機（ちき）
中都（ちゅうと）
蠡溝（れいこう）
豊隆（ほうりゅう）
復溜（ふくりゅう）
三陰交（さんいんこう）

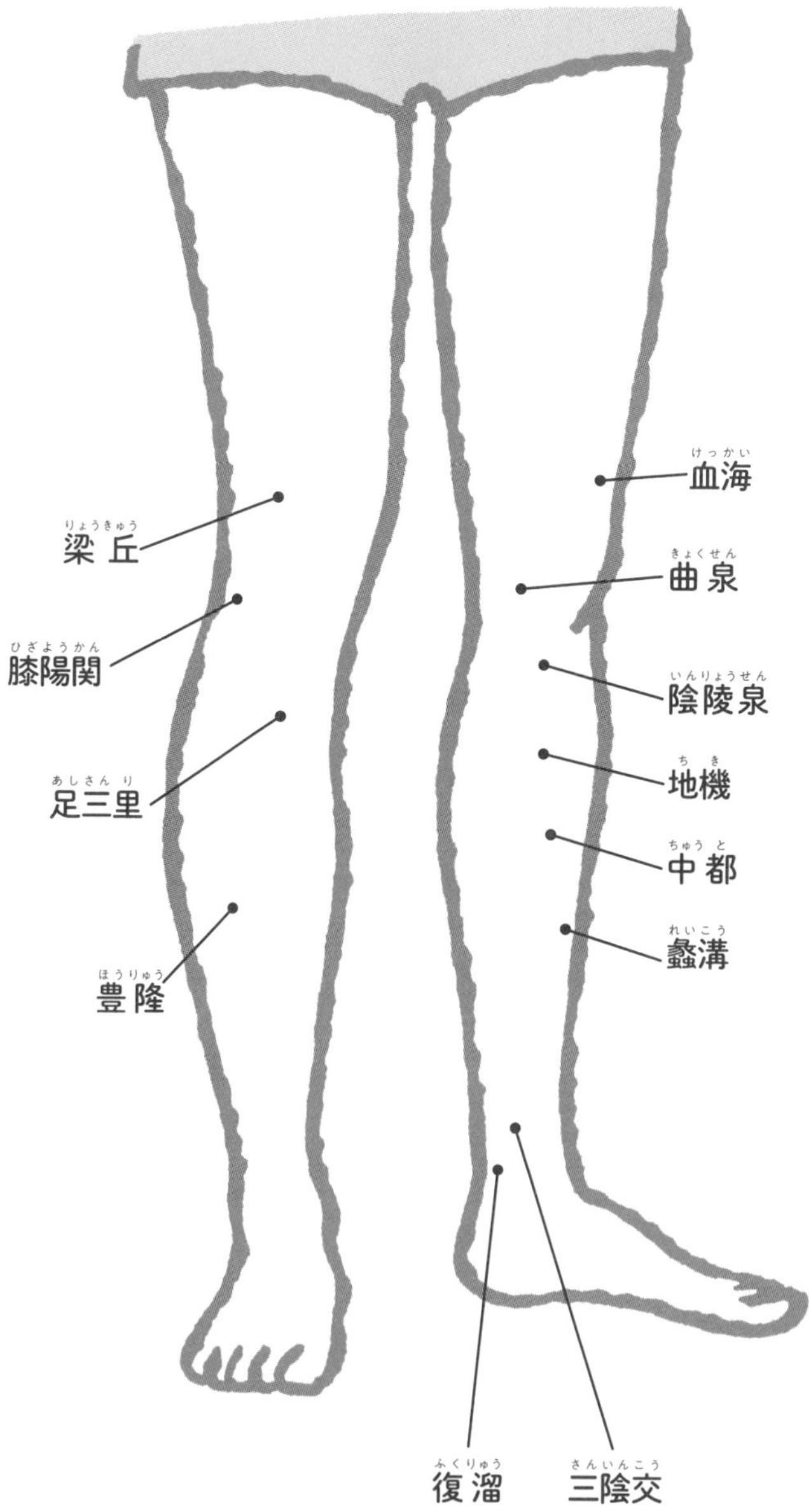

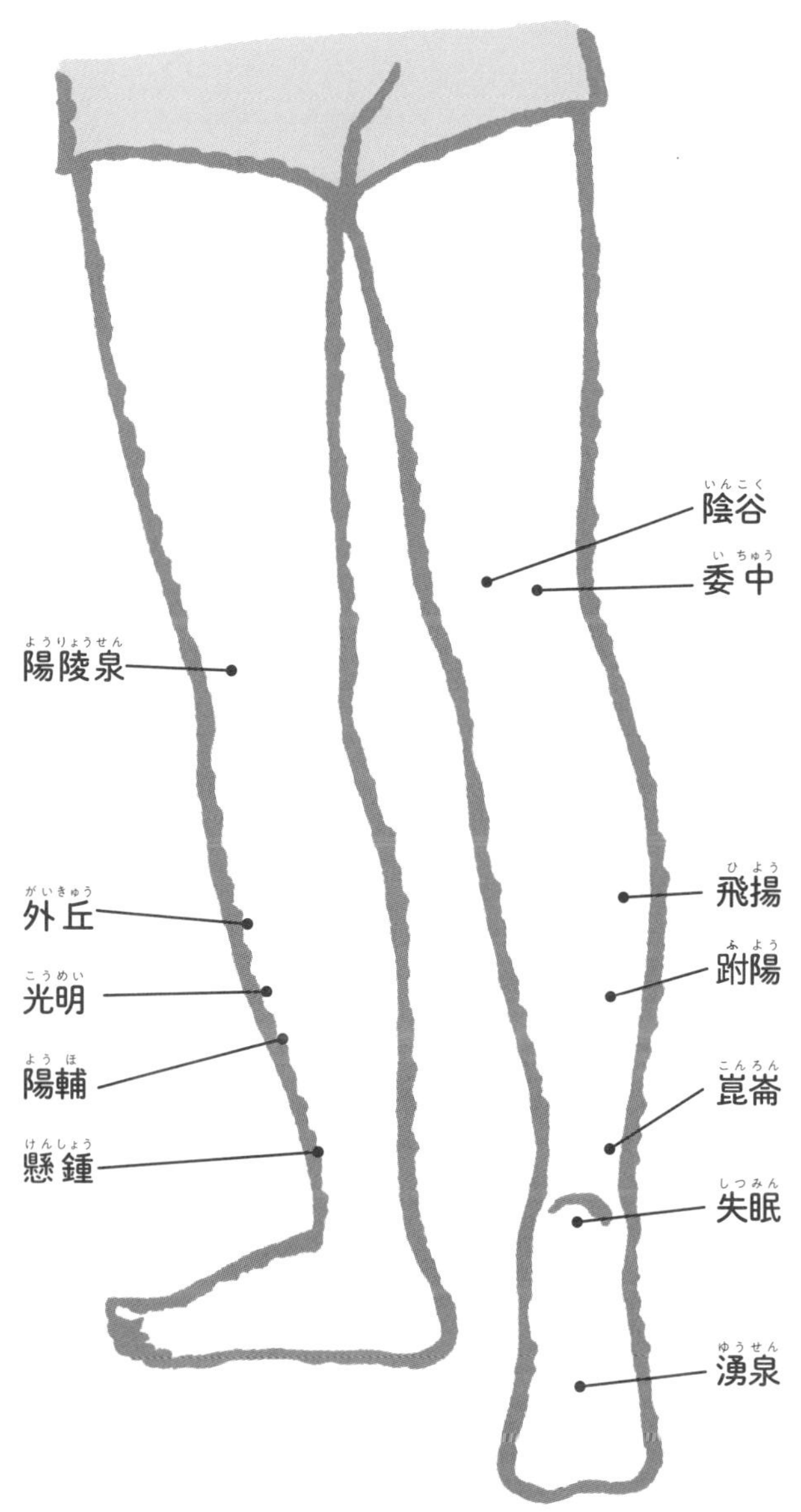
陰谷
委中
陽陵泉
飛揚
外丘
跗陽
光明
陽輔
崑崙
懸鍾
失眠
湧泉

セルフケアできるツボ

足

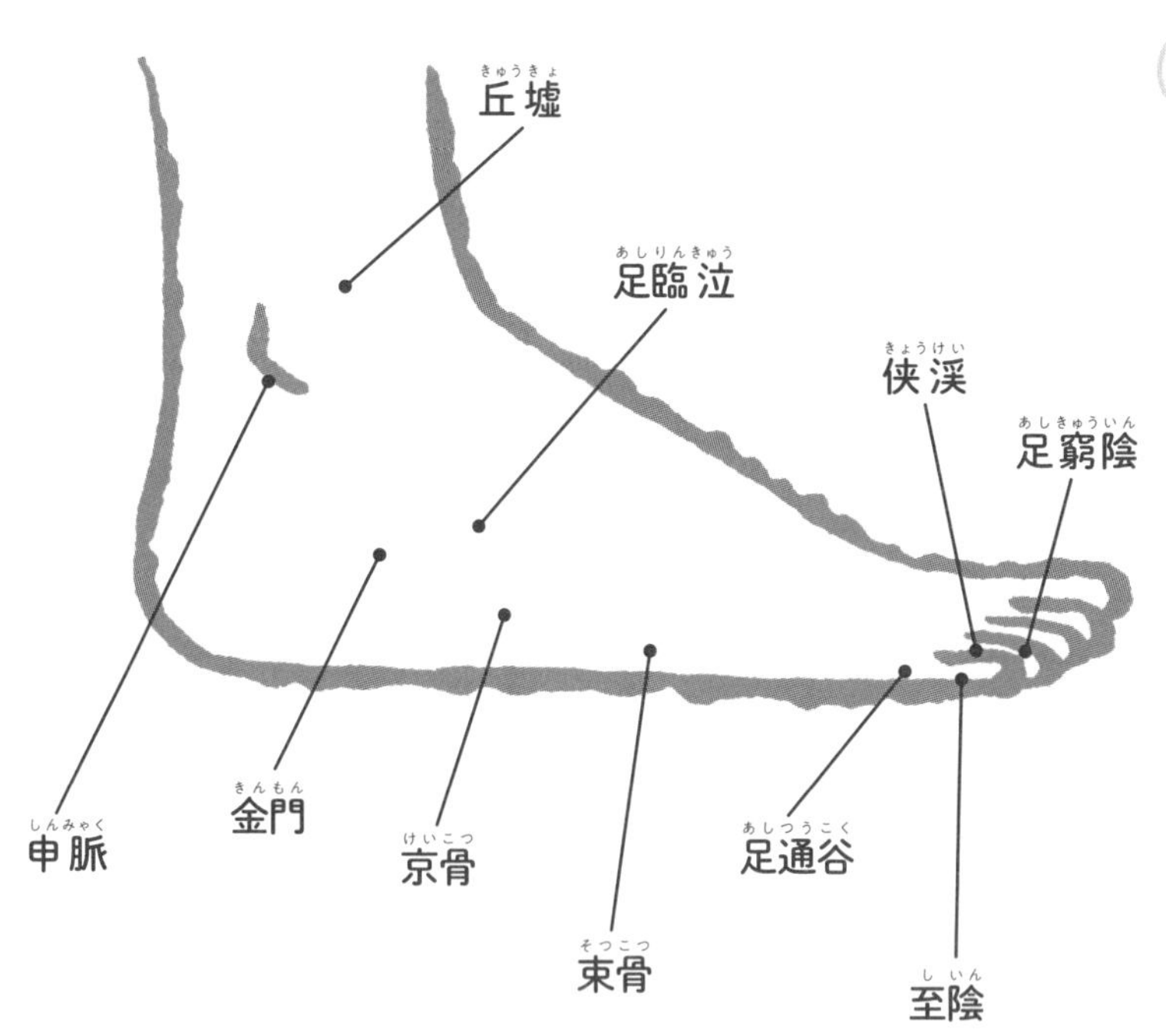

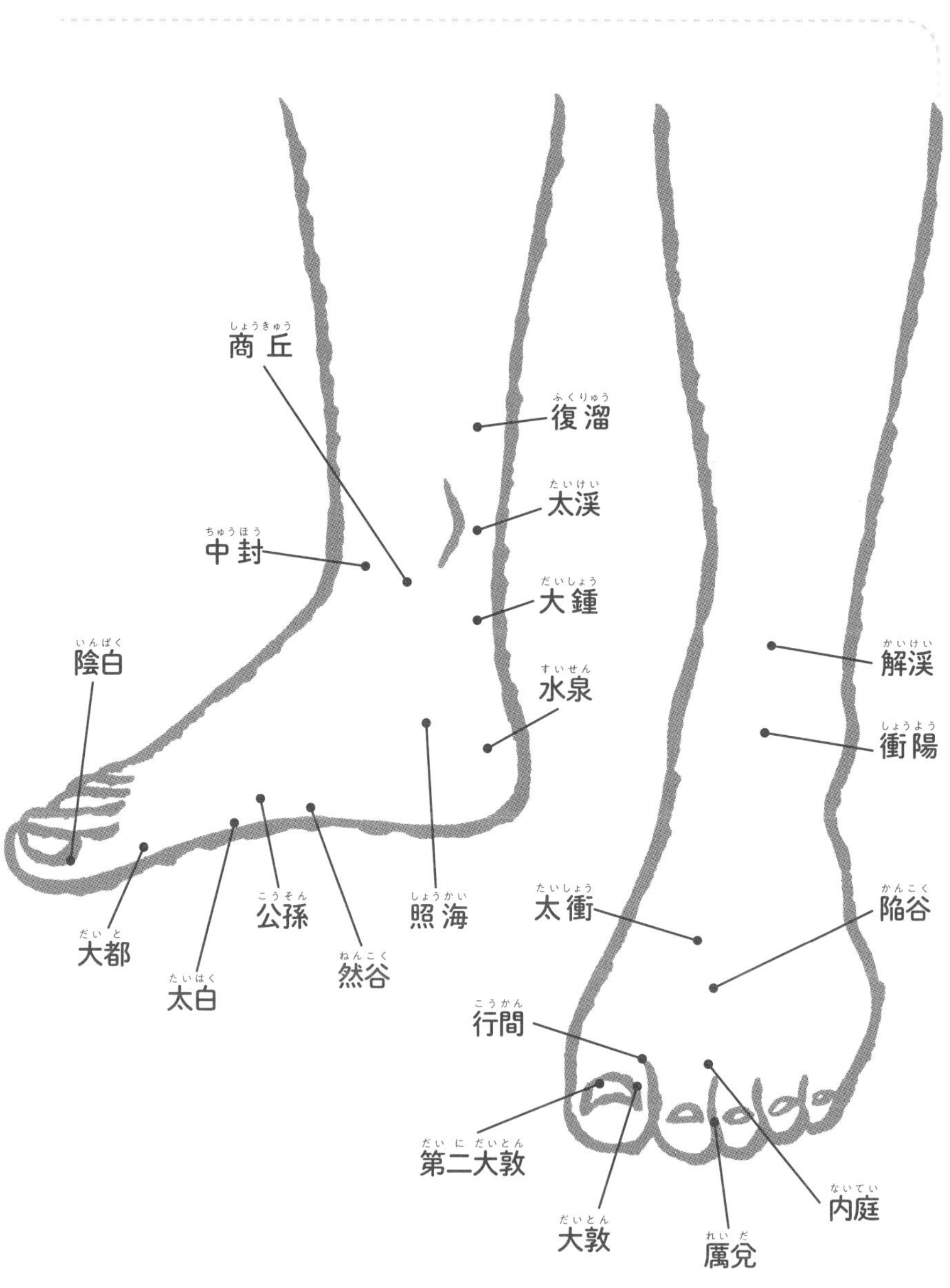
商丘
復溜
太渓
中封
大鍾
陰白
水泉
解渓
衝陽
公孫
照海
大都
然谷
太白
太衝
陥谷
行間
第二大敦
大敦
厲兌
内庭

正しいツボの探し方

骨をたどる方法（合谷の場合）

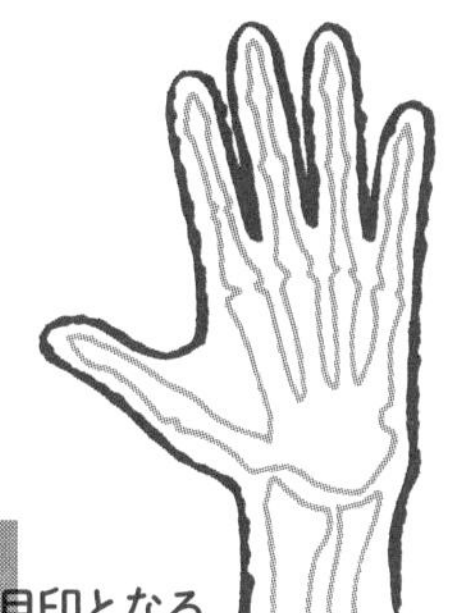

1 目印となる骨を見つける

目印になるのは人差し指の第二中手指です。

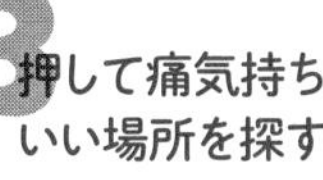

2 骨のきわをたどる

第二中手指に沿って指をスライドさせていくと、親指との交差点の少し手前のくぼんだ部分があります。このあたりがツボです。

3 押して痛気持ちいい場所を探す

第二中手指を巻き込むようにして押し上げます。ズーンとした痛気持ちいい感覚があれば、そこがツボです。

指で測る方法（内関の場合）

指幅のルール

指幅３本分

人差し指、中指、薬指を並べた指幅。人差し指の第一関節のラインが目安

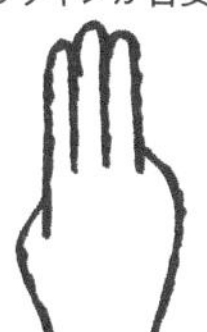

指幅１本分

人差し指の第一関節の横幅

指幅４本分

人差し指から小指までを並べた指幅。人差し指の第一関節のラインが目安

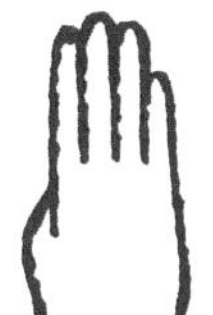

指幅２本分

人差し指と中指を並べた横幅。人差し指の第一関節のラインが目安

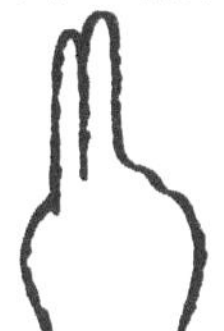

1 目印を見つける

手首内側の一番深い横じわの真ん中が基点になります。

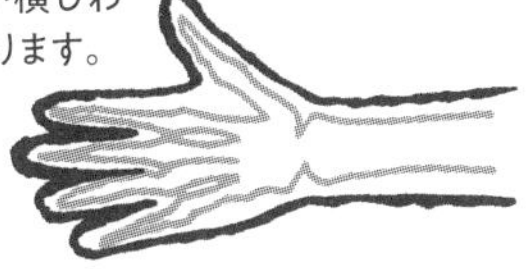

内関（手首の横じわの中心）

2 指幅で測る

手首の横じわの真ん中に手を当て、そこからひじの方向へ指２本分のところにあります。

3 押して痛気持ちいい場所を探す

２本のすじの間に指を押し込むようにして押します。ズーンと響くような感覚があれば、そこがツボです。

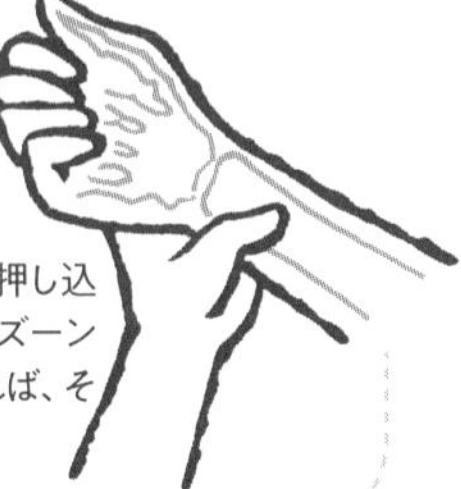

ツボ押しのコツ

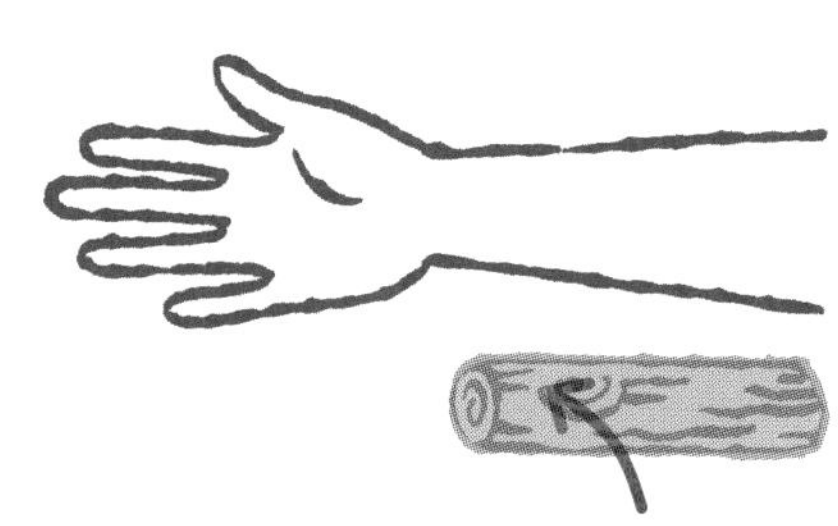

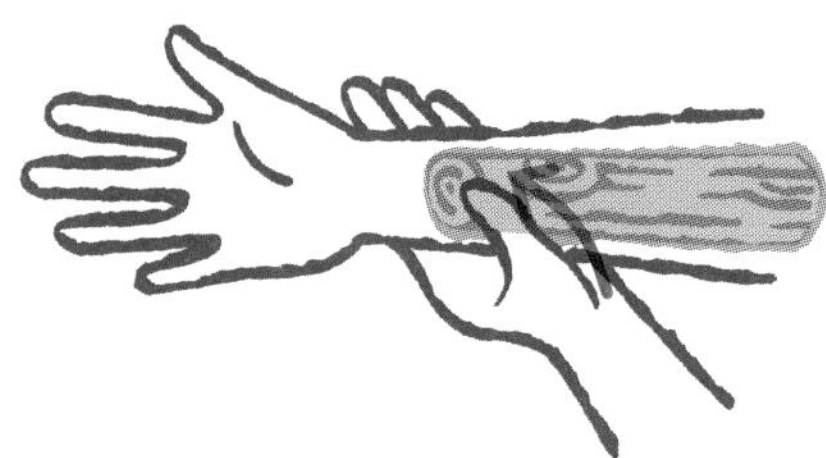

1 向き

手や脚の中心に向かって押す

特別な記載がない場合、ほとんどのツボは、手、脚の中心に向かって押します。イラストのように、腕や脚を丸太ととらえて、その中心に向かって押してください。

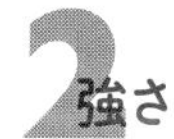

2 強さ

気持ちよくなる痛さで

力いっぱい押す必要はありません。自分が気持ちいいと感じる強さで結構です。なぜなら、経絡は皮膚の表面近くを通っているため、軽く押すだけでも効果があるからです。

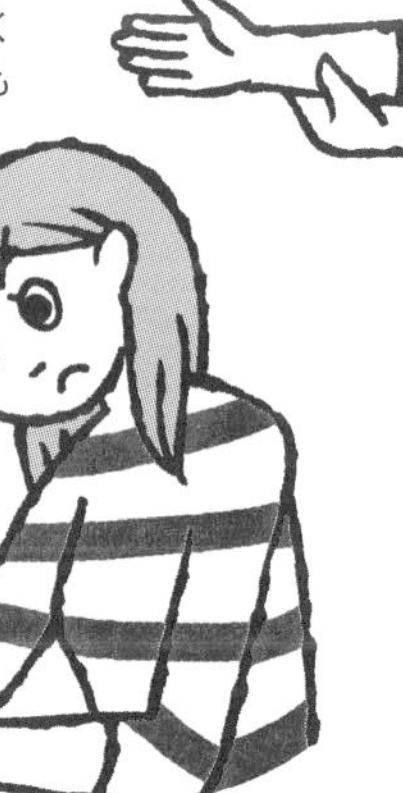

健康保険が適用される症状

健康保険で鍼灸治療を

次の症状は、鍼灸や指圧マッサージ治療に保険適用されます。

・神経痛（坐骨神経痛、三叉神経痛）
・リウマチ（急性や慢性で関節が腫れて痛みがある場合）
・腰痛症（ギックリ腰、慢性腰痛）
・五十肩（腕が上がらず、方の関節が痛む場合）
・頸腕症候群（頸から肩、腕にしびれや痛みがある場合）
・頸椎捻挫後遺症（頸部の怪我、むちうち症）

保険適用の手続き

①治療を受けたい鍼灸院に、保険適用の可否を確認します。
②可能の場合、鍼灸院で「同意書」を受け取ります。
③かかりつけの医療機関などに同意書を持参して、必要事項を記載してもらいます。
④記入した同意書、保険証、印鑑を持参。あとの手続きは鍼灸院が行います。

その他のツボ治療

あんま

筋肉の疲労物質を排出する揉捏法、血行促進し神経に作用する叩打法、血流やリンパの流れを促進する圧迫法など。

指圧

日本独自の療法。体の表面や筋肉の異常を探り、手のひらや指でツボをゆっくりと押し、離す動作を繰り返すことで、体の奥に刺激を伝える。

その他

柔道整復術、マッサージ、吸玉、気功など。

6.

漢方で
治す！

漢方薬で改善が期待される症状や病気

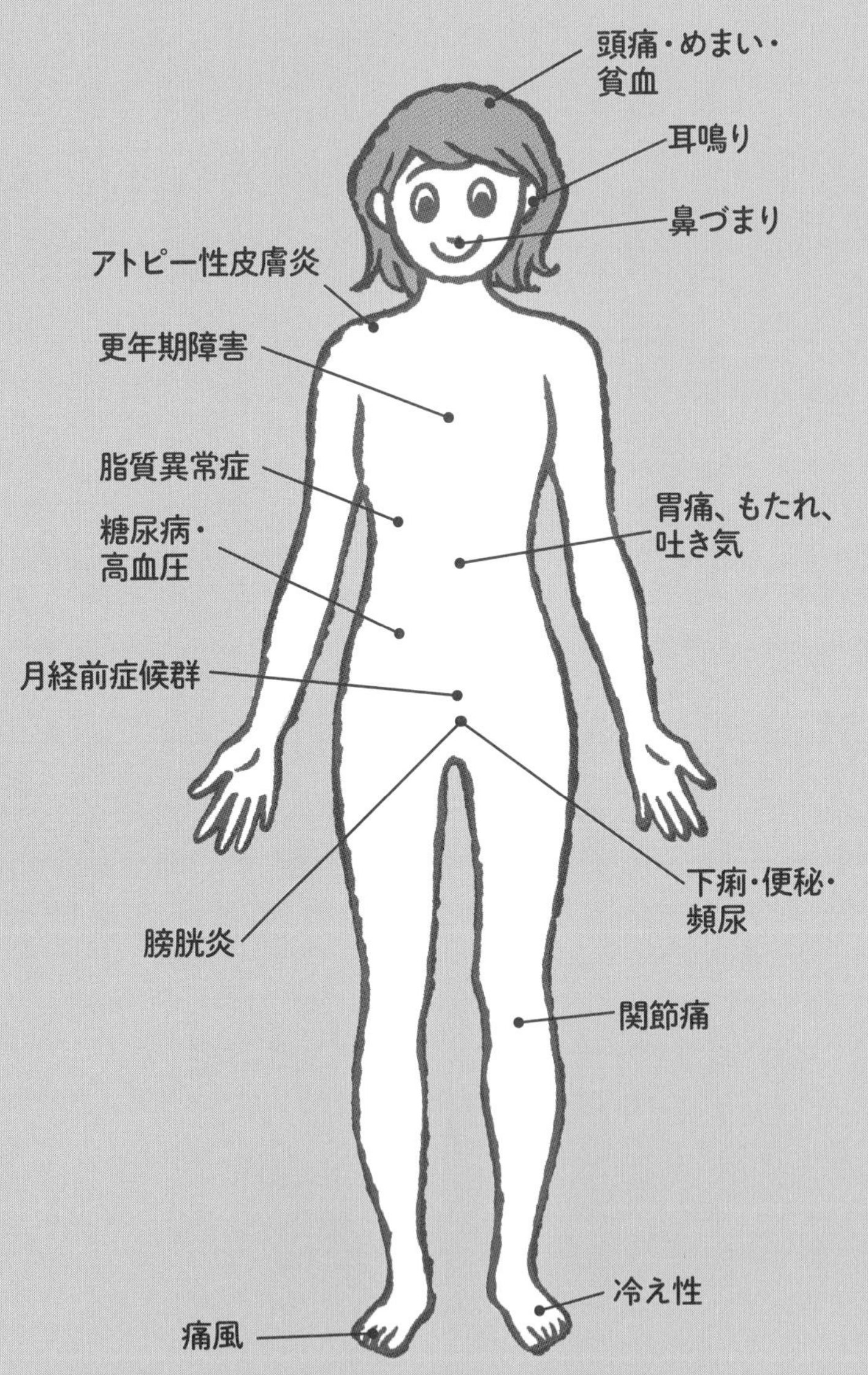

頭痛

鎮痛剤ではなく頭痛のタイプと体質に合わせた漢方薬を

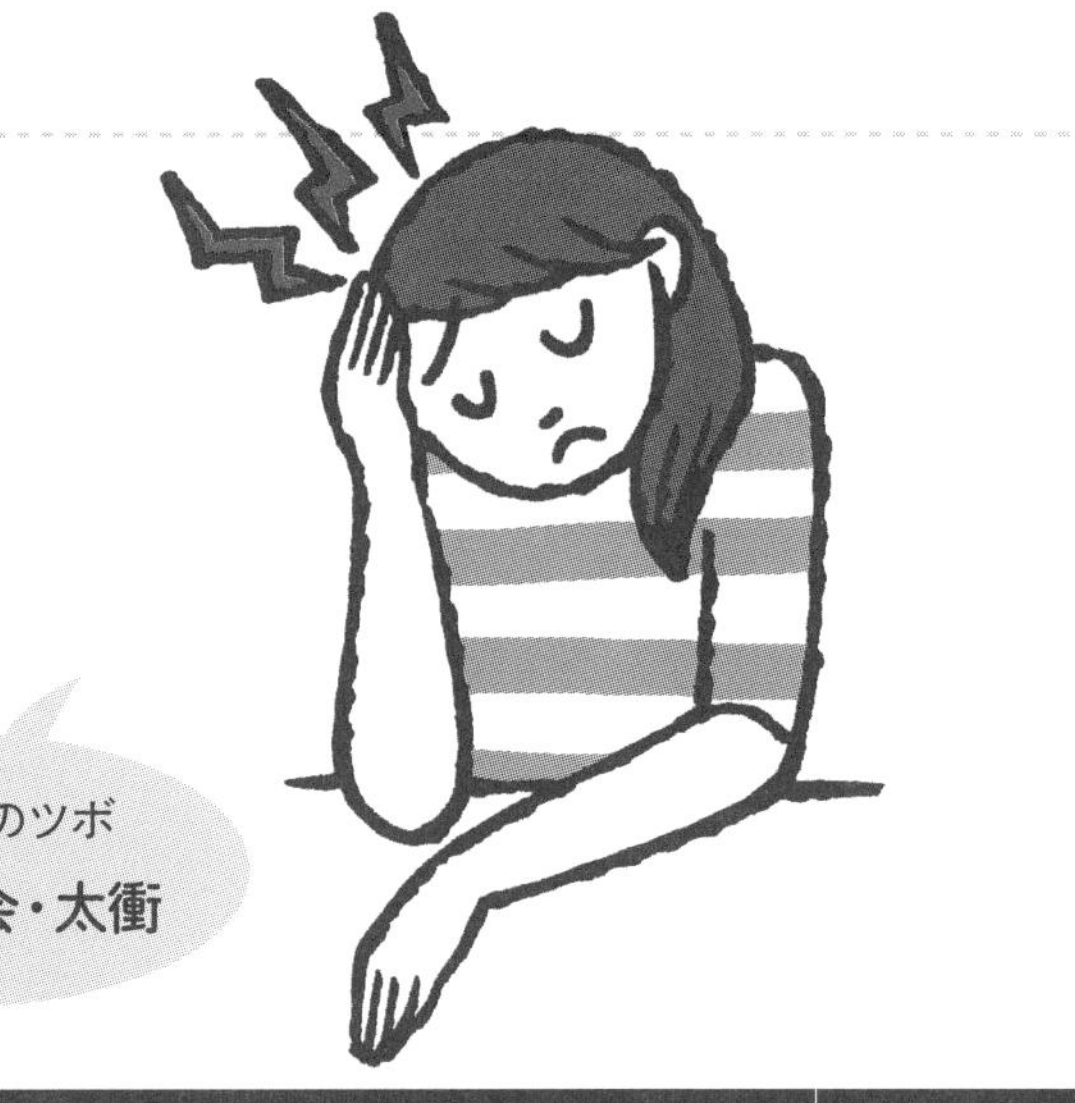

オススメのツボ

風池・百会・太衝

症状			漢方薬
片頭痛	冷え性	悪心・嘔吐を伴う	呉茱萸湯
	気圧変動	むくみ・めまい	五苓散
	月経関連	月経不順・冷え・むくみ	当帰芍薬散
緊張型	動脈硬化	中高年の早朝頭重・めまい	釣藤散
	肩こり	後頭部や背筋よりの肩こり	葛根湯
		冷え・のぼせ	加味逍遥散

激しい頭痛や頻発頭痛は必ず一度西洋医学の検査を受けましょう。

頭痛のほとんどは慢性頭痛。日常的に起こるので病院に行かずに鎮痛剤で抑える人も多いです。鎮痛剤の濫用から慢性薬剤性頭痛が起こりやすくなるのでご注意を。対症療法ではなく、体質に合わせた漢方薬で改善を図りましょう。片頭痛は30～40代の女性に多く、脈動と共に頭がずきずきと痛み嘔吐や感覚過敏が伴うこともあります。冷え性や気圧変動、女性ホルモンの変動、ストレスが関連して起こります。食べ物（ワインやチョコレートなど）によって誘発されることもあります。緊張型頭痛は、首や肩のこりと共に鈍い痛みが続きます。高血圧傾向にある中高年の早朝頭重、慢性的な肩こりや更年期症状の神経緊張などでも起こります。

めまい

多いのは内耳性めまい。自律神経失調症が原因の場合も多い

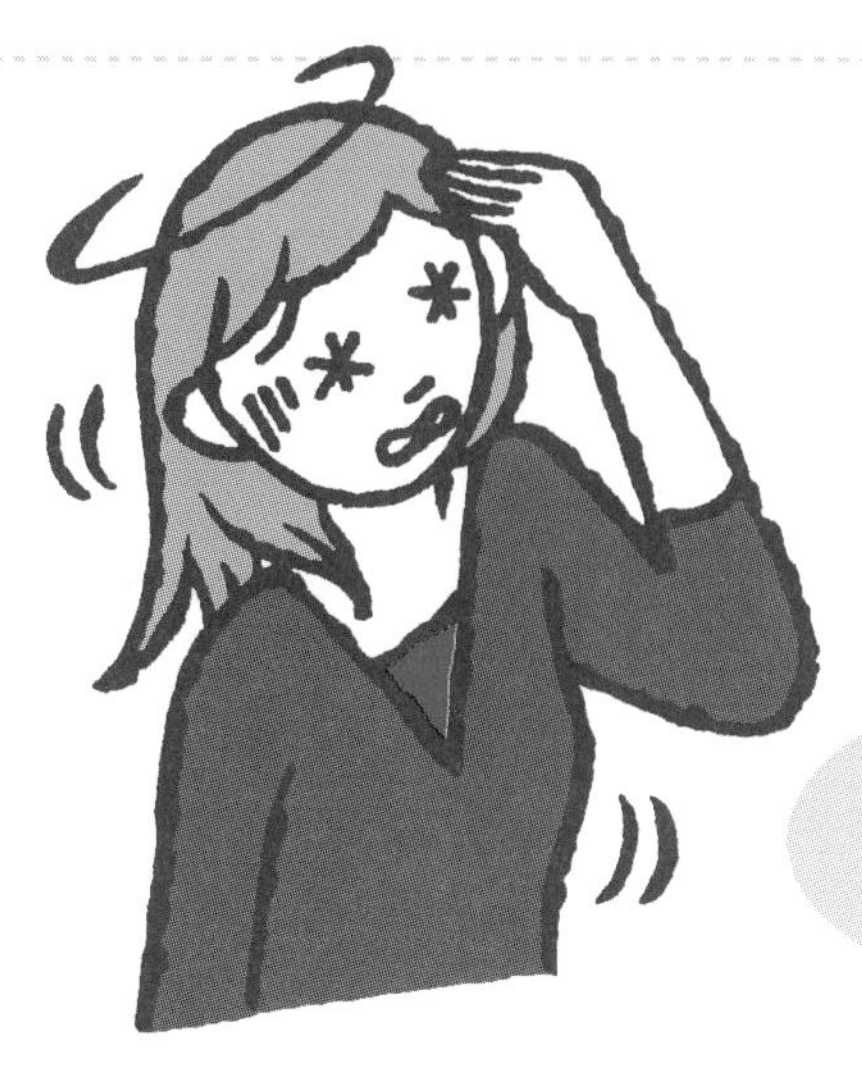

めまい、ふらつき以外の症状	漢方薬
自律神経失調	柴胡加竜骨牡蛎湯、抑肝散
みぞおちからへそにかけての動悸、胃内停水	苓桂朮甘湯
ストレスに弱くて、イライラしやすく、胃腸の虚弱な人	半夏白朮天麻湯
夜間頻尿、全身倦怠感、強い冷え	真武湯
月経不順・冷え・むくみ	桂枝茯苓丸

もっとも多いめまいは、内耳性の回転性めまい。めまい症、メニエール病、前庭神経炎、突発性難聴など。その原因はさまざまなので、問診を重視し、全身症状と合わせて漢方薬を選択します。

首や肩のこりが重症化し、胃の中に水が溜まるなど、水の代謝が悪いことからめまいが起こることもあります。その場合は、水の巡りをよくして改善させます。

また、自律神経の調節が関係してめまいが起こることもあります。肝気の高ぶり、肝血の不足などが原因です。

重い冷え性が関係してめまいが起こることもあります。その場合は、体を温めると内臓の機能が活性化。血や気が増えると貧血や冷えが改善し、めまいの症状が緩和します。

耳鳴り

気や水の巡りが悪く、腎が衰えると起こりやすい

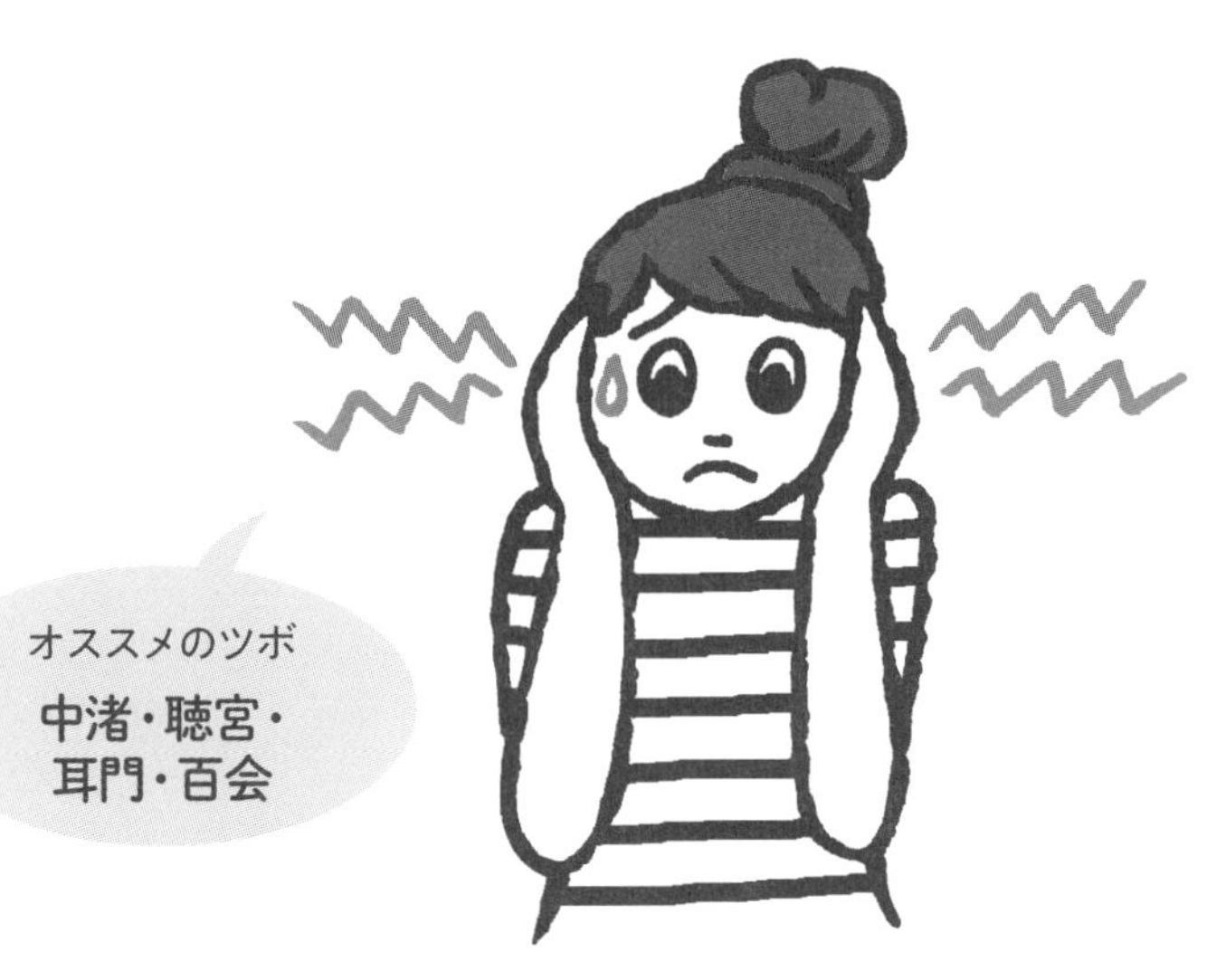

耳鳴り以外の症状	漢方薬
腎虚、腰痛など	六味丸、八味地黄丸
めまい、ふらつき、動悸、息切れ、神経症など	苓桂朮甘湯
貧血、冷え、めまい、肩こり、動悸など	当帰芍薬散

耳鳴りと聴力低下（または難聴）には関係があるといわれています。音が聞こえにくくなると、脳は（音が変化した）電気信号が少なくなったことを感知。もっと聞こえるように電気信号を増幅させます。音が鳴っていない時にもこの反応が起こる―それが耳鳴りが起こるしくみといわれています。原因は、睡眠不足や精神的ストレス、耳に異物が混入、耳垢がたまる、大きな音を聞くなど。

中耳炎や脳腫瘍などにより耳鳴りが起こることもあります。その場合は病気の治療を優先させましょう。また、外傷性難聴の場合は、早めに耳鼻科を受診してください。

東洋医学では、原因不明の耳鳴りは、気や水の巡りが悪い、腎の衰えと考え、治療を行います。

鼻づまり

冷えると水のような鼻水、熱がこもると黄色の鼻水が

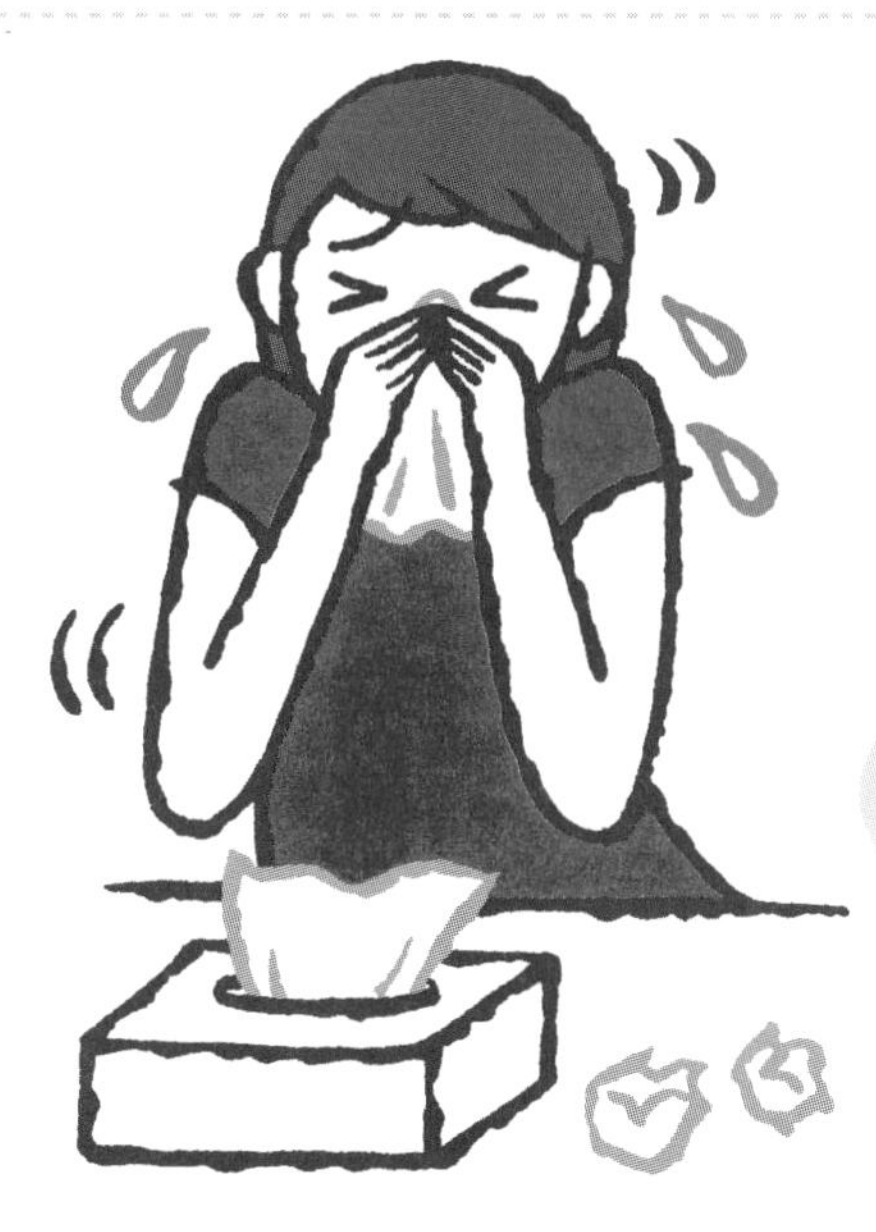

オススメのツボ

上星・風池・鼻通点

症状	漢方薬
鼻づまり、頭重、慢性の副鼻腔炎など	葛根湯加川芎辛夷、辛夷清肺湯
水のような鼻水、アレルギー性鼻炎、花粉症など	小青竜湯、越婢加朮湯、麻黄附子細辛湯
黄色い鼻水、慢性の副鼻腔炎、アレルギー体質など	荊芥連翹湯

鼻づまりとは、鼻の粘膜が腫れて、空気の流れが悪くなって鼻呼吸がしづらい状態のこと。風邪や鼻アレルギーの慢性化、副鼻腔炎などの原因によって起こります。

鼻づまり自体は重篤な症状ではないですが、慢性化すると注意力が散漫になったり、味覚が鈍くなるなどの支障をきたします。

東洋医学では、局所的に水の代謝が悪くなると、余分な水が薄い鼻水としてたまり、あるいは鼻づまりになると考えます。根本治癒には、粘膜のむくみおよび血流をよくさせるため、麻黄剤を処方することが多いです。

体に熱がこもっていると、黄色の粘った鼻水がたまります。その場合は、まず体や鼻の熱を取って、炎症を鎮めます。

胃痛

病気ではないが、原因不明の胃痛、吐き気は気や水の巡りが関与することが多い

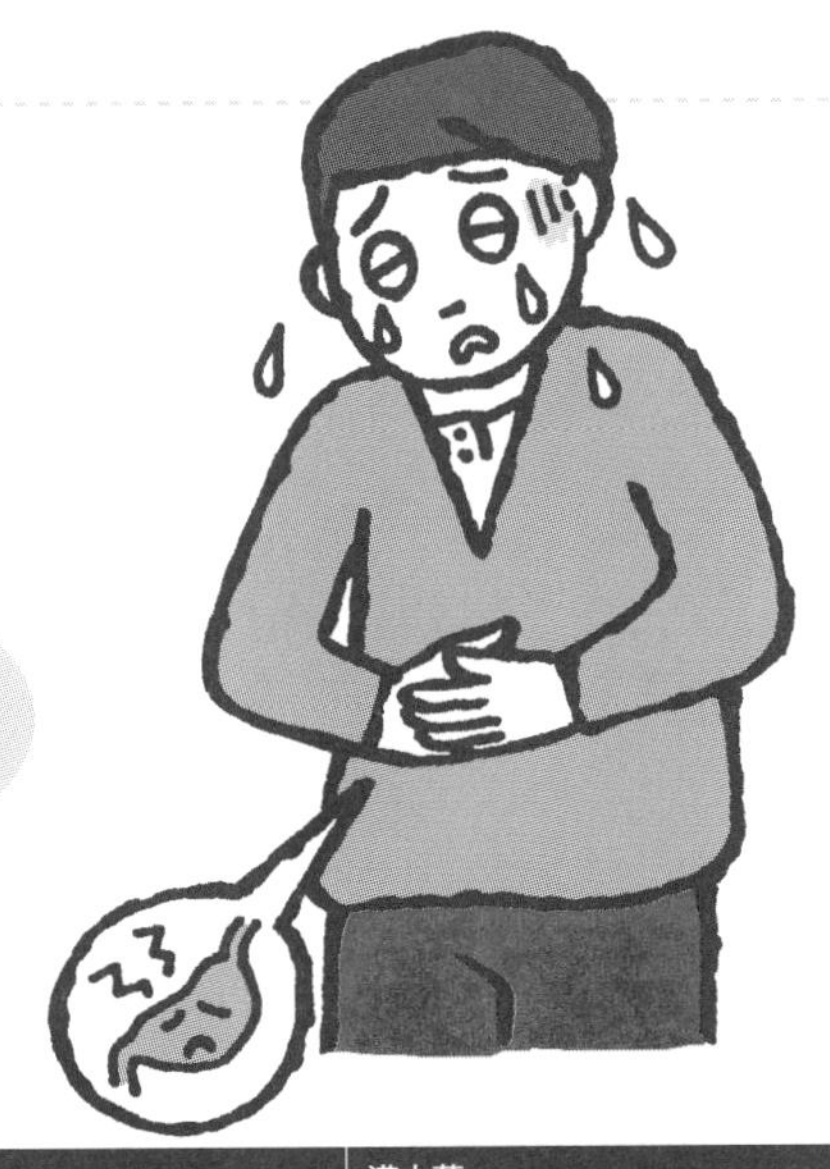

オススメのツボ
足三里・内庭・梁丘

胃痛以外の症状	漢方薬
常に過飲食の人：数日過飲食後の食欲不振、吐き気、胃もたれ	大柴胡湯、小柴胡湯
宴会・過飲食後：吐き気、胃もたれ、ゆるい便	平胃散、胃苓湯、半夏瀉心湯
過飲酒・過食後：胃熱によるみぞおちの灼熱感	黄連解毒湯
甘い間食過度摂取後の不調	安中散
冷たいもの過度摂取後の不調	呉茱萸湯

胃痛、胃もたれ、吐き気、食欲不振、胸やけなどは、胃や食道の不調だけでなく、消化器以外に、腫瘍、精神科、産婦人科などの病気が原因で症状として現れることも。その場合は、西洋医学的検査・診断のうえ、治療を受けましょう。

検査しても病名がつかない胃の痛みは、漢方で体質を改善して治療します。胸のつかえやげっぷが多い場合は、水の巡りが悪く気が上がることが原因。また、過食で熱がこもり胃腸炎になっても痛みます。強い冷え、甘いものの過度摂取も痛みにつながります。胃はストレスの影響を受けやすい部位です。過剰なストレスを受け続けると、気が上がり、熱がこもるので痛みます。気と水の巡りをよくすることで胃痛の改善につながります。

下痢

慢性経過の場合では、胃腸を温めることで改善する場合もある

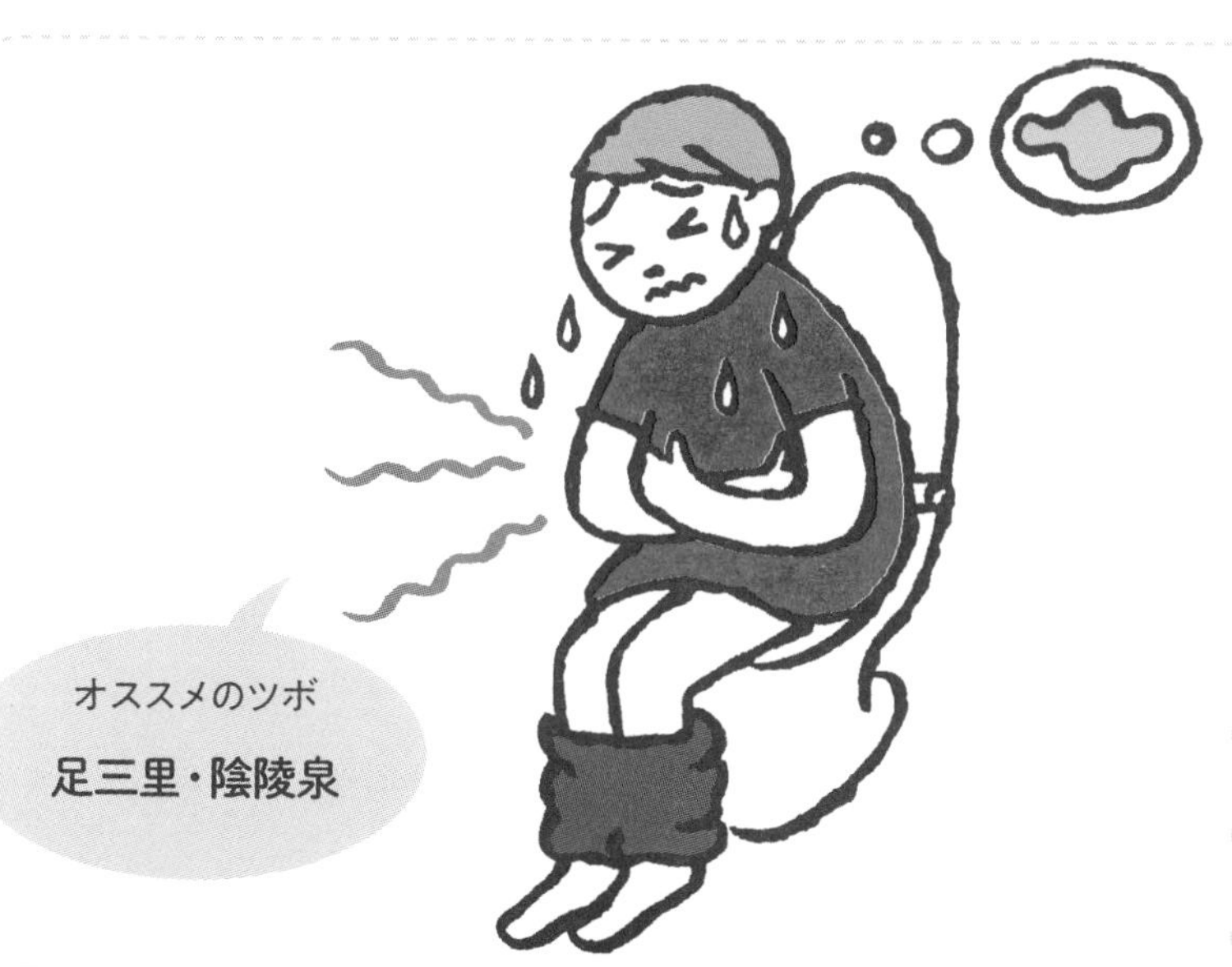

症状	漢方薬
過飲食による熱痢	大柴胡湯去大黄、猪苓湯、黄芩湯
宴会後の胃痛、水様性の下痢など	胃苓湯、半夏瀉心湯
胃腸虚弱な水様性の下痢など	啓脾湯、桂枝加芍薬湯
冷え、軽い腹痛など	真武湯

嘔吐を繰り返す急性の下痢は、感染性腸炎や食中毒が原因であることがほとんど。五苓散、胃苓湯を飲むと鎮静することもあります。

慢性の下痢の場合では、さまざまな原因があります。冷えによる胃腸の機能不調は、胃腸を温めることで改善します。胃腸の水分代謝が悪い場合は、腹部全体を温め、水の巡りをよくします。胃腸風邪や胃腸に湿熱がある場合は、湿熱を取り除く治療をします。

食べ過ぎによる下痢（熱痢）は、体が便とともに熱やガス、水分を排出して楽になろうとしている反応です。症状が治まるまで服薬以外に食事を控えることも大切です。ストレス性の下痢は、薬で痛みを抑えるとともに、ストレスを緩和する治療を行います。

便秘

熱がこもるタイプ、冷えのタイプ。原因に合わせて治療する

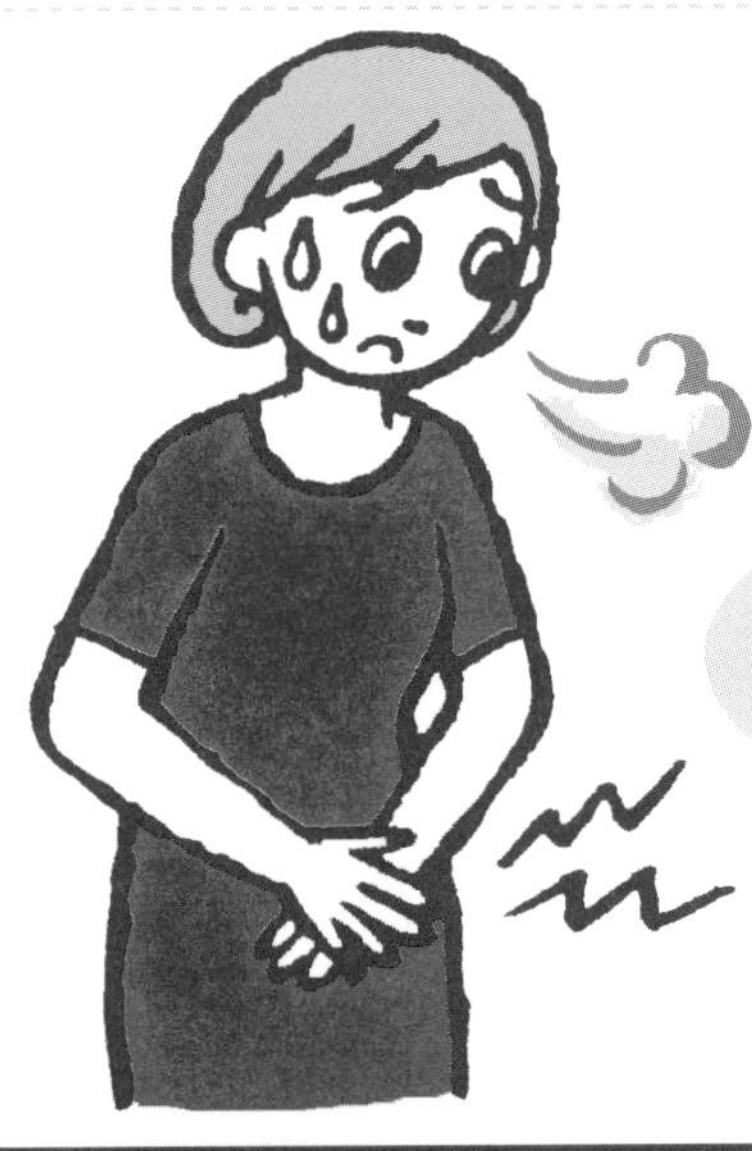

症状	漢方薬
過食傾向の人：吐き気、もたれなど	大柴胡湯
のぼせ、月経困難症、イライラの精神症状が強いなど	桃核承気湯
肥満、むくみ、高血圧、肩こりなど	防風通聖散
膨満感、腹が張った感じなど	調胃承気湯、大黄甘草湯

西洋医学的治療で処方される便秘薬の成分は生薬に由来するものもあります。便秘と漢方薬の親和性は高いといえるでしょう。便秘自体は軽度の症状ですが、慢性化すると大腸がんや生活習慣病につながるリスクがあるといわれます。

女性には慢性的な便秘症の人が多く、甘い物の間食や過食による胃腸の「裏熱」が原因と考えられます。

また、冷えによって気が不足することで、腸の機能が低下し便秘が起こる場合もあります。この場合は、体を温めて気を増やすことで便秘は改善します。

腸熱があると糞便の水分が減ることで便が硬くなり、便秘につながります。熱を取り除き、腸を潤す治療をすることで改善します。

頻尿・尿もれ

下半身の冷え、加齢、過飲食、腎の衰えによって起こる

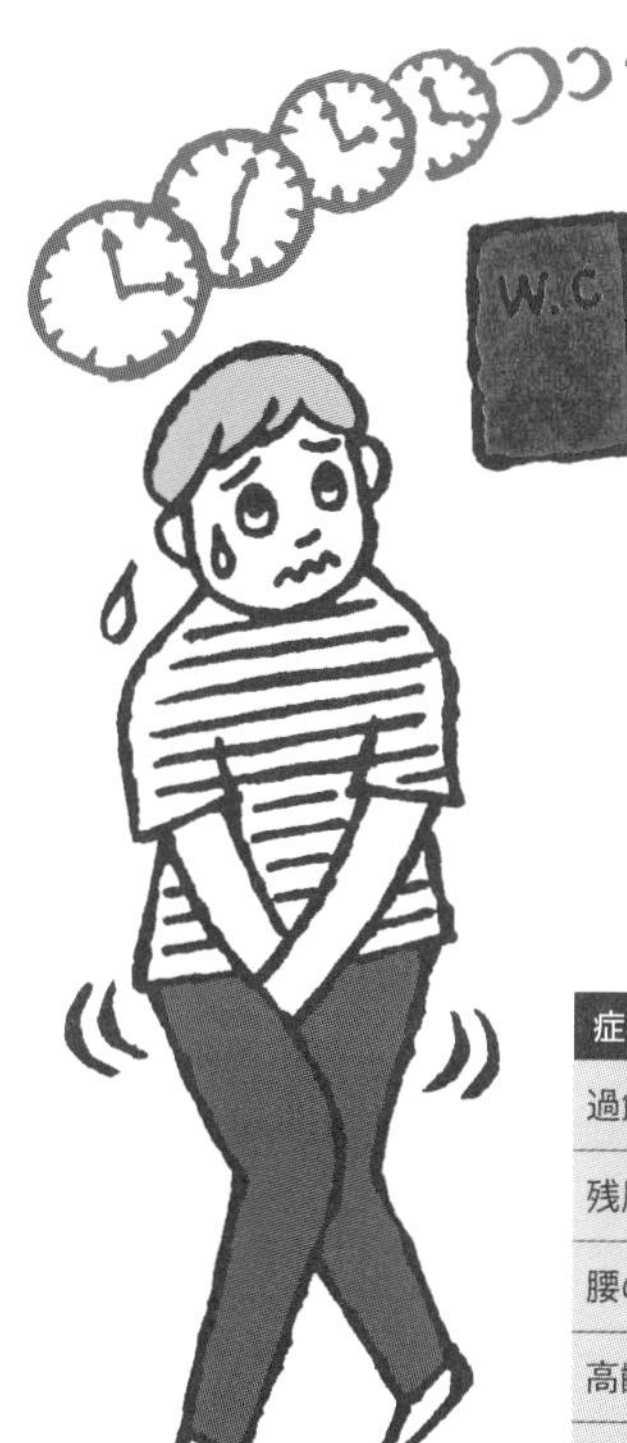

オススメのツボ

腎兪・中極

症状	漢方薬
過飲食の人：尿もれ、頻尿など	白虎加人参湯
残尿感、排尿痛、血尿、口の渇きなど	猪苓湯
腰の冷え、尿量が多い、腰痛	苓姜朮甘湯
高齢、夜間尿が多い、尿もれなど	八味丸
脾虚、腎虚による頻尿など	小建中湯

排尿回数が増える頻尿、排尿前に尿がもれたり、くしゃみやお腹に力が入って尿が出てしまう尿もれ。どちらも生活に支障をきたす不快な症状です。

西洋医学では、脳血管障害など神経に問題がある場合、感染症、前立腺肥大、骨盤底筋の低下などが原因と考えます。頻尿以外にも残尿感や血尿、のどの渇きがあるときは、膀胱炎や糖尿病が原因の場合もあります。

東洋医学では、冷えが原因の場合も多いと考えます。体を温める効果のある漢方薬を飲む、使い捨てカイロで腰や下腹部を温めると効果的です。また、腎虚、水毒・水滞や瘀血などが原因の場合も多く、四診によって、その原因をさがし、適切な治療を行います。

膝関節痛

体の冷え、または風邪、湿邪、寒邪が原因で起こる

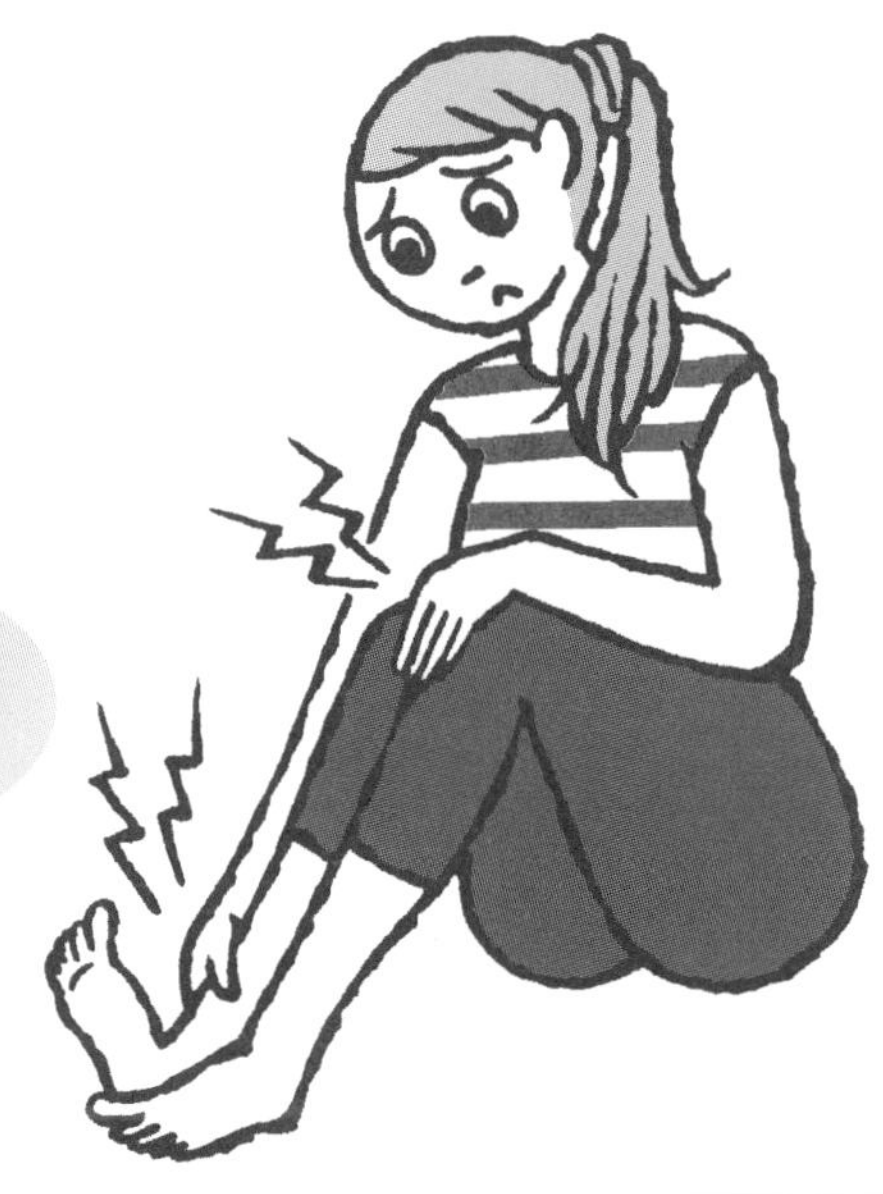

症状	漢方薬
湿度が高いと痛む、関節のむくみなど	麻杏薏甘湯、防己黄耆湯
湿度が高いと痛む、患部が熱をもっている	越婢加朮湯
冷え性、冷えると痛む、患部に熱はない	桂枝加朮附湯、大防風湯

膝関節痛には、いくつか種類がありますが、もっとも多いのが変形性関節症です。クッションとなる軟骨がすり減り、関節部分で骨と骨が擦れて痛みます。整形外科では、運動療法や薬物療法で治療を行います。

東洋医学では、冷えあるいは風邪・湿邪・寒邪が原因となって起こると考えます。それぞれの病態によって異なりますが、風邪が強いと移動する痛み、湿邪が強いと体が重く鈍痛やしびれがあります。寒邪が強いと激痛となります。

冷えが原因の場合は、患部を温めれば症状の緩和になります。風邪・湿邪・寒邪が原因の場合は、病態が複雑なので、それぞれの証に合わせて多岐にわたった処方の組み合わせが必要になります。

月経痛

血水の乱れを漢方治療で整えて、痛みと不調を楽にする

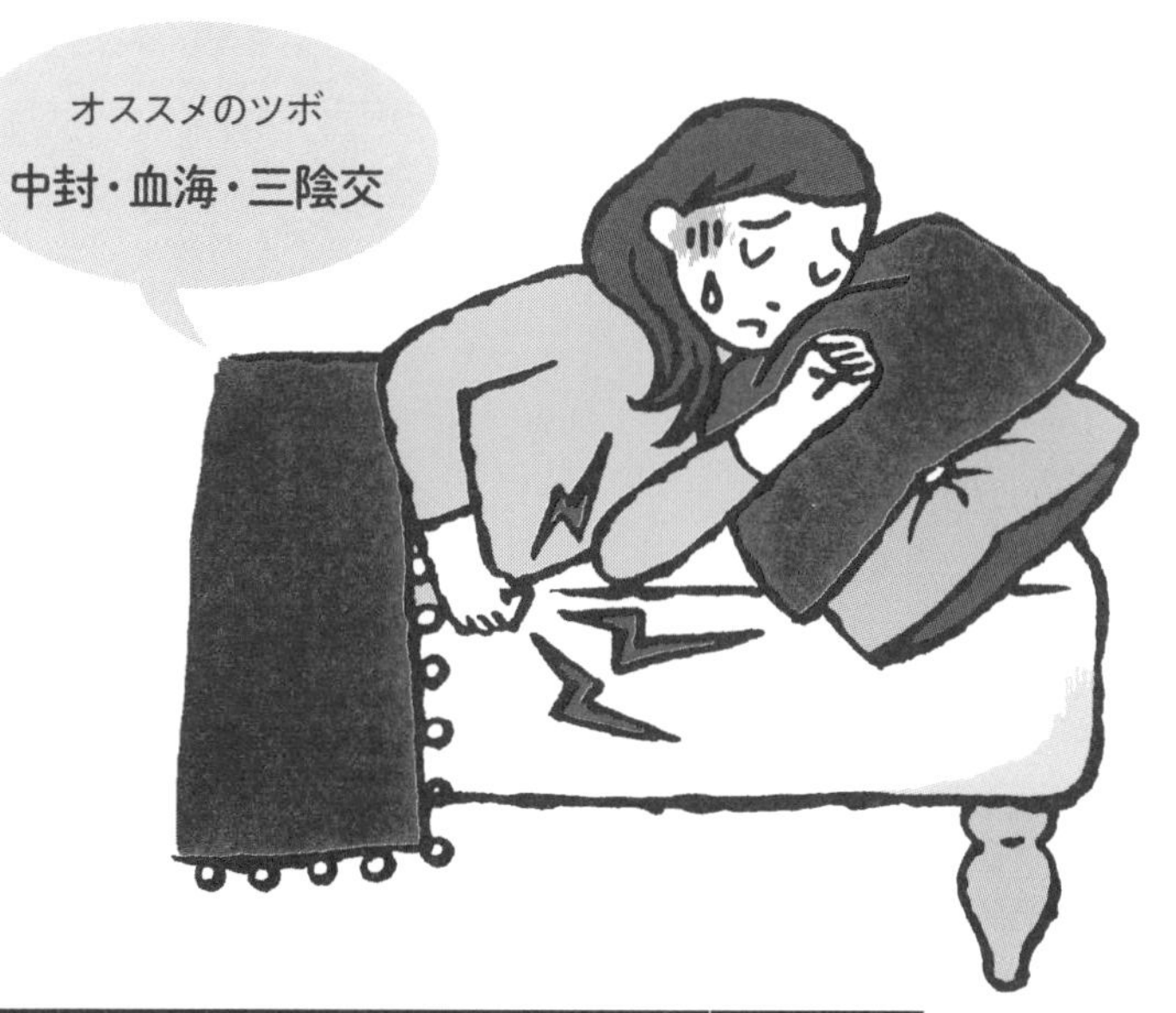

症状		漢方薬
気逆／瘀血	足腰の冷え、便秘、ヒステリー傾向	桃核承気湯
水滞／瘀血	冷えのぼせ、肩こり、めまいなど	桂枝茯苓丸
血虚／水滞	色白で虚弱体質、冷え性、貧血傾向	当帰芍薬散

月経痛や月経不順は、婦人科系の病気がある場合は、その治療を優先させましょう。特に病気がなく月経痛や月経不順が起こる場合は、血水の乱れが原因のものが多く、婦人科系の症状は東洋医学の得意分野なので、取り入れてみてください。瘀血があると、骨盤腔の血行も悪いので月経痛はひどくなります。また、血が不足していると月経周期が遅れがちに。血熱があると不整出血が現れやすくなります。また、気が不足していると（気虚）水分代謝や内臓の働きが悪くなります。

月経困難症は、月経周期痛に加えて、頭痛や吐き気、食欲不振、イライラ、下痢などが起こります。同様に血水の乱れを整えて、体質を改善させます。

貧血

動悸や倦怠感、頭痛などの症状がつらいときは漢方で改善

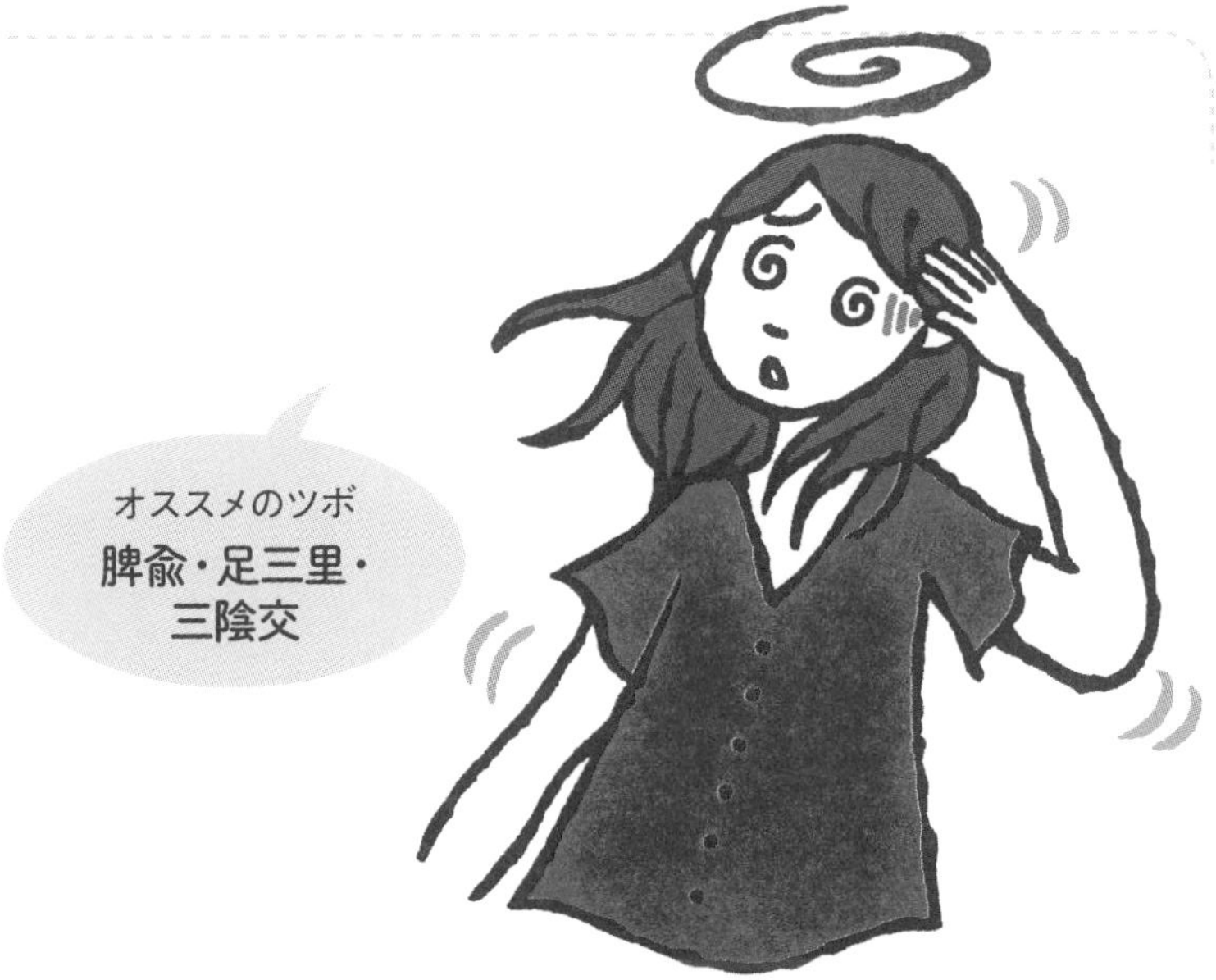

オススメのツボ
脾兪・足三里・三陰交

症状		漢方薬
血虚／水滞	頭痛、むくみ、月経痛など	**当帰芍薬散**
胃腸虚弱	不眠傾向、心配性など	**(加味)帰脾湯**
気血両虚	疲労感、皮膚乾燥、寝汗、食欲不振	**十全大補湯**

血液の中の赤血球、またはその中で酸素と結合するヘモグロビンが少なく、体内が酸素供給不足になっているのが貧血です。女性に貧血が多いのは、月経による出血や無理なダイエットが原因のものが多いです。

貧血症状は、動悸、息切れ、頭痛、立ちくらみ、全身の倦怠感など。これらの症状が深刻な場合、婦人科系の病気や内科、腫瘍などの病気も疑われるため、西洋医学的検査を受けましょう。

東洋医学では、貧血は血の不足(血虚)が原因と考えます。疲労やストレスによる胃腸機能の低下や血虚などのケースがあります。胃腸の機能が衰えている場合は、活性化させる必要があります。血が不足している場合は、補血し血行の改善を行います。

冷え性

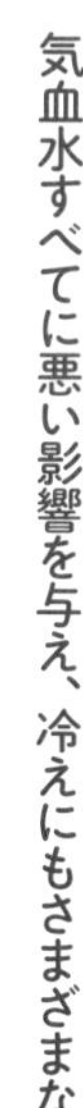
気血水すべてに悪い影響を与え、冷えにもさまざまなタイプが

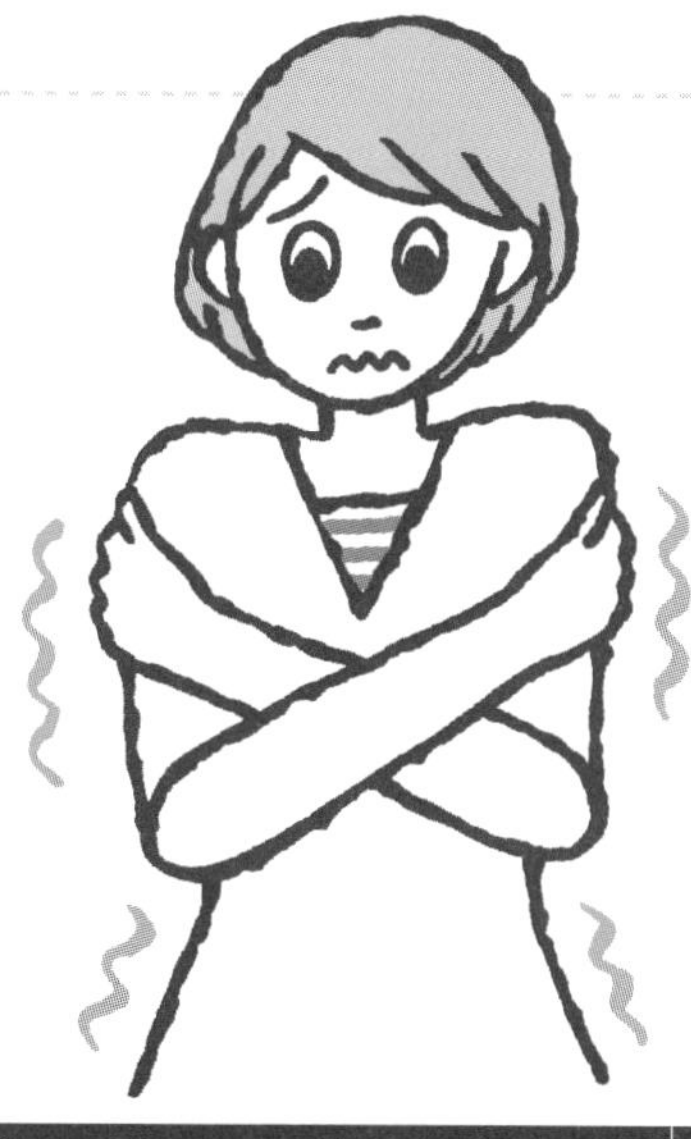

オススメのツボ

照海・膝陽関・合谷

症状		漢方薬
熱厥	熱がこもり、背中が冷えるなど	白虎加人参湯
過飲食	もたれ、食欲不振、便秘	大柴胡湯
足腰	めまい、むくみ、月経不順など	当帰芍薬散
腰下	頻尿、むくみ、腰から下がだるい	苓姜朮甘湯
四肢末端	頭痛、腹痛、手足の冷え、肩こり	当帰四逆加呉茱萸生姜湯

冷え性や「冷え」は、東洋医学では非常に重視されている症状です。冷えによって気の巡りが悪くなり、血や水の停滞につながり、気血水すべてに悪い影響を与えるからです。また、冷えとほてりは患者の自覚症状で病態上は紙一重、共存していることもあります。

冷えの原因は、肝や甲状腺機能の低下、筋肉量が少なくて熱が作れない、過飲食後、気血水の滞り、自律神経失調症、末梢の血行不良、動脈硬化、心不全など多岐にわたります。上熱下寒、熱厥（体の中心は熱く、末梢は冷えている）、寒厥（体の中心部が冷えている）など、さまざまなタイプがあります。複雑な原因や症状に合わせて、生薬をブレンドして適切に処方を行います。

月経前症候群（PMS）

ホルモン治療と漢方薬を併用し副作用の軽減も

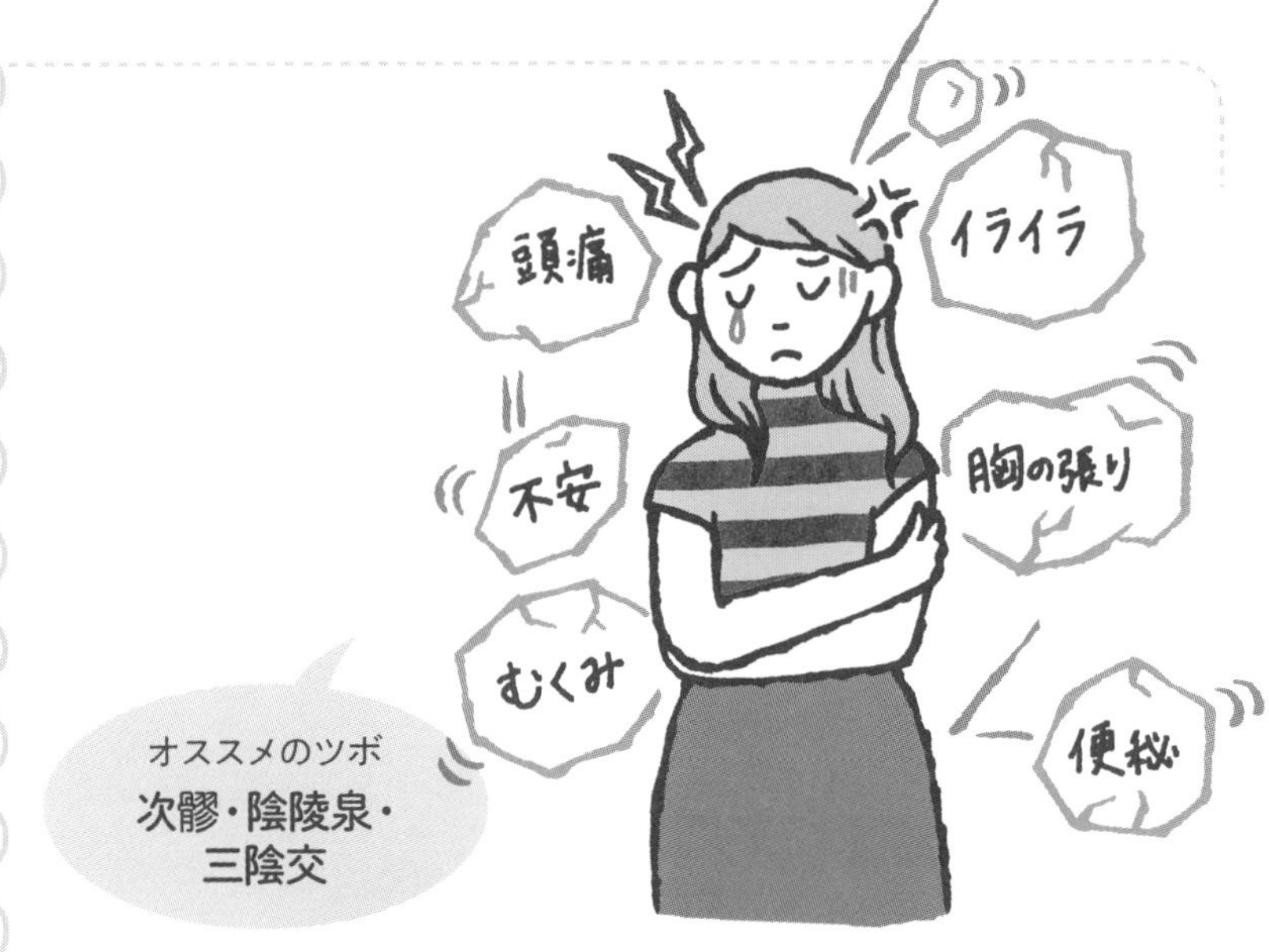

症状		漢方薬
水滞／瘀血	抑うつ、イライラ、乳房の張りなど	加味逍遙散
水滞／気滞	月経前のストレスによる過食	抑肝散
水滞／血虚	冷え、めまい、頭痛など	当帰芍薬散
水滞／瘀血	冷えのぼせ、肩こり、頭痛など	桂枝茯苓丸

月経前症候群（PMS）は、月経が始まる3日～10日間に起こる、体や精神的な不調です。身体的症状としては、頭痛、乳房痛、腹部の膨満感、関節痛、体重増加、浮腫など。精神的症状は、抑うつ、不安、イライラ、怒りっぽいなど。ひどくなると寝込んだり、日常生活に支障をきたすこともあります。

西洋医学的にも原因は解明されてなく、黄体期に置ける中枢神経系の伝導物質障害が関係しているともいわれています。

PMSの症状は多岐にわたることもあり、漢方治療を受ける人も増えています。東洋医学では、血、気、水の巡りの不調が原因していると考え、その停滞を改善して治癒に導きます。低用量ピルの治療より効果的な場合も多いです。副作用を軽減することができます。

更年期障害

ホルモン療法で体重増加やむくみが気になる人は漢方で改善を

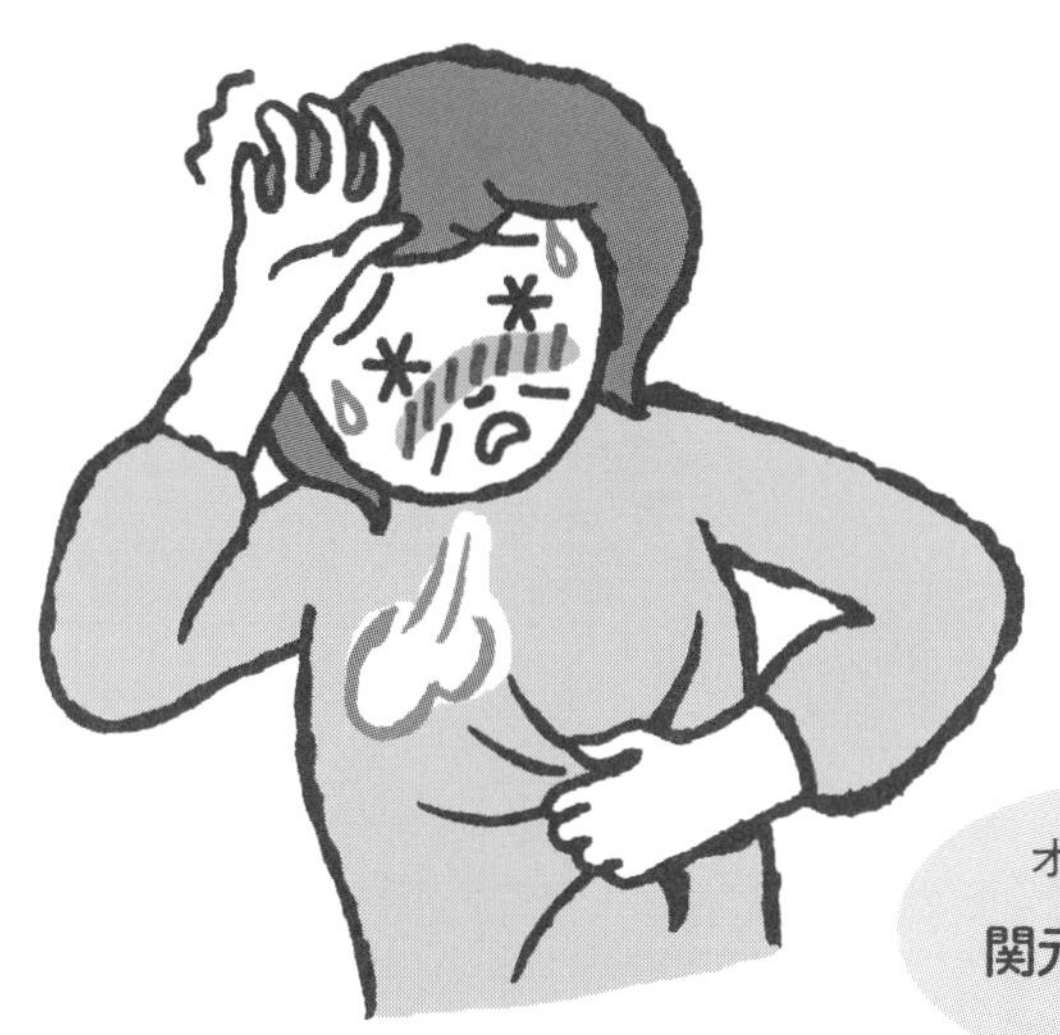

症状		漢方薬
気滞／血熱	のぼせ、頭重痛、めまい、不眠など	女神散
水滞／気滞	頭痛、肩こり、便秘、不安感など	加味逍遙散
気逆／水滞	神経の亢奮、不安、だるさなど	柴胡加竜骨牡蛎湯

閉経の前後10年間に起こる更年期症状。おもな原因は卵巣機能の低下で、加齢に伴う体の変化、心理的な要因、社会文化（家族や人間関係）の変化などが複雑に絡み合って現れる症状です。

身体的な症状はめまい、のぼせ、頭痛、動悸など。精神的な症状は、抑うつ、イライラ、無気力など。

血管運動神経の乱れによるホットフラッシュ（季節を問わず突然熱くなり大量の汗をかく）は、仕事や生活に支障をきたします。

西洋医学的治療では、ホルモン補充療法が行われます。長期に服用すると過飲食の衝動を促進し、湿熱が悪化することもあります。

東洋医学的には、気滞と気逆、水滞が原因と考えられ、肝や心の病態との関わりも多いようです。

アトピー性皮膚炎

症状のタイプに合わせて治療。体質を改善すれば根本治癒も

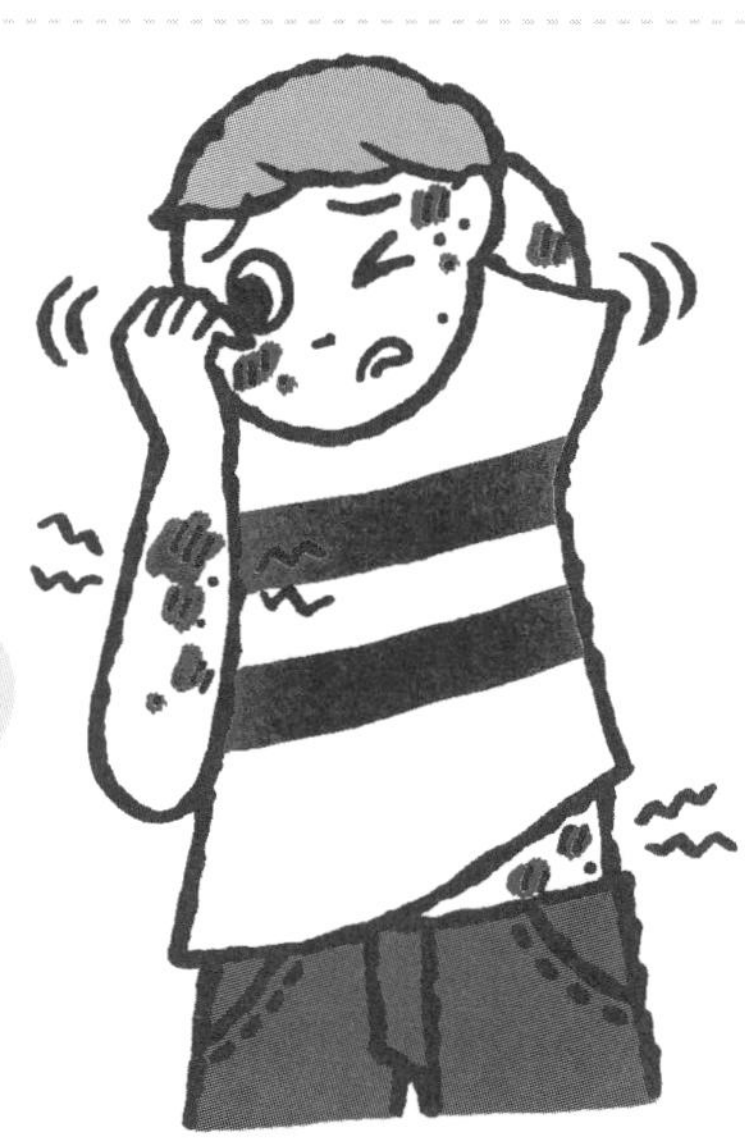

オススメのツボ

肩髃・曲池・水分

症状		漢方薬
乾燥	のぼせ、かゆみ、ほてりなど	温清飲、黄連解毒湯、消風散
初期	強いかゆみ、便秘、胸脇苦満など	十味敗毒湯、葛根湯
赤み・熱	全身が熱い、口が乾く、多汗など	白虎加人参湯
慢性化	苔癬化、気力・体力の低下	十全大補湯

アトピー性皮膚炎は、西洋医学的治療として、外用療法や免疫抑制剤など治療手段が増えています。環境やストレスなどの要因も大きく影響するため、かゆみや湿疹が繰り返し起き、漢方薬で根本的な体質改善を求める人も増えてきました。アトピー性皮膚炎は、体質（免疫異常、肌のバリア機能異常）やストレス、アレルゲンや気候、食事などさまざまな原因が考えられます。

皮膚の状態を観察し、乾燥・赤み・かゆみ・浸出液など、一番強い症状に合わせて治療を行います。

体質としては、脾や胃の働きが弱く、エネルギーをつくれないタイプ。気逆や瘀血、血熱、痰飲などがあり、漢方医に診察してもらって根本治癒をする必要があります。

膀胱炎

細菌感染以外にも、湿熱の邪、冷えが原因になることも

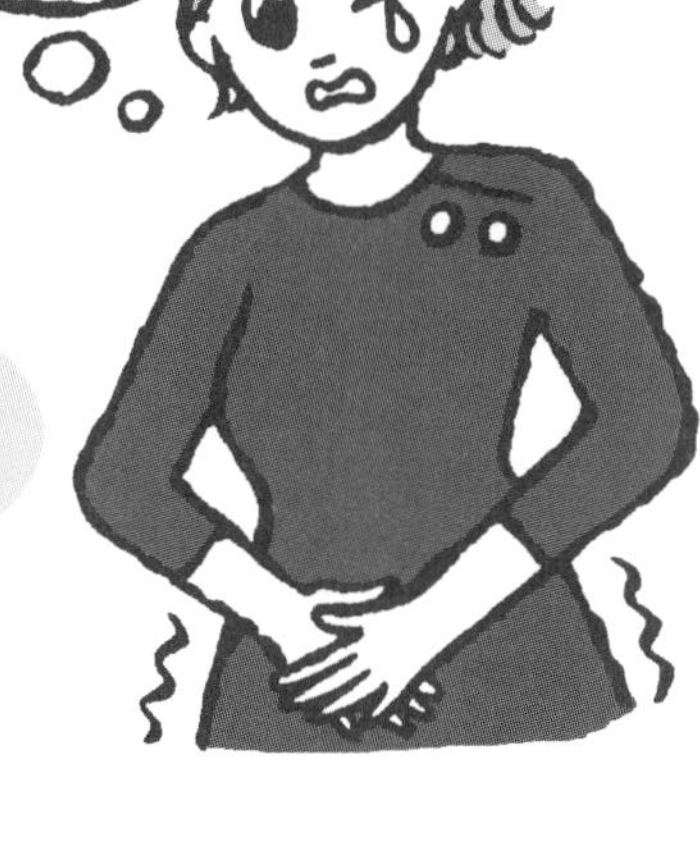

オススメのツボ
小腸兪・膀胱兪・中極

症状	漢方薬
残尿感、排尿痛、血尿、口の渇きなど	猪苓湯
排尿熱、残尿感、生理不順など	五淋散、竜胆瀉肝湯
虚弱体質、むくみ	当帰芍薬散、清心蓮子飲

頻尿や残尿感、排尿時の痛みなど、これらは膀胱炎の不快症状です。放置しておくと腎盂腎炎になるリスクもあるので早めに治しましょう。

急性膀胱炎は、尿道から膀胱に細菌が入り、膀胱内に炎症が起こり、排尿に支障が出る病気。下腹部の痛みが伴う場合もあります。慢性膀胱炎は、前立腺肥大や糖尿病の影響で膀胱の働きが悪くなることが原因のものもあります。

東洋医学では、膀胱炎の原因は下腹部の冷えや湿熱の邪が関与するものが多いです。膀胱と下腹部を温める、あるいは湿熱の邪を取り除き、代謝をよくすることで改善します。

風邪や疲労で免疫力が低下するたびに膀胱炎になる人は、漢方での体質改善が有効です。

糖尿病

西洋医学的治療を行い、漢方でサポートする

オススメのツボ

湧泉・中衛

症状	漢方薬
過飲食の人の便秘、肩こり、イライラなど	大柴胡湯
過飲食の人：口の渇き、頻尿など	白虎加人参湯
目のかすみ、手足の冷え、全身倦怠感、腰痛など	八味丸
しびれ、冷え、腰痛、排尿障害など	牛車腎気丸
陰虚、内熱、口渇など	滋陰降火湯合六味丸

膵臓からインスリンが作られなくなり高血糖状態が持続。それにより合併症など重篤な病気につながることもある糖尿病。過食や運動不足、ストレス、閉経による女性ホルモンの急激な減少などが原因とされています。

糖尿病の診断と血糖値コントロールは、西洋医学的に行うことが必要です。食事療法と運動療法、必要があればインスリン療法が行われます。漢方薬自体には、血糖降下作用はさほど期待できません。しかし、糖尿病の合併症や自覚症状を軽減するために補助的に使うのは有効。しびれや疼痛、冷感などの神経障害、排尿異常、全身倦怠感、ほてり、イライラ、冷え性、胃腸虚弱、こむらがえりなどを改善させます。

高血圧症

西洋医学的治療を漢方薬でサポートし、QOLを向上

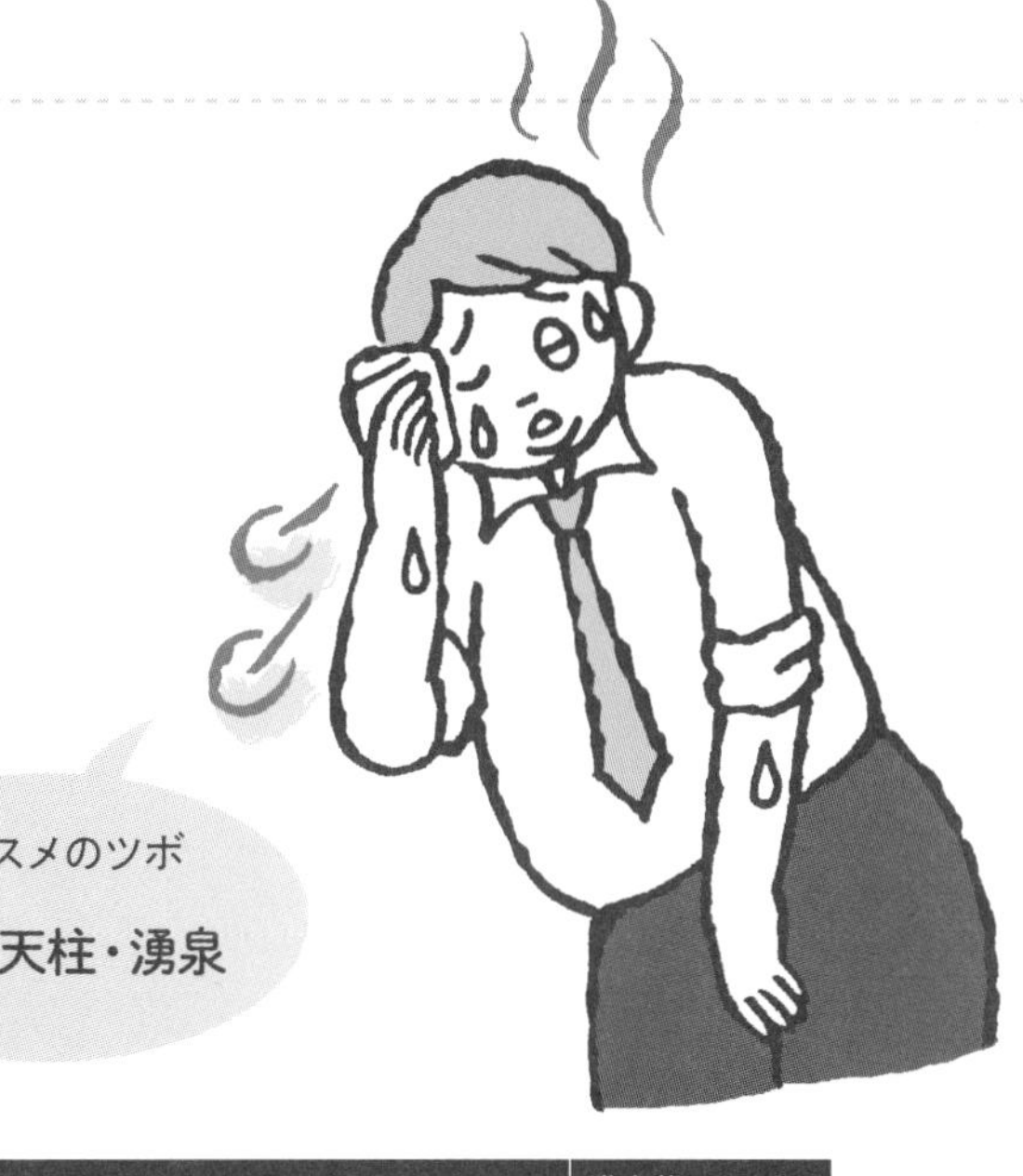

オススメのツボ

百会・天柱・湧泉

症状		漢方薬
温熱、ストレス	過飲食、吐き気など	大柴胡湯
血熱	頭痛、のぼせなど	黄連解毒湯
水滞／瘀血	冷えのぼせ、下腹部の圧痛など	桂枝茯苓丸
水滞／血虚	頭痛、むくみ、下腹部の圧痛など	当帰芍薬散

西洋医学では、減塩や運動療法、そして降圧薬によって血圧を下げる治療を行います。東洋医学では、西洋医学と同じように直接血圧を下げる作用機序の薬物はありません。血圧を高くしている原因、高血圧によって起こる症状などに対して改善を図ります。

たとえば動悸やのぼせ、不眠などの自覚症状にアプローチすると、体質が改善されて結果的に血圧が下がることがあります。

東洋医学的には、高血圧の原因は瘀血、水滞、ストレスによる気滞などが考えられます。気血水の巡りをよくすることで、血圧もより安定するようになります。激しい血圧変動や随伴症状がある場合では、かかりつけ医師の確認をとって、漢方薬との併用がより効果的になります。

脂質異常症

西洋医学的治療を行い、随伴症状を漢方でサポート

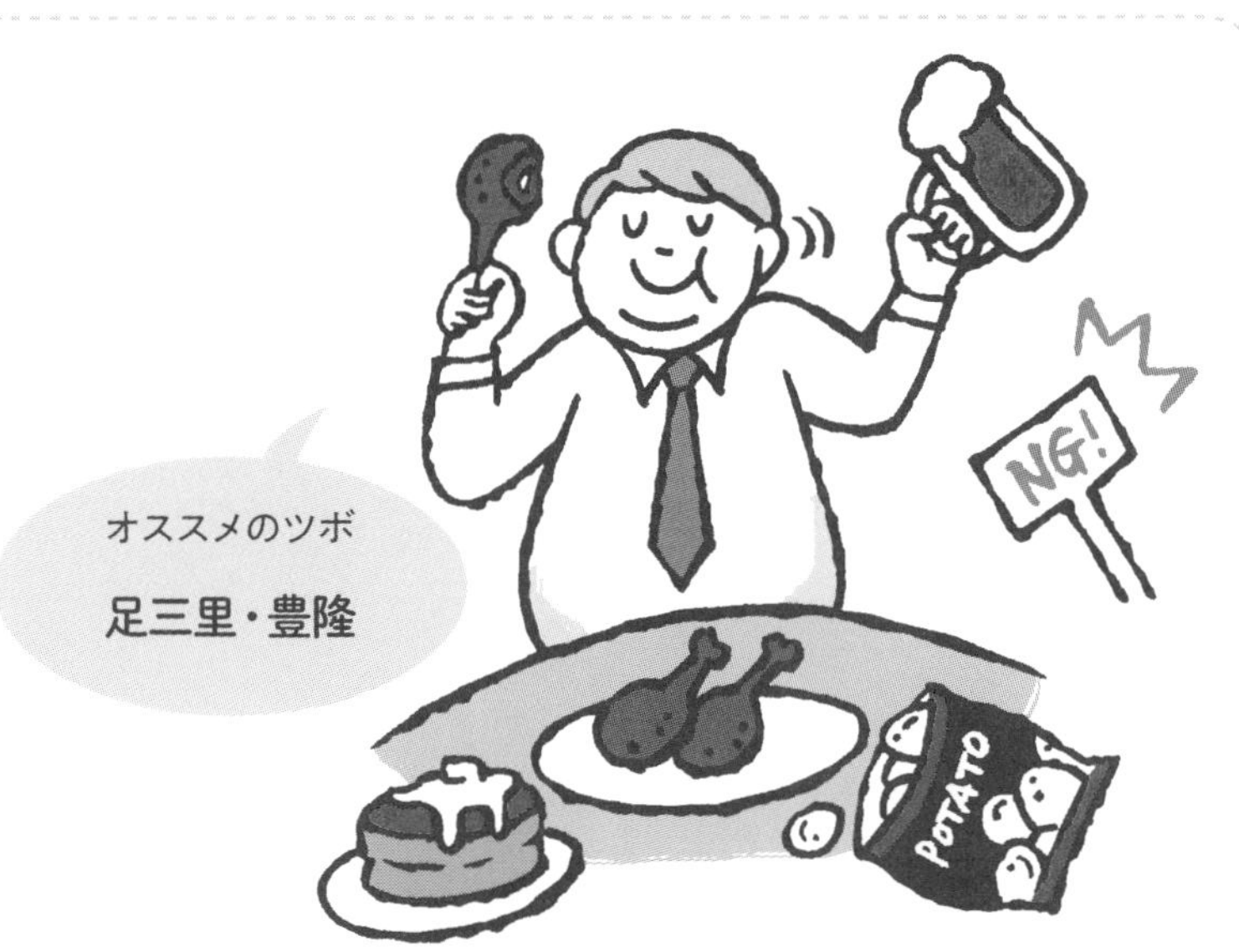

オススメのツボ

足三里・豊隆

症状		漢方薬
温熱、ストレス	過飲食、吐き気、便秘など	**大柴胡湯**
気滞／水滞	肩こり、のぼせ、イライラ	**加味逍遙散**
肥満	腹部の膨れ、のぼせ、頭痛	**防風通聖散**
瘀血	高脂血症	**サフラン**

血液中の脂質が過剰になる脂質異常症。動脈硬化を起こしやすくなり、脳卒中や心筋梗塞のリスクが高まります。高血圧症と脂質異常症が伴うと、血管壁が傷つきやすくなってさらに動脈硬化が加速します。また、糖尿病や肥満症を合併すると重篤化します。原因は主に食生活にあり、食べ過ぎ飲み過ぎ、甘い間食の過剰摂取や動物性脂肪の摂りすぎ、運動不足や喫煙など。肥満と同様に、生活習慣を改善したうえで薬物療法を行います。

伴う諸症状を改善するために漢方治療を行います。ストレスを抱えている場合、女性特有の病気、更年期症候群に伴う症状、動脈硬化傾向、肥満の場合など、症状や傾向に応じて処方する漢方薬は異なります。

痛風

湿熱、水滞や瘀血を改善して発作が起きにくい体質に

オススメのツボ
肝兪・水分・三陰交
※発作中はツボ療法は
やめましょう

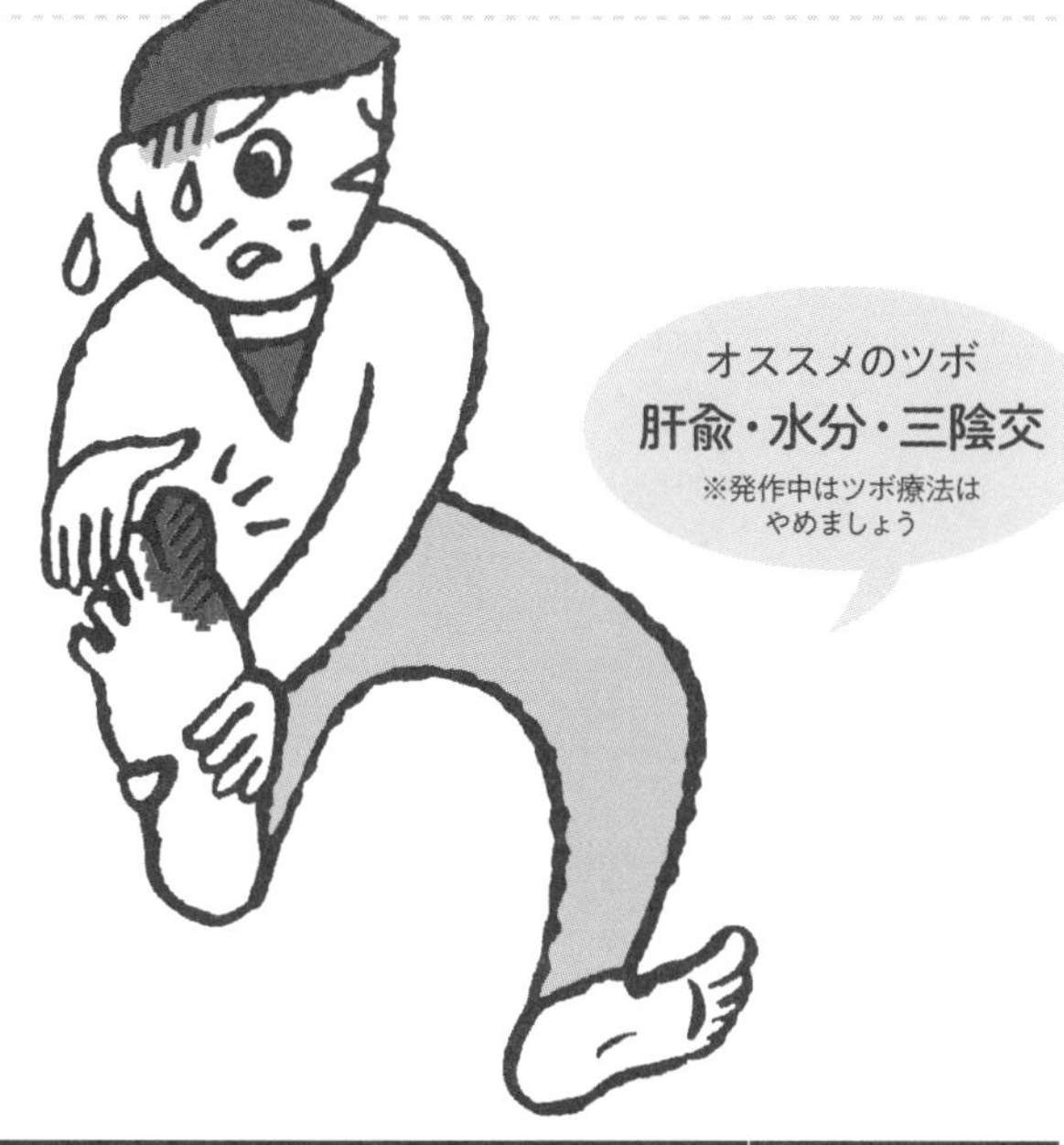

症状		漢方薬
気滞／水滞	上腹部の膨満感や吐き気、口の苦さなど	小柴胡湯合五苓散
水滞	冷え性、水太り、疲れやすいなど	防已黄耆湯
湿熱	疼痛発作など	当帰拈痛湯

体の中にたまった尿酸が結晶化して、激しい関節痛を起こす痛風。血液の尿酸値が高い状態が続くと、ある日突然足の親指（親趾）の付け根などが赤く腫れて激しく痛む痛風発作が起こります。重症になると、腎臓病や尿路結石につながるので早期に治療しましょう。

西洋医学的治療では、食事管理をはじめとする生活習慣改善と薬物療法を行います。漢方薬を処方して、発作を起こしにくい体質に改善することが可能です。プリン体を多く含む食べ物（カニ、イカ、エビなどの魚介類、動物の内臓、ビールなど）を控えることが大事です。

東洋医学では、湿熱が尿酸のたまりを助長すると考え、水の巡りをよくし、瘀血をとり除くことも症状の軽減に役立ちます。

7.

調子いい！がずっと続くために

養生という考え方

東洋医学の大きな特徴といえば、「病気にならない体づくり」を追求し、その実践を勧めていることかもしれません。

二千年前に書かれた中国伝統医学の書「黄帝内経・素問」は、人間の体のしくみや病理、治療の仕方などをまとめて解説した最古の医学書です。その中に、すでに養生について詳細に書かれています。

季節に合わせた暮らし方、食事の内容や食べ方、労働、睡眠、娯楽、性生活、そして精神のあり方などが、人間の健康に大きな影響を及ぼすことを説いています。

「飽食や激しい刺激を受けたり、過度の労働をすると疲れてしまう。春夏秋冬、陰陽の変化の中にあって、人間が病気になる原因は、体力の使用、飲食、労働、精神の使用を過度に行うことである」

無理をしないで体と心を大切に生きれば、健康で長寿は可能。欲のままに暴飲暴食をし、働きすぎ、睡眠不足…といった暮らしをしていると、五臓六腑は疲れ果てて病気になり短命で終わってしまう。「昔の人と比べて、今の人が長生きできないのは、不摂生が過ぎるからだ」と書かれているところをみると、昔も今も、人間は変わらないということです。

二千年前の中国では、不摂生や贅沢な暮らしができるのは一部の特権階級の人だけでした。しかし、現代の日本では、普通の庶民でも（昔の人と比べると）贅沢で不摂生な暮らしが可能です。

だからこそ養生を心がけないと、心と体を健やかに保つことが難しい時代なのです。

生活に養生を取り入れる

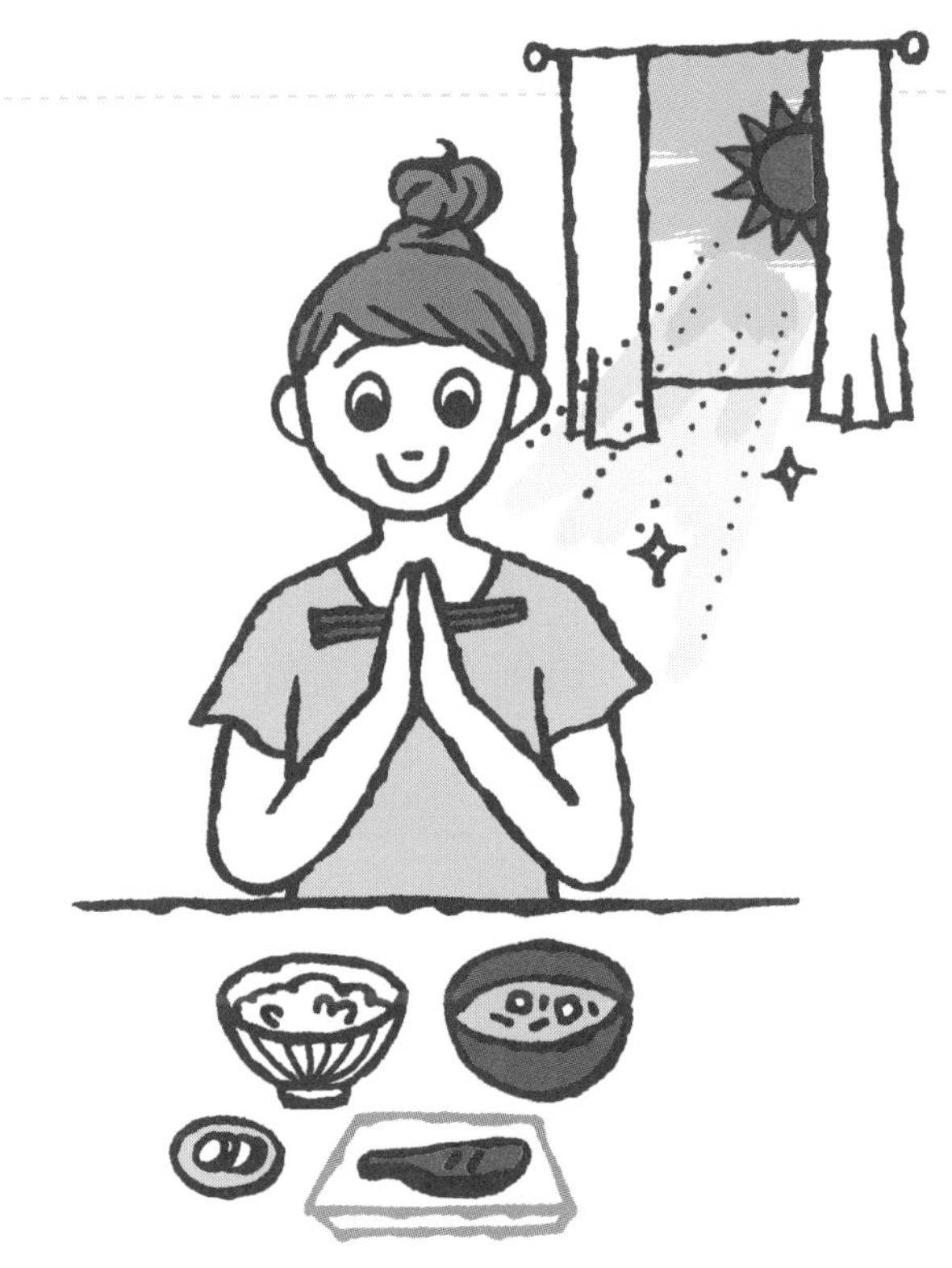

「黄帝内経・素問」では、体と心の関係についても述べています。

「七情（喜、怒、思、悲、憂、恐、驚）の動きが過ぎると、臓腑を傷つけ病気になる」

精神も安らかで静かに、貪欲やあらぬことを妄想しないこと。そのような心で暮らしていると、気が調和・充溢し、病気の原因に襲われても負けることがない。

二千年前と比べて、私たちが生きる現代社会は、刺激にあふれ、ストレスの要因に満ちています。

精神的に安定していれば、ストレス過多の生活をすることもなく、心も体も健やかにいられるはずです。そのためには、季節や時間などから生まれる自然のリズムに合わせて、適度に食べ、働き、眠ることが大切なのです。

四季それぞれの暮らし方

東洋医学では、人間も宇宙の統一体を構成する一つの存在と考えます。
人間も宇宙や地球の動きや現象に影響を受け、さまざまに変化します。
「黄帝内経・素問」では、季節によって暮らし方を変えるように説いています。

SPRING 春

万物が芽吹く春。のびのびと活動的に暮らしましょう。早寝早起き。ゆったりとした服を来て、散歩などを楽しみます。春の気である「生」を取り込んで元気になりましょう。これに反すると、肝を壊して、夏には「冷え性」になってしまいます。

SUMMER 夏

万物がもっとも盛んになるのが夏。花が満開で実となります。日が長いので少し遅く寝ても早く起きる。開放的な気分になって、積極的に外で活動するのを楽しみましょう。夏の気「長」に逆らって暮らすと、秋に体調不良を招きます。

AUTUMN

秋

秋の気は「収」。万物が収束していく季節です。早寝早起きして、行動もおとなしく。内向的に。気持ちを穏やかにして、肺の気を整えます。これに逆らって暮らすと、肺が傷つき、冬になるとお腹を下しやすくなります。

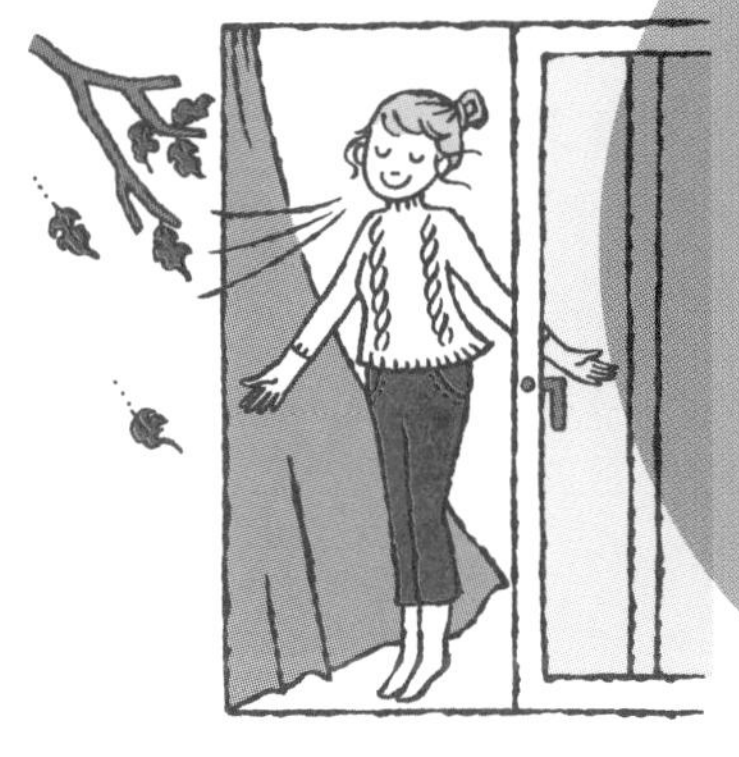

WINTER

冬

冬は万物が閉じて隠れる季節。むやみに動かず、室内で静かに暮らしましょう。早寝して少し遅く起きて、体力を温存します。寒くないように温かくして。冬の気「蔵」に合わせないと、春になると腎を壊して、足腰が衰えます。

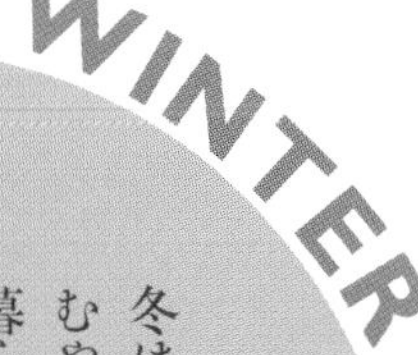

十二経絡の流注時間

体内にある気血水の通路である12本の経絡は、
決まった順番でつながっていきます(=流注)。

肺経→大腸経→胃経→脾経→心経→小腸経→ 膀胱経→腎経→心包経→三焦経→胆経→肝経

これで一巡です。
終点の肝経から再び始点の肺経に戻り、気血水が巡ります。
経路の流注と時間を組み合わせたものが、東洋医学の「時間医学」です。

11:00〜13:00
(心経・午)
心が一番活性化する時間に昼ごはんを食べます。ボリュームは朝と同じくらい。食後、15分ほど昼寝をします。

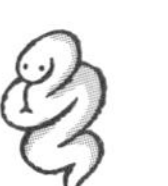

9:00〜11:00
(脾経・巳)
脾に働きが一番盛んな時間。食べた朝ごはんの消化をサポートします。

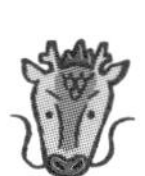

7:00〜9:00
(胃経・辰)
胃の働きが一番盛んな時間。この時間帯に朝ごはんを食べましょう。できれば調理した温かいものを、よく噛んで食べます(玄米食をお勧め)。

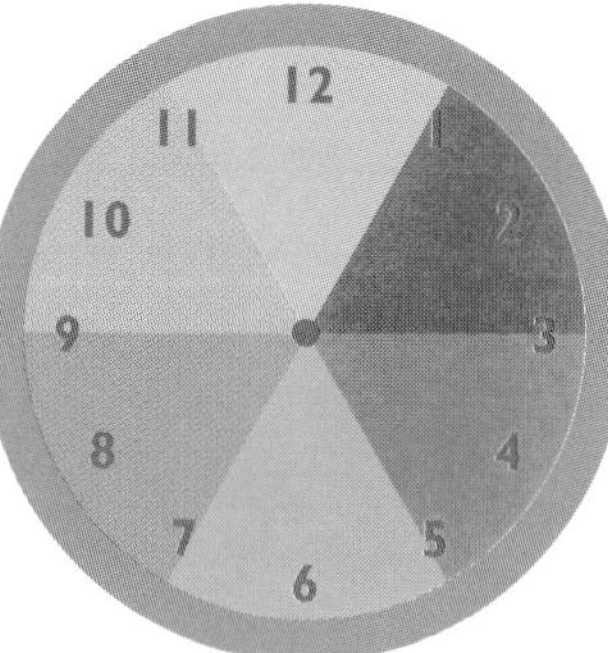

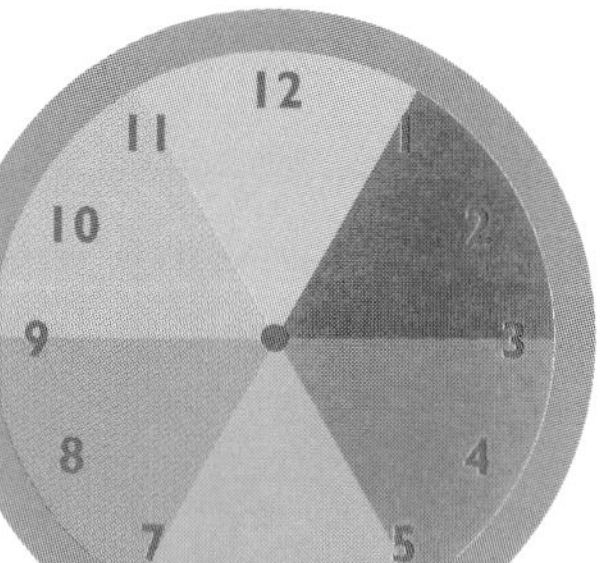

START

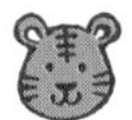

3:00〜5:00
(肺経・寅)
肺の働きが一番盛んな時間。起床して、新鮮な空気を胸いっぱいに吸い込みましょう。元気に1日をスタートします。

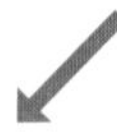

5:00〜7:00
(大腸経・卯)
大腸が一番活性化する時間。ここで排泄するのが理想的です。

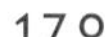

十二経絡の流入時間に合わせて暮らすということは、「天人合一（天＝居住地太陽のリズムに合わせた）」生活スタイルということです。

肺経（3：00～5：00）から、腎経（17：00～19：00）までは、太陽が昇っている「陽」の時間。よく動き、消化吸収が活発な時間帯に食事をとります。

心包経（19：00～21：00）から肝経（1：00～3：00）の間は、太陽の光の当たらない「陰」の時間。体を休ませる時間帯です。特に心包経・三焦経（19：00～23：00）は、できれば臓腑を休ませることが大事。また胆経・肝経（23：00～3：00）は血を養う時間帯なので、しっかり睡眠をとりましょう。

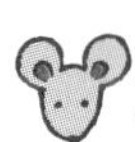

23:00～1:00
（胆経・子）
胆が一番活性化する時間。この時間には必ず就寝するようにしましょう。

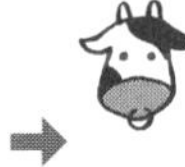

1:00～3:00
（肝経・丑）
肝の働きが一番盛んな時間。質のいい睡眠によって、神経や臓腑に休息を与えます。

13:00～15:00
（小腸経・未）
小腸働きが一番盛んな時間。午前中に食べたものを消化し、水穀の精微と不要な物に分別。

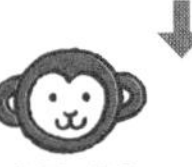

15:00～17:00
（膀胱経・申）
膀胱が一番活性化する時間。この時間帯にティータイムをとって、水分をとるのをお勧めします（間食の時間ではありません）。

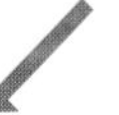

17:00～19:00
（腎経・酉）
腎の働きが一番盛んな時間。三食の内、夕食は一番軽めに。この時間帯までに食べておきます。

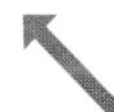

19:00～21:00
（心包経・戌）
心包が一番活性化する時間。これ以降はできれば飲食はせず、臓腑を休ませましょう。

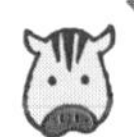

21:00～23:00
（三焦経・亥）
三焦の働きが一番盛んな時間。食物はもちろん、水分も過剰に摂取しないように気をつけましょう。

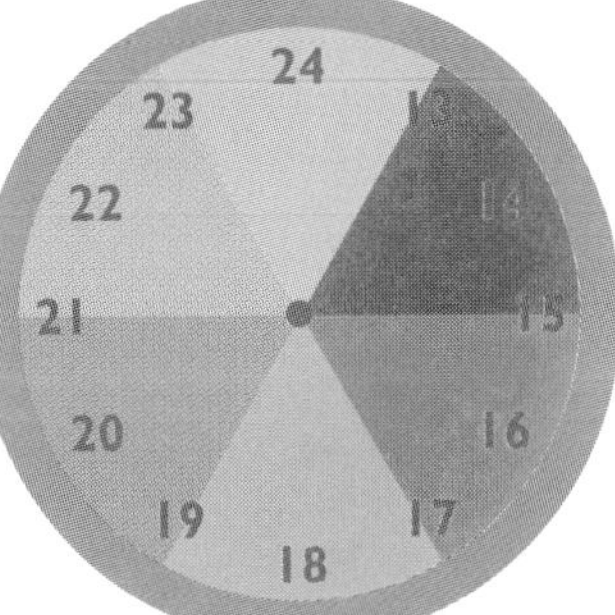

自分の体質に合わせてバランスよく食べる

食材に関する五性の作用

性質	寒性	涼性	平性	温性	熱性
作用	よく体を冷やして、熱邪を取る	体を冷やして、熱邪を取る	温めることも冷やすこともない	体の冷えを取り温める	体の冷えを取り非常によく温める
おもな食材	豆腐、スイカ、タケノコなど	キュウリ、セロリ、ホウレン草など	小豆、キャベツ、トウモロコシなど	カボチャ、ラム肉、生姜など	唐辛子、クルミ、山椒など
適応証	熱証（陽盛）	熱証（陽盛、陰虚）	各証	寒証、気虚証、血瘀証、痰湿証	寒証（陽虚）

食材に関する五味の性質・効能

五味	酸	苦	甘	辛	鹹	淡
五臓	肝	心	脾	肺	腎	脾・五臓
作用	引き締める・固める	熱邪を取る・湿邪を取る	補う・潤す調和させる	気・血を巡らせる外邪を散らす	下すしこりを取る	湿を取る脾の働きを促進
おもな食材	酢、杏、ザクロ	茶葉、ニガウリ、知者	ハチミツ、果物、穀物	唐辛子、ニンニク、生姜	塩、エビ、昆布	冬瓜、白菜、ハトムギ
適応症状	慢性下痢、頻尿、慢性の咳	便秘、発熱、食欲不振	虚弱、疼痛、慢性疲労	冷え、瘀血、風邪	血虚、便秘など	浮腫、下痢など

養生の中でも、もっとも重要で実践が難しいのが食です。

・食べ方

一日三食、できるだけ決まった時間に規則正しく食べましょう。特に朝食は温かいものをよくかむこと。食事のボリュームは、朝・昼・夕で、4：4：2。夕食を一番軽くします。

腹七分目とし、間食（飲み物も含む）、夜食はやめましょう。

夜8時以降（あるいは眠る3時間前）は食事をとるのは控えてください。

・午後5時以降避けるべき食べ物

・冷たいもの（ジュース、ビール、アイスクリームなど）

・甘いもの（白砂糖、和菓子、洋菓子、ドライフルーツなど）

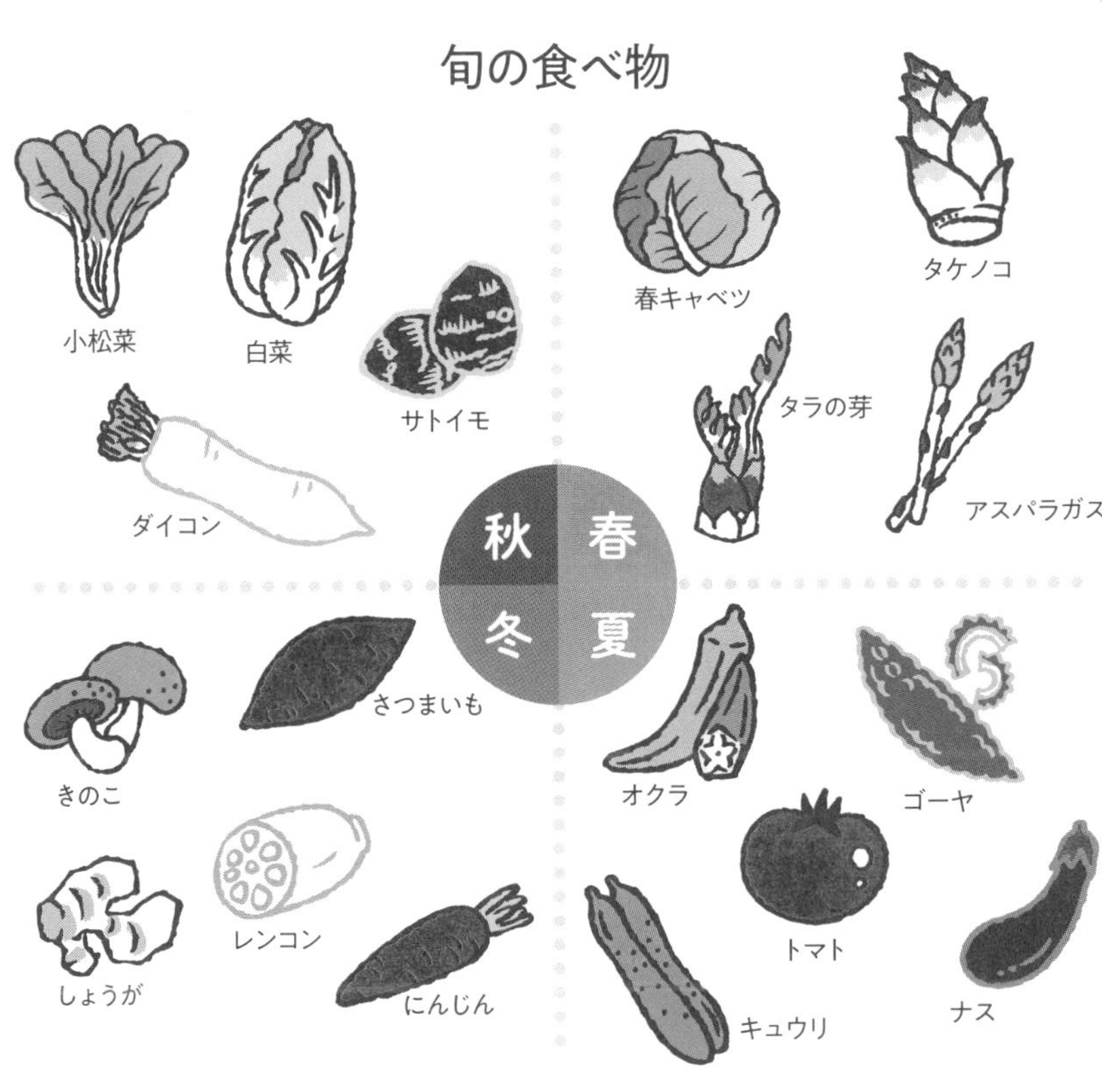

・生もの（サラダ、果物、刺身、寿司など）
・脂っこいもの（揚げ物類、ポテトチップス、フォアグラなど）
・炭酸飲料（ビール、サイダー、コーラなど）

・間食・おやつは最小限に

食べる時は朝食、昼食の直後に。

・食材の特徴を知る

右ページの表は、食材を五性と五味（六味）に分類したものです。

東洋医学では、体を温める作用によって、食材を熱性、温性、平性、涼性、寒性の5つに分類しています。また、酸、苦、甘、辛、鹹、脾・五臓の6味に対して、それぞれの作用・効能を定めています。旬の食べ物も効果的です。

年齢や季節、環境に応じて、さらには自分の体質に合わせて、陰陽のバランスをとった食事が望ましいとされています。

いい環境で質のよい睡眠を

眠れないときはこのツボを押してみて
湧泉
失眠
睡眠に効果のあるツボは失眠と湧泉。眠れないときはもちろん、ふだんから押す習慣をつけておこう。

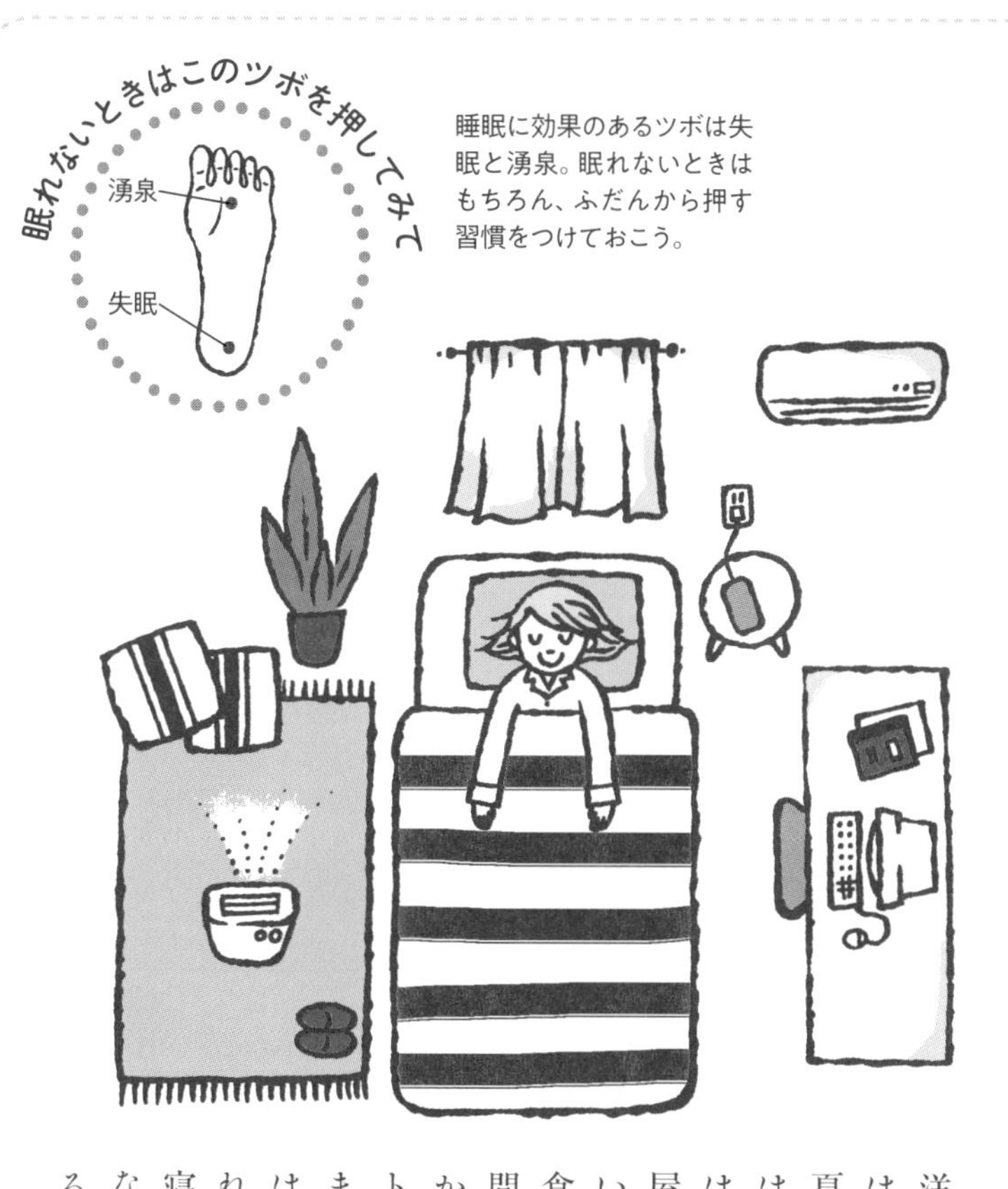

168ページでも紹介した通り、東洋医学では、季節によって起きる時間は多少異なります。春は夜明けと共に、夏は夜明け前に、秋は陽が上る頃、冬は明るくなってから起きます。でも夜は一緒で、10時には床に入ります。部屋は間接照明にして、徐々に暗くしていきます。眠りの質を上げるために、食事は睡眠の3時間前、お風呂は1時間前に済ませましょう。布団に入ってからのスマホはNGです。ブルーライトは交感神経を刺激して、入眠を妨げます。夜更かしがクセになっている人は、最初は早く寝るのが難しいかもしれません。睡眠不足が続いても長く昼寝はしないこと（すると早寝ができなくなります）。湧泉や失眠のツボを刺激すると、自然な眠気が訪れます。

疲れがたまりにくい養生術

食べ過ぎ飲み過ぎ、夜更かし、だらだらと間食する…これらの不摂生・不養生のツケは、加齢とともに体に現れます。特に女性の場合、自律神経失調や月経周期の乱れにつながるので、ぜひ養生をとり入れてほしいと思います。

近年では、西洋医学の研究によって、小腸の役割が解明されてきました。その中には、小腸が免疫機能や自律神経機能の調節と深く関係しているという報告も多くみられます。

Fix your gut,fix your brain.（脳を整えるには、まず腸を整える）、「小腸は第二の脳」と言われるほど、小腸が心身の健康維持に重要であることがわかったのです。

小腸の環境をよい状態に保つことは、若さをキープする秘訣といっても過言ではありません。

本書で紹介した養生法は、現代人――特に会社勤めや子育てをしている人には、その通りに実践するには難しいかもしれません。

それならば、できる範囲で、次のような「日々の疲れをためない養生術」を実践してみてはいかがでしょう。

・自分の中庸基準ラインを見出す（体質や年齢相応に考える）。
・疲れやストレスを感じた時は、ラインの閾値を下げましょう。
・胃腸を休ませるために夕食は軽めに。夜は液体の過剰摂取も控えましょう。
・11時～3時は睡眠のゴールデンタイム。この時間にぐっすり眠ることを想定し、逆算して夕食やお風呂の段取りをしてください。

頼 建守（らい・けんしゅ）

漢方医療 頼クリニック院長。1989年慶応義塾大学医学部を卒業後、産婦人科医となる。椎間板ヘルニアを患い、整形外科での神経根ブロックでもとれない痛みが、台湾の中国医薬大学で湯液治療と鍼灸治療によりわずか2か月で改善。漢方湯液治療と鍼灸治療に強く興味を持ち、専念する。その後、北里大学東洋医学総合研究所の丁宗鐵先生、花輪壽彦所長の下で東洋医学の基礎と臨床を勉強し、東洋医学と西洋医学の統合医療に力を注ぐ。現在、経絡理論を従来の日本の腹診に取り入れた経絡腹診の診断方法を確立し、日々の治療に活用している。

図解　世界一やさしい東洋医学

2020年 2 月28日　初版第1刷発行
2024年 3 月 4 日　　　第6刷発行

著者
頼 建守

発行者
三輪浩之

発行所
株式会社エクスナレッジ
〒106-0032
東京都港区六本木7-2-26
https://www.xknowledge.co.jp/

問合わせ先
[編集] TEL 03-3403-6796 FAX 03-3403-0582 info@xknowledge.co.jp
[販売] TEL 03-3403-1321 FAX 03-3403-1829